Kristin Linklater
Die persönliche Stimme entwickeln

Kristin Linklater

Die persönliche Stimme entwickeln

Ein ganzheitliches Übungsprogramm zur Befreiung der Stimme

Aus dem Englischen von Thea M. Mertz

Ernst Reinhardt Verlag München Basel

Originaltitel:
Kristin Linklater, Freeing the Natural Voice.
© 1976 by Kristin Linklater/Drawings by Douglas Florian
First printed by Drama Publishers New York, 1976

Die Übersetzerin:
Thea M. Mertz, Sprecherzieherin (DGSS), Atem- und Stimmtherapeutin, Körperpsychotherapeutin (EABP), freie Praxis in München

Kontaktanschrift für Linklater-Kurse in Deutschland:
Thea M. Mertz
Straßbergerstraße 40
80809 München
Tel. 0 89/3 51 89 89

Die Deutsche Bibliothek – CIP-Einheitsaufnahme

Linklater, Kristin:
Die persönliche Stimme entwickeln : ein ganzheitliches Übungsprogramm zur Befreiung der Stimme / Kristin Linklater. Aus dem Engl. von Thea M. Mertz. - München ; Basel : E. Reinhardt, 1997
   Einheitssacht.: Freeing the natural voice <dt.>
   ISBN 3-497-01429-X

© 1997 by Ernst Reinhardt, GmbH & Co, Verlag, München

Dieses Werk, einschließlich aller seiner Teile, ist urheberrechtlich geschützt. Jede Verwertung außerhalb der engen Grenzen des Urheberrechtsgesetzes ist ohne schriftliche Zustimmung der Ernst Reinhardt, GmbH & Co, München, unzulässig und strafbar. Das gilt insbesondere für Vervielfältigungen, Übersetzungen in andere Sprachen, Mikroverfilmungen und die Einspeicherung und Verarbeitung in elektronischen Systemen.

Printed in Germany

Inhalt

Zum Geleit 7
Vorwort 9
Vorwort der Übersetzerin 12
Eine Einleitung zum Arbeitsansatz 15

1. Wie die Stimme arbeitet 21
2. Warum die Stimme nicht funktioniert 27

Teil I: Der Befreiungsprozeß

3. Die Wirbelsäule – die Stütze des Atems 36
4. Die Atmung – die Quelle des Lautes 44
5. Die Berührung des Tons 57
6. Schwingungen, die den ursprünglichen Ton verstärken 65
    Zwischenschritt: Trainingseinheit für Entspannung, für die Wirbelsäule, den Kopf, Atmung, Berührung des Tons, Summen 80
7. Der Stimmkanal 88

Teil II: Der Entwicklungsprozeß: die Resonanzleiter

8. Die Resonanzräume des Stimmkanals 124
9. Freilassen der Stimme aus dem Körper 133
    Zwischenschritt: Übungsplan für das Material der Kapitel 3 bis 9 137
10. Die Mitte der Stimme 142
11. Die Nasen-Resonanzräume 151
12. Stimmumfang 162
13. Die Schädel-Resonatoren 166

Teil III: Feingefühl und Kraft

14. Die Kraft der Atmung 172
15. Das Zentrum 190
16. Artikulation 202
    Zwischenschritt: Übungseinheit 228

Teil IV: Die Verbindung zu Text und Schauspielen

17. Worte 234
18. Texte 252
19. Beobachtungen und Meinungen zu Stimme und Schauspielen 261

Literaturverzeichnis 277
Weiterführende Literatur 277
Anhang 1: Vokale der deutschen Standardaussprache 278
Anhang 2: Buchstaben, Phoneme und Laute der
deutschen Standardaussprache 279
Die Autorin 280

Zum Geleit

Endlich wird es einmal so recht deutlich! – Was alle geprüften und erfahrenen Fachleute wissen: Verantwortliche Beratung zur Bildung der menschlichen Stimme kommt nicht ohne ein ganzheitliches Menschenbild aus.

Daß heutzutage eine solche argumentative Fiktion bald unbequem, bald unkonventionell erscheint, ist ein Signal: Wird in einem solchen Bild weitverbreitetes Leiden erfaßt, so wirkt es unbequem; wird darin idealtypische Harmonie beschrieben, so wirkt es meist unkonventionell. Beide Reaktionen zeigen jedoch nur, wie sehr uns Rationalisten und Statistiker durch ihre einäugige Sicht vom „Individuum" den Blick auf das „Dividuum" Mensch getrübt haben: Bis auf wenige Organe ist der Mensch in Ausdruck, Wahrnehmung und Auslegung ein durch und durch geteiltes Wesen.

Gleichgültig, ob dieses Phänomen aus kulturanthropologischer Sicht etwa mit Richard Kobler „als rein menschliches Merkmal" anzusehen ist, bei dem „die Überwertigkeit einer Hand bereits vernünftiges Denken voraussetzt", oder ob es aus archäologischer und kunsttheoretischer Sicht etwa mit Winckelmann als „Kontrapost" griechischer Plastik rein ästhetisch verhandelt wird: Immer geht es bei ganzheitlicher Betrachtung um tatsächliche oder um ideale Spannungsverhältnisse.

In diesem Sinne halten zwei Ohren, zwei Augen, zwei zusammengewachsene Kiefer, zwei Atemtypen, zwei Stimmlippen und paarige Resonanzräume etc. den persönlichen, stimmlichen Ausdruck in ständiger Spannung. Hinzu kommen sich durchkreuzende Gefühle, nicht zu verwirklichender Wille, elenktische Verstandesschlüsse, kognitive Dissonanzen – und vor allem die Widersprüche lebensgeschichtlich bedingter Wertvorstellungen.

Hier setzt die Autorin mit ihren Hilfen ein. Auf der Basis mühevoll gewonnener Unabhängigkeit von Schulstreitigkeiten, jahrelanger interkultureller Erfahrung und ständigen Ringens mit den Herausforderungen der „persona dramatis" Shakespearescher Kunst hat Kristin Linklater ein autogenes Lehrprogramm entwickelt, das einen Meilenstein in der Stimmbildung darstellt.

So bedeutet ihr „vollkommene Kommunikation ein ausgewogenes Quartett von Intellekt und Gefühl, Körper und Stimme", wobei ihr als selbstverständlicher Erkenntnisrahmen und als senso-motorische Versuchsanordnung zu solcher Harmonie die Bühne dient; von dort aus entwickelt sie nämlich die höchst mutige, weil philosophische Frage, „wie die natürliche Stimme funktionieren würde, um Gedanken und fortlaufende Gefühle eines hypothetischen menschlichen Wesens mitzuteilen, das uneingeschränkt offen, empfindsam, emotional reif, intelligent und unzensiert wäre".

Es ist verdienstvoll, wenn die Kollegin Thea M. Mertz aus der Erfahrung und Überzeugung, daß dieses professionelle Konzept eine wirkliche Chance moderner Stimm- und Sprechbildung darstellt, die mühevolle und meist zu gering bewertete Arbeit der Übersetzung übernommen hat.

In diesem Sinne ist dem hier schriftlich vorgeführten Lehrgang zur Entwicklung der persönlichen Stimme zu wünschen, daß er viel gelesen und von vielen Kolleginnen und Kollegen fachkundig auf seine Anwendbarkeit hin geprüft wird, und daß er in seiner Anlage modellhafte Ausstrahlung entwickelt.

Dr. habil. Freyr Roland Varwig
1. Vorsitzender der DGSS

Vorwort

Dieses Buch ist der Erinnerung an Iris Warren gewidmet und denen, die ich ausgebildet habe, um ihre Arbeit fortzusetzen.

Die Gedanken und Übungen, die in diesem Buch dargestellt werden, sind ein bekannter Bestandteil in der Mehrzahl der Schauspiel-Trainingsprogramme in den USA. Die deutsche Übersetzung von *Freeing the Natural Voice* macht diesen Zugang zur Stimmbildung deutschen Schauspielern und Schauspiellehrern zugänglich. Es interessiert mich sehr zu erfahren, wie diese Arbeit im Kontext des deutschen Theaters nützlich sein kann. Ich hoffe, daß klar wird, daß die Prinzipien dieser Arbeit nicht von einer bestimmten Sprache oder Kultur abhängig sind; sie wurzeln in dem Wissen, daß alle menschlichen Wesen atmen und alle menschlichen Wesen Gefühle erfahren. Die Anatomie der Stimme ist in der ganzen Welt die gleiche. Meine Theater-Erfahrung begann in England und reifte in den USA, aber ich habe in Rußland, Belgien, Frankreich, Holland, Italien und Deutschland gelehrt. Die Arbeit befreit europäische Stimmen und amerikanische Stimmen und auch asiatische und afrikanische Stimmen.

Von 1955 bis 1963 absolvierte ich an der London Academy of Music and Dramatic Art zunächst eine Ausbildung als Schauspielerin und dann als Lehrerin für Stimmbildung unter Iris Warren. Während der 40er und 50er Jahre entwickelte sie sich zur Hauptinnovatorin auf diesem Gebiet. Traditionellerweise wurde die Stimme des Schauspielers als Musikinstrument trainiert, auf dem man geschickt spielen konnte; Iris Warren betrachtete die Stimme als menschliches Instrument, durch das man die Person hören konnte. Sie arbeitete von innen nach außen, indem sie Impulse von Gedanken und Gefühlen von behindernden, einschränkenden Abwehrmustern in der Atmung und den Muskeln des Vokaltraktes befreite.

Iris Warren entwickelte eine außergewöhnliche Architektur von Übungen, die systematisch jede Note in dem drei bis vier Oktaven umfassenden Umfang der Sprechstimme durch Prozesse von körperlicher Entspannung, Bewußtsein,

Freilassen und Resonanz bearbeiten, befreien und abstimmen. Obwohl ich eine Vielzahl von körperlichen Übungen denen hinzugefügt habe, die ich von Iris gelernt hatte, und Variationen zu ihren Themen entwickelt habe, hat sich der organische Aufbau der Übungen, die von ihr stammen, über die Jahre erhalten, da sie dauerhafte effektive Ergebnisse schaffen und im Licht der schnellen Entwicklung innerhalb des relativ jungen Gebietes der Stimmforschung überlebten. Iris Warren entdeckte organisch und empirisch, was die Stimmwissenschaftler heutzutage in Forschungslaboratorien entdecken. 1972 begann ich, *Freeing the Natural Voice* zu schreiben, um den Aufbau der Übungen festzuhalten, die Iris entwickelt hatte. Das Buch wurde 1976 herausgegeben und seither in 80.000 Exemplaren verkauft. Jedes Jahr nehmen es mehr Theater-Abteilungen als vorrangiges Textbuch auf. Ich glaube, daß Iris Warren ihrer Zeit voraus war und daß ihre Arbeit heute besser verstanden wird als vor 20 Jahren. Ich habe keinen triftigen Grund gefunden, das Buch zu überarbeiten, weil die Beschreibung der Übungen und die Übungen selbst noch immer so gut wirken, wie sie es eh und je getan haben. Jeder Schauspieler und jeder Lehrer, der die Interaktion zwischen Psyche, Gefühlen und Stimme erfahren hat und an Kommunikation eher als Aufdeckung statt als Beschreibung interessiert ist, wird diese Übungen nützlich finden.

Manchmal taucht die Frage auf, ob dieses Stimmtraining den Schauspieler für eine bestimmte Art von Theater befähigt – wie z. B. die Schule des psychologischen Realismus, die im amerikanischen Theater dominiert. Der große Vorteil dieses Trainings ist, daß es sich umfassend anpaßt; es schafft durch Erfahrung erprobte Werkzeuge, die Ton/Klang in jede gewünschte Form modellieren können, und führt zu einer Stimme, die nur auf die Wünsche und Vorstellungen des Schauspielers reagiert. Obwohl ich mir der unterschiedlichen Trainingsideologien bewußt bin, die sich oft unter dem Einfluß einer unterschiedlichen Ästhetik des Theaters entwickeln, bin ich überzeugt, daß diese Methode des Stimmtrainings eine grundlegende Beherrschung und ein Verständnis der Stimme schafft, das dem Schauspieler in der Folge erlaubt, jegliche stimmliche Fertigkeit zu entwickeln, die irgendein dramatischer Stil erfordern mag.

Im Schauspieltraining dominieren gewisse große Namen: Stanislawsky, Michael Chekhov, Brecht, Copeau, Artaud, Grotowski, Suzuki; und da sind die '-ismen' theatralischer Stile: psychologischer Realismus, Expressionismus, Naturalismus. Meine Position als Lehrerin innerhalb vieler unterschiedlicher Situationen über vierzig Jahre hinweg ist, daß ich zunächst mit der *Person* arbeite, die *Schauspieler* werden wird. Das bedeutet, daß ich eine Serie von

Übungen anbiete, die der Person wieder zu ihrem vollen kommunikativen Potential verhelfen, indem sie die hemmenden Spannungen beseitigen, die die menschliche Stimme einschränken. Dieses ausschließlich menschliche Instrument ist dafür geschaffen, die volle Tonleiter menschlicher Gefühle und die Feinheiten und Nuancen von Gedanken auszudrücken. Wenn eine *Person* stimmlich, körperlich, emotional und intellektuell frei ist, kann der *Schauspieler* jede Wahl treffen, die er oder sie in der Ästhetik seines oder ihres Ausdrucks wünscht, und die Stimme sich entsprechend dem gewählten Stil formen. Von einem Ort der Freiheit kann der Schauspieler leicht wählen, Gefühl *nicht* auszudrücken, die psychologische Wahrheit *nicht* zu enthüllen, *nicht* persönlich verletzbar zu sein, Stimmumfang und Dynamik *nicht* einzusetzen. Das Training gibt dem Schauspieler die Freiheit und die Fähigkeit, innerhalb einer großen Vielfalt von Ausdrucksmöglickeiten ohne vorurteilhafte Präferenz eine bewußte Wahl zu treffen und auszuführen. Kein einzelner Stil muß als die einzig wahre Theater-Religion akzeptiert werden.

Während der vierzig Jahre meiner Lehrtätigkeit habe ich immer mit Shakespeare gearbeitet: Von 1978 bis 1990 lehrte und spielte ich bei Shakespeare & Company in Lenox, Massachusetts, und 1991 gründete ich The Company of Women, eine rein weibliche Shakespeare-Truppe. Ich hatte das äußerst große Glück, viele von Shakespeares weiblichen Rollen zu spielen, und das außergewöhnliche Privileg, selten für eine Frau, König Lear zu spielen. Ich bin noch immer in Ehrfurcht vor der geheimnisvollen Kraft der menschlichen Stimme und vor der Art und Weise, wie diese Übungen die Türen zu unbegrenztem Potential öffnen können. Als Lehrerin und Schauspielerin war ich Zeuge der Wirksamkeit der Übungen, die Iris Warren kreiert hat, und ich vertraue ihnen; ich vertraue darauf, daß sie Ihnen Vergnügen, Inspiration und Freude bringen werden.

Kristin Linklater
Boston, Februar 1997

Vorwort der Übersetzerin

Es war ein weiter Weg von der ersten Begegnung mit dieser Arbeit bis zur Fertigstellung der Übersetzung. Wie komme ich dazu, was reizte mich? Als Schauspielerin und Sprecherzieherin war Stimme immer mein Thema. Ich bin vielen LehrerInnen und Methoden auf meiner Suche nach Vollständigkeit begegnet. Immer blieb eine Spur von Unzufriedenheit zurück. 1988 während meiner Körpertherapieausbildung machte mich mein amerikanischer Trainer, der von meiner Herkunft von der Stimme wußte, auf Kristin Linklater aufmerksam. „Es gibt da irgendwo eine Frau Linkletter, die soll eine einmalige Stimmarbeit machen." Es dauerte zwei Jahre, bis ich endlich über viele Zufälle den genauen Namen von Kristin Linklater, den Titel des Buches „Freeing The Natural Voice" und schließlich das Buch in Händen hatte. Bereits beim ersten Lesen wurde mir klar, daß es auf dem deutschen Markt nichts Vergleichbares gab. Ich war von der Homogenität und Lückenlosigkeit dieses Ansatzes fasziniert. Alles war sehr einsichtig und schien mir leicht verständlich. Dieses Buch wollte ich übersetzen, sollte das nicht bereits geschehen sein. Das war es nicht. Der Versuch einer Kontaktaufnahme zum amerikanischen Verlag bzw. zu Kristin Linklater war fast so steinig wie das Ausfindigmachen des Buches. In der Zwischenzeit hatte ich begonnen, mit den Übungen des Buches zu arbeiten und die ersten 30 Seiten zu übersetzen. Ich stellte schnell fest, daß es kein Spaziergang sein würde. Was im Englischen so klar und eindeutig schien, ließ sich nicht so ohne weiteres ins Deutsche übertragen. Manchmal hatte ich das Gefühl, mich in einem Gestrüpp von Worten zu verfangen, das mich verwirrt entließ. Alleine der Begriff 'mind' – Sinn, Gemüt, Herz, Seele, Geist, Meinung, Ansicht, Neigung, Lust, Absicht, Verstand – reicht aus, einen um diesen zu bringen.

Irgendwann Anfang 1993 hatte ich dann einen ersten telefonischen Kontakt mit Kristin Linklater. Sie lud mich ein, bei ihrem Teacher-Training im Sommer in Massachusetts dabeizusitzen, um herauszufinden, ob ich verstand, wovon die Rede war. Dort begegnete ich dann Kristin, sah sie unterrichten, erlebte sie als Person und ihre Stimme und hörte die von ihr ausgebildeten Stimmen. Es war klar, das war meine Richtung.

1994 kam Mrs. Linklater zu einem ersten Stimmseminar für professionelle StimmlehrerInnen nach Deutschland, das ich übersetzte; ich übersetzte weiter am Buch, und es wurde ein dorniger Weg. Kristin Linklater benützt bewußt eine Sprache, die gewohnte technische Termini meidet aus Gründen, die sie in ihrem Buch ausführlich beschreibt. Statt dessen verwendet sie eine minutiös genau beschreibende Sprache, die im Englischen völlig klar scheint, sich aber spreizt, wenn man sie übersetzen will. Ich habe versucht, so nahe wie möglich am Original zu bleiben, auch gelegentlich auf Kosten eines flüssigen Deutsch. Gelegentlich wollte ich es mir leichter machen und übersetzte Sequenzen eher so, wie wir hier gewohnt sind, zu beschreiben. Aber Charlotte Melen, eine mehrsprachig aufgewachsene Schülerin von Kristin Linklater, hat mich bei ihrer Durchsicht des Textes, für die ich ihr zu großem Dank verpflichtet bin, minutiös auf jede Abweichung vom Original hingewiesen. Wenn Ihnen daher ein Satz beim ersten Lesen unverständlich oder eigenartig oder holprig übersetzt oder grammatikalisch unsauber vorkommt, dann lesen Sie ihn bitte mehrmals: Er ist genau so gemeint, wie er dasteht. Vielleicht denken Sie wie ich zu Beginn, wenn Sie zum wiederholten Male lesen: 'Laß dich der Wirbelsäule entlang hinuntersinken' 'Ja, ja, ich weiß schon, ich soll den Oberkörper fallen lassen', aber genau das ist es nicht, es ist nicht identisch! Für eine bessere Umprogrammierung ist diese spezifische Terminologie notwendig. Wechselnde Gefühle haben mich vor allem bei der Überarbeitung der Übersetzung begleitet. Nein, so genau wollte ich es eigentlich nicht wissen, so tief wollte ich doch nicht gehen. Manche Aufforderungen haben mich direkt aggressiv gemacht: Wozu es so genau machen, weniger genau reicht doch auch! Es kommt wirklich auf diese Genauigkeit an, und deshalb habe ich versucht, bei der Übertragung so genau wie möglich zu sein, und jedes eigenartige Wort ist genau so gemeint, wie es dasteht.

An einigen Stellen habe ich englische Wortbeispiele durch entsprechende deutsche ersetzt, um dem deutschen Leser das Verständnis zu erleichtern. An anderen Stellen dagegen finden Sie das englische Original, das in diesem Fall für die Stimmübung effektiver ist.

Es wird Ihnen auffallen, daß ich nach den theoretischen Einführungen bei den Übungen zum in deutschen Büchern ungebräuchlichen „Du" in der Anrede übergehe. Dies ist sowohl formal als auch inhaltlich wegen der direkteren Wirkung der Übungen nicht zu umgehen.

Der allgemeineren Verständlichkeit zuliebe habe ich auf eine phonetische Transkription der verwendeten Laute – mit zwei Ausnahmen, die sich nicht vermeiden ließen – verzichtet. Was die Präzisierungen für die deutsche Aussprache betrifft, finden Sie im Literaturverzeichnis hierzu entsprechende weiterführende Literatur.

In der Zwischenzeit habe ich einige Kurse bei Kristin Linklater in den USA besucht und arbeite mehr und mehr nach ihrem Ansatz. Ich bin immer wieder von der Wirksamkeit der Übungen beeindruckt, die ich nicht nur im pädagogischen, sondern auch im stimmtherapeutischen Bereich einsetze.

Ich danke Kristin Linklater für ihre geduldige Begleitung meiner Arbeit.

Meiner Tochter Ariane danke ich für ihre erfolgreiche Unterstützung meines gelegentlich heftigen Kampfes mit dem PC.

Thea M. Mertz
München, Februar 1997

Eine Einleitung zum Arbeitsansatz

Ich hoffe, daß dieses Buch sowohl für Berufsschauspieler, Schauspielschüler, Schauspiellehrer, Stimm- und Sprechlehrer als auch für interessierte Laien nützlich sein wird. Sein Ziel ist es, eine klare Übersicht über die Stimme im allgemeinen Kontext der menschlichen Kommunikation zu geben und eine Reihe von Übungen aufzuzeigen, die geeignet sind, die Stimme zu befreien, zu entwickeln und zu stärken – zunächst als menschliches Instrument und dann als Instrument des Schauspielers.

Dieser Ansatz wurde mehr dazu entworfen, die natürliche Stimme zu befreien, er ist weniger eine Stimmtechnik. Die grundsätzliche Annahme dieser Arbeit ist, daß jeder eine Stimme hat, die es ihm ermöglicht, innerhalb eines natürlichen Stimmumfangs von zwei bis vier Oktaven auszudrücken, was immer er auf der Tonleiter der Gefühle an Vielfalt von Stimmungen und Feinheit von Gedanken erfährt. Die zweite Annahme ist, daß die durch das Leben in dieser Welt erworbenen Spannungen sowie Abwehr, Einschränkungen und negative Reaktionen auf Umwelteinflüsse häufig die Wirksamkeit der natürlichen Stimme bis zu Kommunikationsstörungen hin einschränken. Daher ist die Aufmerksamkeit hier, im Gegensatz zur Entwicklung eines kunstvollen musikalischen Instruments, auf die Beseitigung dieser Blocks ausgerichtet, die das menschliche Instrument behindern. Ich muß an diesem Punkt betonen, daß in der Wahrnehmung unserer eigenen Stimme ein wesentlicher Unterschied beobachtet wird zwischen dem, was „natürlich" und dem, was „vertraut", gewohnt ist.

Das Ziel ist eine Stimme, die in direktem Kontakt mit den Gefühlsimpulsen, geformt durch den Intellekt, aber nicht durch ihn behindert. Solch eine Stimme ist ein integrierter Bestandteil des Körpers mit einem angeborenen Potential für eine weite Tonhöhenspanne, umfangreiche Harmonien und kaleidoskopische stoffliche Qualitäten. Sie kann für eine klare Sprache als Ergebnis von klarem Denken und dem Wunsch nach Kommunikation eingesetzt werden. Die natürliche Stimme ist durchscheinend – nicht beschreibend; sie enthüllt innere Impulse von Gefühlen und Gedanken direkt und spontan. Die Person wird gehört, nicht die Stimme.

Die Stimme zu befreien heißt, die Person zu befreien, und jeder Mensch ist untrennbar Körper und Geist. Da der Klang der Stimme durch physikalische Prozesse gesteuert wird, müssen die inneren Muskeln des Körpers frei sein für die empfindlichen Impulse des Gehirns, um Sprache entstehen zu lassen. Die natürliche Stimme ist am deutlichsten wahrnehmbar blockiert und verformt durch körperliche Spannung, aber sie leidet auch durch emotionale, intellektuelle und spirituelle Blocks sowie Störungen der Aura. Alle diese Hindernisse sind psycho-physischer Natur. Wenn sie beseitigt sind, ist die Stimme in der Lage, die ganze Spanne menschlicher Gefühle und alle Nuancen von Gedanken mitzuteilen. Die Grenzen liegen nur in den möglichen Grenzen von Talent, Vorstellungskraft oder Lebenserfahrung.

Körperliche Achtsamkeit und Entspannung, begleitet von einer ständigen Betonung der Einheit von Körper und Geist, sind die ersten Schritte, um die es in dieser Arbeit geht. Atem und Stimme müssen immer mit Gedanken und Gefühlen verbunden sein, so daß die beiden Prozesse zusammenarbeiten, um innere Impulse zu aktivieren und freizusetzen und körperliche Blocks aufzulösen.

Dieses Buch enthält eine detaillierte Reihe von Übungen, die Bildsprache und Vorstellungskraft mit technischem Wissen kombinieren, was zu genügend Verständnis der Psycho-Physiologie der Stimme führt, um für die gewohnte Art der Kommunikation neue Bedingungen zu schaffen. Der Aufbau der Übungen ist systematisch lückenlos entworfen und hat eindringliche Kraft. Seine Grundlage ist die Arbeit der verstorbenen Iris Warren.

Der spezielle Ansatz des Stimmtrainings für Schauspieler, den Sie in diesem Buch finden, entwickelte sich langsam. Er entstand in einer Epoche, in der mehr und mehr über menschliches Funktionieren enthüllt wurde. Die Arbeit begann mit den bahnbrechenden Studien von Else Fogerty während des ersten Viertels dieses Jahrhunderts in London. Sie systematisierte eine Methode des Sprechtrainings, die sich auf die genaue physische Mechanik der Stimme gründete. Zur gleichen Zeit entwickelte F. Matthias Alexander seinen unschätzbaren Beitrag zum Verständnis des menschlichen Körperverhaltens. Er zeigte, daß körperliche Gewohnheitsmuster dem Körper ein Diktat aufzwingen, das nur durch vorsichtige psycho-physische Umstellung auf der tiefsten Ebene gebrochen werden kann. Sein Einfluß auf viele Bereiche der Stimmarbeit, die sich seither entwickelt haben, ist eindeutig.

Es war Iris Warren, die die Wissenschaft der Stimmproduktion für britische Schauspieler in eine neue Phase bewegte, indem sie dem psychologischen Verständnis das physiologische Wissen hinzufügte. In den späten 30er Jahren begann Iris Warren das häufigste Problem der Schauspieler, das der angestrengten Stimme beim Ausdruck starker Gefühle, dadurch anzugehen, daß sie nicht direkt an der Stimme arbeitete, sondern an der Deblockierung der Gefühle. Die Stimmübungen blieben bestehen, wurden aber nach und nach verändert durch einen Wechsel von der äußerlichen, physischen Kontrolle zur inneren, psychologischen. Die Bewertungskriterien für Fortschritte lagen in der Frage „Wie fühlt es sich an?" und weniger „Wie klingt es?". Das letztendliche Ziel war und ist, sich durch seine Stimme zu befreien. Iris Warrens ständige Betonung war „Ich möchte dich hören, nicht deine Stimme". Das geschah zu einer Zeit, als die „schöne Stimme" noch sehr in Mode war, als birnenförmige Vokale und technische Fertigkeiten „vulgären" Emotionen vorgezogen wurden.

Die Suche nach einem Gleichgewicht zwischen technischer und emotionaler Freiheit beschäftigte die Schauspielausbildung ein halbes Jahrhundert lang. Amerika und England waren ständig aus dem Gleichschritt. In den 30er, 40er und 50er Jahren bewegten sich unter dem Einfluß von Stanislawskys Büchern, des Group Theatre und des Actor's Studio die amerikanischen Schauspieler durch psychologische und emotionale Erforschungen bis zu dem Punkt, an dem sie praktisch das Studium „äußerlicher Fertigkeiten" ablehnten. In England dominierten diese Fertigkeiten. In den 50er Jahren begann der Einfluß eines emotional lebendigen amerikanischen Theaters die Engländer anzuregen, ihre Technik mit mehr inneren Werten auszufüllen. In den 60ern, als regionale Repertoiregruppen aus dem Boden schossen, schrie Amerika nach Technik, um der weiten Spanne von kulturellen Ereignissen von Klassik bis Avantgarde gerecht zu werden.

Als dann in Amerika die Schauspieler nach Lehrern suchten, um diesen Anforderungen gerecht zu werden, stellten sie oft fest, daß diese technischen Fertigkeiten immer noch wie in den 20ern durch Vortragskunst, Ballett, Gesang, Gymnastik und Phonetik vermittelt wurden.

In der Zwischenzeit waren in London – begonnen durch Jacques Copeau, entwickelt von Michel St. Denis und Litz Pisk und genährt durch die Old Vic Theatre-School – durch eine Arbeit von außen nach innen neue Möglichkeiten gewachsen, durch die das Wesen des Schauspielers sich zu einem sensitiven, integrierten, kreativen Instrument entwickeln konnte. Der Geist dieser legendären Schule ging über auf die London Academy of Music and Dramatic Art (LAMDA), als Michael MacOwan diese 1951 übernahm und im Schauspieltraining eine Zusammenarbeit mit Iris Warren begann.

Meine eigene Arbeit mit Iris Warren begann, als ich Schauspielschülerin an der LAMDA war. Nach Abschluß meines Studiums spielte ich zwei Jahre an einem Repertoiretheater. Ich wurde dann von der LAMDA eingeladen, als Lehrer-Schülerin für Stimme unter Iris Warren zurückzukommen. Ich habe lernend und lehrend 6 Jahre mit ihr gearbeitet. 1963 entschloß ich mich, nach Amerika zu gehen und dort mein eigenes Stimmstudio einzurichten.

Die Stimmarbeit, die ich mitbrachte, hatte sich über die Jahre auf eine Weise entwickelt, die sich gut mit der amerikanischen Spielweise vereinen ließ. Auf der einen Seite litt das englische Theater immer noch unter einem Mangel an emotionalem und psychologischem Anspruch, auf der anderen Seite fehlten dem amerikanischen Theater angemessene Möglichkeiten physischer und stimmlicher Kommunikation: Das Ergebnis war ein Ungleichgewicht zwischen einem kreativen Gebrauch des inneren Selbst und kommunikativen Fertigkeiten in beiden Ländern.

Das Gleichgewicht in meiner eigenen Arbeit verbesserte sich durch mein Engagement als Coach mehrerer amerikanischer Schauspieltruppen wie dem Tyrone Guthrie Theatre, der Lincoln Center Repertory Company (unter Robert Whitehead und Elia Kazan) und dem Open Theater unter Joseph Chaikin. Einen anderen starken Einfluß auf meine Entwicklung hatte der Schauspiellehrer Peter Kass, mit dem ich im New York University Program gearbeitet habe.

In Amerika lernte ich außerdem die Alexander-Technik kennen, die half, die psycho-physische Natur der Stimmarbeit zu klären.

Es besteht heutzutage ein wachsendes psychotherapeutisches und generelles Interesse an der gegenseitigen Abhängigkeit von Geist und Körper, und mehr und mehr Menschen entdecken, daß es, um den Geist zu erschließen, notwendig ist, den Körper zu erschließen. Die Alexander-Technik, Rolfing, Tai Chi und Yoga sind alles bekannte Körperdisziplinen, die helfen, das emotionale und psychische Selbst freizusetzen, indem sie den Körper von gewohnheitsmäßigen Spannungen befreien.

Schauspieler, die die Notwendigkeit für vollständige Kommunikation fühlen, finden diese und ähnliche Wege, Körper zu entwickeln, die empfindsam und integriert sind, statt super-kontrolliert und muskulär; sie suchen ebenfalls nach Wegen, die Stimme mit der Einheit von Selbst und Körper zu vereinigen. Im psychotherapeutischen Zusammenhang wurde die Stimme vernachlässigt, und außer Urschrei und endlosem Reden wurde wenig getan, um sie aus dem Gefängnis von Umwelteinflüssen, unbewußten psycho-physischen Gewohnheiten und ästhetischer Standardisierung zu befreien.

Vollkommene Kommunikation bedeutet für den Schauspieler ein ausgewogenes Quartett von Intellekt und Gefühl, Körper und Stimme – ein Quartett, in dem keines der Instrumente mit seiner Stärke die Schwäche eines andern kompensiert.

In den folgenden Kapiteln habe ich versucht, die Arbeit einzufangen, von der Iris Warren sagte, sie sollte nie niedergeschrieben werden. Sie ist, durch ihre Natur, dafür bestimmt, mündlich weitergegeben zu werden, und es ist gefährlich, sie auf geschriebene Worte zu begrenzen und festzulegen. Ich habe deshalb dem Schreiben dieses Buches jahrelang widerstanden, aber es ist jetzt auf Anforderung entstanden. Auf viele Weisen ist die Stärke dieser Vorgehensweise die Eins-zu-eins-Beziehung zwischen Lehrer und Schüler. Keine zwei Menschen, noch weniger zwei Stimmen sind gleich, und die Probleme jeder Person sind unterschiedlich. Wie unterrichtet man Entspannung? Indem man des Schülers Körper berührt und spürt, ob die Muskeln auf die Botschaft antworten, die ihnen vermittelt wird. Wie fördert man den neuen Gebrauch einer Stimme? Indem man den Körper anregt, in neue Richtungen zu gehen, was gewohnte Bewegungen unterbricht. Wie kann ein Schüler ohne Rückmeldung von einem äußeren und vertrauensvollen Führer wissen, daß eine Erfahrung konstruktiv ist? Auf die letzte Frage habe ich keine gute Antwort, und ich bin der Meinung, daß ein Buch ein schwacher Ersatz für persönlichen Unterricht ist.

Es ist außerdem wichtig, sich zu vergegenwärtigen, daß es schwierig sein wird, dieses Buch zu benutzen, weil es mehr mit den Ursachen zu tun hat als mit dem Ergebnis. Es ist unmöglich, das Buch oberflächlich zu benutzen, weil die Übungen sich mehr mit dem Vorgang des „Um-Denkens" eines Lautes als mit dem „Um-Tun" – also nur Verändern eines Lautes – beschäftigen.

Ich schlage vor, daß der ernsthafte Schüler, wann immer möglich, wenigstens mit einer Person arbeitet, wobei abwechselnd die Anweisungen gelesen und die Ergebnisse überprüft werden können. Wechselseitiges Unterrichten kann sehr fruchtbar sein und beinhaltet den wesentlichen Punkt von Stimmarbeit, nämlich Kommunikation.

Wer nur alleine arbeiten kann, muß seinen Wunsch nach Ergebnissen der Erfahrung von Ursachen opfern. Obwohl Intelligenz notwendig ist, um die Übungen zu verstehen, muß während der Übungen der Intellekt zugunsten von Gefühlen und sensorischen Eindrücken beiseite gelassen werden. Es ist nicht gut, sich an Schlußfolgerungen zu halten, was richtig oder falsch ist, weil sich bereits ein gut entwickelter Selbstzensor entwickelt hat. Auch kann man seinem Urteil nicht vertrauen, weil es auf gewohnten Vorstellungen von gut und schlecht beruht und vorsichtig ist mit neuen Erfahrungen.

Sie werden eine Art der Kommunikation umformen, die Ihnen ein Leben lang – zum Guten oder Schlechten – gedient hat. Um eine wirkliche Veränderung zu erreichen, ist es notwendig, eine tägliche Sitzung von mindestens einer Stunde zu planen und das für eine Periode von wenigstens einem Jahr. Vergegenwärtigen Sie sich auch, daß Sie Ihre Stimme den ganzen Tag benutzen, und daß Sie dadurch die Übungen ununterbrochen fortsetzen können. Selbst wenn Sie regelmäßig arbeiten, wird der Fortschritt langsam sein; am Anfang wird eine deutliche Verbesserung eintreten, die sich mit der Zeit aber nivellieren wird. Am wichtigsten ist, daß Sie Geduld haben; selbst wenn Sie diesen Ansatz verstanden und angewandt haben, wird es Zeit brauchen, bis Sie das Erreichte beruflich umsetzen können. Aber wenn Sie es tun, wird das Ergebnis äußerst befriedigend sein.

1. Wie die Stimme arbeitet

Zunächst ein einfacher physiologischer Überblick über die Mechanismen der Stimme:

(1) Es beginnt mit einem Impuls im motorischen Zentrum des Kortex.
(2) Der Impuls stimuliert den Atem, in den Körper einzutreten und ihn zu verlassen.
(3) Der Atem berührt die Stimmlippen und schafft Schwingungen.
(4) Die Schwingungen führen zu Vibrationen im Atemstrom.
(5) Die Vibrationen werden durch Resonatoren verstärkt.
(6) Der entstehende Ton wird durch Lippen und Zunge artikuliert und zu Worten geformt.

Dieses Bild ist einfach zu verstehen. Es ist leider nur eine grobe Vereinfachung eines unendlich komplizierten menschlichen Vorgangs.

Nun die wissenschaftliche Beschreibung:

a. Eine Serie von Impulsen entsteht im motorischen Zentrum des Kortex und wird auf neuralen Bahnen zum Sprachzentrum weitergeleitet.

b. Die Impulse sind so aufeinander abgestimmt, daß an den unterschiedlichsten Stellen im Körper eine bestimmte Anzahl von untereinander koordinierten Funktionen flüssig ablaufen kann.

c. Zuerst öffnet sich der Stimmtrakt von Mund und Nase bis zu den Lungen, und die Einatmungsmuskulatur verringert den Druck im Brustkorb, so daß die Luft relativ ungehindert in die Lunge stürzen kann.

d. Wenn genügend Luft für die gewünschte Äußerung eingeatmet wurde, dreht sich das Atemsystem um, und durch die Kombination von elastischem Rückstoß durch gedehntes Gewebe und Kontraktion der Bauch- und Brustmuskeln entstehen Kräfte, die die Luft zurück durch den Stimmtrakt und durch Mund und Nase hinausstoßen.

e. Im Kehlkopf haben sich die Stimmlippen zu Beginn der Ausatmung wenigstens teilweise geschlossen, so daß der Atemstrom jetzt auf seinem Hinausweg behindert ist.

f. Die biegsamen Stimmlippen werden durch den Atemstrom in quasi-synchrone Schwingungen versetzt.

g. Diese Schwingungen zerlegen den Atemstrom in Luftstöße, die in den darüberliegenden Stimmtrakt entlassen werden.

h. Diese Luftstöße regen die Luft in den Resonanzhöhlen der pharyngalen, oralen und nasalen Durchgänge an und lassen einen Ton im oberen Stimmtrakt entstehen.

i. Form, Volumen und Öffnung der Resonatoren bestimmen die Obertonstruktur des Klangs, während der Grundton durch die Anzahl der Schwingungen bestimmt wird, in dem die Stimmlippen vibrieren.

j. Es gibt zwei Arten von Resonanz. Die erste Art beeinflußt die Form oder Farbe der im Kehlkopf entstehenden Stimme ohne Rücksicht auf den beabsichtigten Sprachklang. Die zweite Art ist die, die den im Kehlkopf entstandenen Stimmklang in einen spezifischen Sprachklang verändert. Die erste Art ist für jeden Sprecher immer vorhanden, die zweite Art hängt davon ab, was der Sprecher sagen möchte – die hiermit verbundenen Bewegungen umfassen das, was wir Artikulation nennen.

Ich möchte klarmachen, daß ich von diesem Punkt an keine exakte wissenschaftliche Terminologie verwenden werde. Ich ziehe es vor, die Stimme metaphorisch, analog und durch beobachtbare Anteile zu beschreiben. Während diese Vereinfachungen den Stimmwissenschaftler vielleicht erzittern lassen, hat sich dieser Ansatz als der beste für den Stimmbenutzer erwiesen.

Hier ist nun mein Versuch, den komplexen psycho-physischen Vorgang zu beschreiben, durch den eine freie Stimme als menschliches Instrument wirken kann. Als (1) steht das Bedürfnis zur Kommunikation (ohne das die Stimme kein Leben hat). Dieses Bedürfnis wird zu einem elektrischen Impuls, der durch die Wirbelsäule zu den Nervenenden fließt, die die Muskulatur der Sprechorgane steuern. Diesem Stimulus entsprechend wird der Impuls mehr oder weniger Spannung enthalten. Jemand sagt „Guten Morgen" zu dir. Wenn es jemand ist, den du täglich siehst und zu dem du keine besondere Beziehung hast, wird der Reiz gering sein. Der Impuls zu antworten wird nur klein sein und die Reaktion in der Atem- und Kehlkopfmuskulatur gering; gerade genug Schwingungen, um dem Bedürfnis nach einer pflichtbewußten Antwort gerecht zu werden. Wenn es jemand ist, den du innig liebst, dessen Erscheinen dich überrascht und erfreut, wird der Stimulus dich emotional erregen. Die Nervenenden deines Sonnengeflechts glühen vor Wärme; der Atem reagiert mit Lebendigkeit und spielt kraftvoll auf deinen Stimmlippen, damit die Vibrationen durch die Resonanzräume hinaustanzen, um deinem Bedürfnis zu entsprechen, so zu kommunizieren, wie du fühlst. Es gibt eine unendliche Vielfalt von äußeren Stimuli und inneren Reaktionen, und es ist der die Sprechmuskulatur erregende Impuls, der ihren Ausdruck kontrolliert.

Nach dem Impuls kommt die Atemreaktion (2). Das bedeutet, daß unzählige Muskeln innerhalb der Länge und Breite des Torso eine außerordentliche Reihe von koordinierten Bewegungen ausführen, die die Rippen heben, das Zwerchfell zusammenziehen, den Magen senken, die Eingeweide umschichten, um Platz für die sich ausdehnenden Lungen zu schaffen, alles, um den Luftzellen die Möglichkeit zu geben, Luft einzusaugen und, auf dem umgekehrten Weg, sie abzugeben.

Als nächstes in meinem physiologischen Bild steht (3): das Spiel des Atems an den Stimmlippen. Tatsächlich laufen die Atmungs- und Kehlkopfvorgänge gleichzeitig ab; der gleiche Impuls, der die Atmungsmuskulatur anregt, aktiviert die Kehlkopfmuskulatur, die Stimmlippen zu dehnen, so daß sie beim Auftreffen des Atems genug Widerstand bieten zu oszillieren. Durch einen sanften Atemdruck, der auf relativ entspannte Stimmlippen auftrifft, entstehen langsame Schwingungen, und die sich daraus ergebenden Klangvibrationen haben eine niedrige Frequenz. Ein starker Luftdruck findet stärkeren Widerstand an stärker gespannten Stimmlippen, und die höhere Frequenz führt zu größerer Tonhöhe. (Die Stimmlippen selbst sind keine Muskeln, sondern Membrane, und kommen nicht durch Atem ins Spiel: Sie werden durch die sie umgebenden Knorpel, an denen sie befestigt sind und deren Muskeln direkt auf motorische Impulse des Gehirns reagieren, verlängert oder verkürzt. Sie haben eine Länge zwischen 30 und 50 mm.)

Die ursprünglichen Vibrationen des Tons sind als solche so wenig erkennbar wie die Vibrationen, die durch einen Hammerschlag auf eine Klaviersaite entstehen, wenn kein Resonanzboden vorhanden ist. Aber sobald der Atem die Stimmlippen in Schwingung versetzt, werden die entstandenen Vibrationen vom nächsten Resonanzboden, den Knorpeln des Kehlkopfes, zurückgeworfen.

In Schritt (5) des menschlichen Musikinstruments werden „die Schwingungen durch Resonatoren vervielfältigt". Die Meinungen darüber, wie das Resonanzsystem funktioniert und welcher Ansatz der richtige ist, gehen immer noch auseinander. Wahrscheinlich kann es nur in fortgeschrittener Physik ausreichend beschrieben werden. Zum Zwecke der Arbeit benutze ich die folgende praktische, greifbare Beschreibung.

Die Natur von Schwingungen besteht darin, sich beim Auftreffen auf ausreichend widerstandsfähiges Gewebe zu vervielfältigen. Sie klingen, wenn sie von den unterschiedlichen Oberflächen zurückspringen, mit unterschiedlicher Qualität und Quantität wider, die von der Beschaffenheit des Gewebes, der Oberfläche und der Form der Hohlräume bestimmt werden. Die wider-klingenden oder resonierenden Oberflächen innerhalb des Körpers, die den ursprünglichen Schwingungen des Tons zur Verfügung stehen, sind praktisch unzählbar, wenn man berücksichtigt, daß Knochen, Knorpel, Membrane und Muskeln alle als Vervielfältiger und Leiter dienen. Je härter die Oberfläche, desto stärker ist die Resonanz: Knochen sind am besten, Knorpel sind sehr gut und wohlgespannte Muskeln bilden einen guten Resonanzboden; ein schlaffer, fleischiger und nicht widerstandsfähiger Teil wird die Vibrationen nur dämpfen und absorbieren (wie schwerer Samt oder ein Schwamm). Die Stimme findet die am meisten befriedigenden Resonatoren in den Teilen in der Architektur des Körpers, in denen sich klar definierte Hohlräume und leere Röhren befinden, wie im Rachenraum, in Mund und Nase; aber auch die knochige Struktur des Brustraums, die Backenknochen, die Kieferknochen, die akustisch kraftvollen Nasennebenhöhlen, der Schädel, die Knorpel des Kehlkopfs und die Wirbelsäule tragen zur Resonanz bei.

Das Zusammenspiel zwischen Tonhöhe und Resonatoren hängt ab von passenden Öffnungen, angemessenen Formen, großen oder kleinen Hohlräumen; diese alle unterliegen Veränderungen entsprechend den unterschiedlichen Graden von Spannung der Muskelgewebefüllung, die einen Resonator auf einen gegebenen Ton abstimmt.

Zum Zwecke der Arbeit kann das Muster der Resonanz-Reaktion wie folgt beobachtet werden: Die niederen Töne bekommen ihre Resonanz aus der Brust und dem unteren Rachenraum; die unteren Mitteltöne werden von der Rachenrückwand bis zum weichen Gaumen, den Zähnen, den Kieferknochen und dem harten Gaumen vervielfältigt; sich weiter hinaufbewegend durch die mittlere Stimme kommt die Resonanz aus den mittleren Nasennebenhöhlen, den Backenknochen, der Nase; schließlich klingt die obere mittlere und hohe Stimme aus den oberen Nebenhöhlen über der Nase und aus der Schädeldecke wider. Alle Tonhöhen und Resonanzen ergießen sich ineinander in allen Bereichen und bilden Harmonien und Obertöne.

Um zu demonstrieren, wie dieses hochentwickelte Musikinstrument in seiner Reaktion auf (1), den Impuls zu kommunizieren, menschlich wird, möchte ich gerne ein Ideal postulieren, wie die natürliche Stimme funktionieren würde, um Gedanken und fortlaufende Gefühle eines hypothetischen menschlichen Wesens mitzuteilen, das uneingeschränkt, offen, empfindsam, emotional reif, intelligent und unzensiert ist.

Wenn er/sie entspannt ist, warm, bequem und zufrieden, sind die Muskeln gelöst, die Atmung ist ungestört, die Energien fließen leicht. Gibt es einen Impuls, diesen Zustand durch Worte zu vermitteln, entsteht gerade genug zusätzliche Energie, um Atem sanft in die Stimmlippen zu schicken, die, weiterhin relativ entspannt, einen tiefen Ton hervorbringen, der seine Resonanz durch den Brustkorb und den unteren Rachen erhält. Ein Wechsel der Stimmung von fauler Zufriedenheit zu positivem Glücklichsein oder Überraschung oder Ungeduld wird die ursächliche Energie erhöhen, die dann den Atem mit stärkerer Kraft in die gespannteren Stimmlippen entlassen wird. Diese produzieren einen höheren Ton, der in den mittleren Resonatoren des Gesichts klingen wird. Das Muskelgewebe, das die Gänge und Höhlen von Hals, Mund und Maske auskleidet, antwortet gleichzeitig auf die Stimmungsänderung, und ihre Dehnung stimmt die Resonatoren auf den Ton ab, der durch die größere Energie hervorgerufen wurde. Wenn die Erregung wächst, wird der Atem noch mehr stimuliert, die Stimmlippen spannen sich mehr, wodurch ein höherer Ton entsteht; entsprechend dehnen und spannen sich die Muskeln im oberen Rachenraum, der weiche Gaumen hebt sich, und der Ton wird in die oberen Nebenhöhlen entlassen. Schließlich, wenn die Aufregung einen Grad erreicht, der gemeinhin als hysterisch bezeichnet wird (vielleicht, weil die meisten Menschen nicht gewohnt sind, auf dieser Ebene zu agieren), wird der Druck auf die Stimmlippen und ihre entsprechende Spannung einen Schrei in den Kopf schicken, der mit seiner knochigen Elastizität ein ausgezeichnetes akustisches Gewölbe für den Druck eines solchen Tons ist.

Dieses Muster von emotionaler Energie und Resonanz-Reaktion ist, wie ich sagte, hypothetisch und zu einfach, um Abwehrmechanismen, Neurosen, gewohnheitsmäßiges aggressives und passives Verhalten einzuschließen, aber es kann Wegweiser setzen in der nebligen Geographie unseres Gefühlsausdrucks.

Im letzten Stadium der stimmlichen Äußerung fließt der Schwingungsstrom ungehindert durch reichlich widerklingende Kammern und heraus aus dem Mund und formt sich zu Wörtern. Es gibt acht allgemeine Artikulationsbereiche im Mund: zwei Lippen, die Zungenspitze, den obere Zahnfleischkamm (die Alveolen), die Zungenmitte, das Mundgewölbe (den harten Gaumen), den Zungenrücken und den weichen Gaumen. Konsonanten entstehen, wenn sich zwei artikulierende Oberflächen berühren und den Atemstrom oder Ton unterbrechen. Vokale entstehen, wenn Lippen und Zunge sich bewegen und den Schwingungsstrom zu unterschiedlichen Formen modulieren. In der Ökonomie, mit der Worte geformt werden, liegt die Genauigkeit, mit der sie Gedanken verwirklichen. Die Muskeln des Körpers können nie fein genug auf die Flinkheit der Gedanken reagieren, die artikulierenden Muskeln sollten sich jedoch im Interesse von genauen Gedankenäußerungen darum bemühen.

2. Warum die Stimme nicht funktioniert

Die Stimme wird daran gehindert, sich mit der im letzten Kapitel beschriebenen Spontaneität zu äußern, weil diese Spontaneität von Reflexhandlungen abhängt und viele Menschen die Möglichkeit oder vielleicht auch den Wunsch verloren haben, sich reflexartig zu benehmen. Außer in Augenblicken „außer Kontrolle", wie z. B. bei extremen Schmerzen, extremer Angst oder extremer Ekstase, wird das gesamte sichtbare Reflexverhalten durch sekundäre Impulse kurzgeschlossen.

Grundsätzlich sind diese beschützend und geben bestenfalls Zeit zu denken. Wenn aber die sekundären Impulse so gut entwickelt sind, daß sie die Einwirkung der ersten oder Refleximpulse auslöschen, hat sich eine Gewohnheit gebildet. Gewohnheiten sind ein notwendiger Teil des Funktionierens: Viele sind hilfreich (Schuhbänder binden oder Messer und Gabel benutzen), einige werden bewußt gewählt (welchen Weg man jeden Tag zur Arbeit fährt; eine Dusche morgens oder ein Bad abends), aber die meisten emotionalen oder mentalen Gewohnheiten („Ich weine nie", „Ich denke immer, daß ...", „Ich kann nicht singen", „Ich weine immer, wenn sie die Nationalhymne spielen") werden unbewußt und von anderen Menschen als uns selbst während der Kindheit gebildet. Wir haben keine Wahl bei dieser Konditionierung. Verhalten, das von außen vorgeschlagen oder gefordert wird, entwickelt die Fähigkeit, eher auf sekundäre Impulse zu reagieren, denn auf primäre. „Laß das Geschrei, oder du kriegst kein Eis." „Sei still, oder ich verhau' dich, du schreiendes kleines Ungeheuer." Oder in extremen Fällen, „Nimm das, das wird's dich lehren." „Pst ... du darfst in der Kirche nicht kichern, Gott sieht dich." „Große Jungen weinen nicht." „Liebe kleine Mädchen schreien nicht." „Das ist nicht lustig, das ist unverschämt."

Die tief im Unbewußten liegende tierische Instinktebene gefühlsmäßiger Reaktion auf Reiz wird, während wir aufwachsen, weitgehend aus uns herauskonditioniert. In reifem Verhalten sollte ein Gleichgewicht zwischen bewußter

Kontrolle und instinktiver Reaktion bestehen. Aber so viel menschliches Verhalten wird unbewußt kontrolliert durch Gewohnheiten, konditioniert in der Kindheit durch willkürliche Einflußnahme von Eltern (oder deren Fehlen), von Lehrern, Freunden oder Gangmitgliedern, Filmstars, Popstars – so daß, wenn wir in unserem Leben an den Punkt kommen, an dem wir Zugang zu den primitiven Ursprüngen von Gelächter, Sorgen, Ärger, Freude (wie es ein Schauspieler muß) finden wollen, diese aus uns herauszivilisiert und herausbrutalisiert zu sein scheinen. Überall in unserem Nervensystem wurden Impulse durch widerrufende Impulse blockiert, umgeleitet oder durchkreuzt.

In Schritt (1) von „Wie die Stimme arbeitet" steht ein Beispiel, das das „Bedürfnis nach Kommunikation" beschreibt, aber selbst dieses Bedürfnis kann nicht als selbstverständlich gelten. Die Fähigkeit, einen Stimulus zu empfangen, kann bis zu dem Punkt geschädigt sein, daß der Austausch von Grüßen ein einseitiges Handeln ist. Nehmen wir einmal an, daß die Antwort auf „Guten Morgen" Gegenstand eines sekundären Impulses sein könnte, wie „Warum spricht er zu mir? Er sagt doch normalerweise kein Wort." Oder „Was für eine komische Beule hat sie auf der Stirn?" Oder „Ich weiß, Sie werden mich bitten, eine Petition zu unterschreiben." etc. Dies unterbricht die Reise des elektrischen Impulses zur Atmungs- und Kehlkopfmuskulatur und schickt einen sekundären elektrischen Impuls, die Atemmuskeln anzuhalten, so daß Sie nicht spontan reagieren können. Die Atmungsmuskulatur scheitert, den natürlichen Kraftstoff Atem an die Stimmlippen zu liefern, aber die Notwendigkeit zu antworten bleibt. Ein wenig Atem findet sich unter dem Schlüsselbein, gerade genug, um Schwingungen zu aktivieren, während die Muskeln der Kehle, des Kinns, der Lippen und der Zunge doppelt so hart arbeiten müssen, um den Mangel an Atemkraft zu kompensieren. Der daraus resultierende Ton ist dünn, und die Botschaft, die er trägt, ist nichtssagend, unverbindlich. Das ist ein Weg von tausend anderen, eine spontane Antwort zu vermeiden.

Es ist nicht so, daß Spontaneität richtig und Berechnung falsch ist, aber die Spontaneität sollte möglich sein, und sie ist es selten. Das ist deshalb so, weil eine bestimmte neuromuskuläre Programmierung geistige und muskuläre Gewohnheiten entwickelt hat, die uns von der instinktiven Verbindung von Gefühl und Atem trennen. Die Stimme kann nicht mit ihrem wirklichen Potential arbeiten, wenn dessen grundlegende Energie nicht Atem ist. Solange wir emotional zurückgehalten sind, kann unsere Atmung nicht frei sein. Solange der Atem nicht frei ist, wird die Stimme von der kompensierten Kraft der Kehl- und Mundmuskulatur abhängen. Wenn diese Muskeln versuchen, starke Gefühle mitzuteilen, kommt es zu den unterschiedlichsten Ergebnissen: Sie finden einen sicheren, musikalischen Weg, Gefühle zu beschreiben; sie treiben den Ton monoton hoch in den Kopf, oder sie spannen sich, ziehen sich zusammen, drücken und quetschen mit solcher Anstrengung, daß die Stimmlippen aneinander reiben. Dann entzünden sich die Stimmlippen, verlieren ihre Elastizität, sind nicht mehr in der Lage, normale Schwingungen zu erzeugen, und schließlich wachsen kleine Knötchen auf ihnen, während sie ohne die Schmierung durch den Atem aneinander reiben. Was man dann hört, ist ein kratziger, heiserer Ton und letztendlich, nichts.

Es ist leicht zu sehen, wie Schritt (5) „die Vibrationen werden durch Resonatoren vervielfältigt" gestört wird durch die gleichen einschränkenden Botschaften, die Schritt (1) bis (4) durcheinanderbringen.

Es gibt einige konstruktive Interferenzen, die Harmonien hervorbringen und den Ton durch Vielfalt bereichern, aber bevor man sich darauf verlassen kann, müssen die Interferenzen, die Umfang und Resonanz beeinträchtigen, beseitigt werden. Einige sind das direkte Ergebnis der Probleme, die bei eingeschränktem Atem auftreten. Wenn die Kehle vor Anstrengung angespannt ist, schnürt es den Kanal zusammen, durch den der Ton reist. Meist verhindern diese Einschnürungen die Ausbreitung der Schwingungen in die unteren Resonanzräume von Rachen und Brust und schränken die Ausdehnung auf die mittleren und oberen Resonatoren ein. Das Ergebnis ist ein heller, hoher oder schriller Ton. Manchmal schiebt die Kehlspannung, gekoppelt mit dem unbewußten Bedürfnis, männlich oder kontrolliert zu klingen, den Kehlkopf nach unten, so daß der Ton nur aus den unteren Hohlräumen widerklingt. Es entwickelt sich eine reichlich monotone, tiefe Stimme, die die Helligkeit und Färbung der oberen Tonreihe nicht findet. Wenn sich weicher Gaumen und Zungenrücken als Ersatzbataillon für den Atem zusammengefunden haben, kleben sie mit Muskelanstrengung zusammen und treiben die Stimme hinauf in die Nase, anstatt ihr einen freien Weg zum Mund hinaus zu lassen. Der nasale Resonator ist kraftvoll, dominierend und scharf. Wenn die Stimme durch die Nase kommt, besteht wenig Schwierigkeit, sie zu hören, aber was gehört wird, ist nicht immer, was auch beabsichtigt ist. Die Nuancen sind herausgebügelt, und die Vielfalt der Gedanken kann kein freies Spiel durch eine entsprechende Vielfalt von Resonanzqualitäten finden. Der Inhalt wird durch die nur eine mögliche Resonanzform, die zur Verfügung steht, verformt.

Das sind drei der am offensichtlichsten gestörten Resonanzreaktionen, die auftreten können, wenn die Stimme nicht frei ist. Auf einer feineren Ebene ist der gesamte Stimmapparat den mentalen Botschaften unterworfen, die den Körper anspannen. Wenn die Atmungsmuskulatur sich spannt, geschieht dasselbe in der Auskleidung des Rachens. Wenn sich diese winzigen Muskeln als Antwort auf einschränkende Botschaften anspannen, können sie ihre feinen Bewegungen nicht mehr ausführen, können sich als Erwiderung auf die ständig wechselnde Intensität der Gedanken nicht mehr spannen und entspannen und dabei die Öffnung regulieren, durch die der Laut fließt, und dessen wechselnde Tonhöhe vervielfältigen. Solche Muskelspannung vermindert die Möglichkeit der Stimme, sich direkt an die Gedanken anzulehnen.

Stimmbeweglichkeit kann auch durch das Ohr und durch bewußte Muskelkontrolle manipuliert werden, aber in dem Maß, in dem die manipulativen Fähigkeiten zunehmen, vergrößert sich die Entfernung von der Wahrheit.

Zum Zeitpunkt von Schritt (6) („Der entstandene Ton wird durch die Lippen und die Zunge artikuliert, um Worte zu formen") mag es scheinen, daß alles so schiefgelaufen ist, daß Kommunikation unmöglich ist. Tatsächlich mögen jetzt Lippen und Zunge für viele Pflichten verantwortlich sein, die von Atem und Resonatoren (da diese Opfer der Spannung werden) abgetreten wurden, so daß ihre simple Artikulationsfertigkeit unter der Last zusammenbricht. Es ist gewiß, daß die Zunge nur dann ihre natürliche Funktion, den Ton zu formen, leicht erfüllen kann, wenn sie während der Entstehung des Grundtons entspannt ist. Die Zunge ist mit dem Kehlkopf verbunden (durch das Zungenbein), und der Kehlkopf kommuniziert durch die Luftröhre direkt mit dem Zwerchfell. Spannung in einem dieser Bereiche verursacht Spannung in den beiden anderen. Solange Spannung in der Zunge ist, wird sie mit mehr Anstrengung als notwendig artikulieren und damit ihre Erwiderungs-Empfindsamkeit auf die motorischen Impulse des Sprachkortex vermindern.

Während die Zunge enger mit den inneren Bereichen des Sprechapparates und mit deren Spannung verbunden scheint, zeigen die Lippen einen leicht unterschiedlichen Aspekt dieser Einschränkungen. Sie sind Teil der komplexen Gesichtsmuskulatur, die durch Herunterlassen eines Vorhangs über das Fenster des Gesichts auf einschränkende Botschaften des Verstandes antwortet. Das Gesicht kann der am meisten aufdeckende oder verhüllende Teil des Körpers sein. Manche Gesichter verhärten zu unnahbaren Masken, hinter denen der Besitzer berechnen, planen und Unverletzlichkeit bewahren kann; andere nehmen die Maske der Beruhigung – die Muskeln für ein schmeichelndes Lächeln programmieren allmählich eine ständige Aufwärts-Schräge; andere sind in so tiefe Niedergeschlagenheit verfallen, daß selbst ein optimistischer Augenblick kaum die Mundwinkel anhebt. Es ist völlig normal für die Gesichtszüge, die überwiegend betonten Teile einer Persönlichkeit auszudrücken, die sich im Laufe von 40 oder 50 Jahren gebildet haben. In den frühen Jahren können diese Muskeln daran gehindert werden, sich frühzeitig festzusetzen, indem man ihnen erlaubt, die Vielfalt der wechselnden Stimmungen und Erwiderungen aufzunehmen. Das ist eine natürliche Übung für diese Muskeln, die, wie andere Muskeln des Körpers, ohne Übung schlaff oder steif werden. Damit dies geschehen kann, müssen die Menschen sich jedoch offenbaren wollen, dürfen keine Angst vor der Offenheit des Gesichtsausdrucks haben und müssen daran glauben, daß „Verletzlichkeit Stärke ist".

Die Lippen als der Teil des Gesichts, der den Mund beschützt, können sich zu schwer gepanzerten Fallgittern oder Türen mit gut geölten Scharnieren entwickeln, die sich willig öffnen, um einen Ausgang zu bilden. Die steife Oberlippe ist kein reines Symbol britischen Phlegmas, sie kommt häufig vor und scheint sich – als Antwort auf ein bestimmtes Bedürfnis, Angst oder Zweifel nicht zu zeigen – zu versteifen. Sie kann sich auch einfach versteifen, um schlechte Zähne nicht zu zeigen oder ein Lächeln, das sein Besitzer in den Entwicklungsjahren nicht für attraktiv hielt. Die Freiheit der Oberlippe ist wesentlich für eine lebendige Artikulation. Die Artikulationsverantwortung sollte gleichmäßig auf Ober- und Unterlippe verteilt sein, um größtmögliche Leistungsfähigkeit zu erreichen. Wenn die Oberlippe steif ist, wird die Unterlippe mindestens 85% der Arbeit ausführen und möglicherweise das Kinn als zusätzliche Unterstützung engagieren. Das Kinn ist sehr unbeholfen im Vergleich zu den Lippen, und die Artikulation kann in einer solchen Situation nicht ökonomisch sein.

Man könnte ein ganzes Buch dazu verwenden, die brillanten Umwege der Stimme aufzuzeigen, ihren Besitzer davor zu schützen, erkannt zu werden. Es gibt Stimmen, die sich zu Experten entwickelt haben, einen harten, aggressiven Gewinner zu verkünden, um einen verängstigten, unsicheren kleinen Jungen abzuschirmen; Stimmen, die seufzen oder flüstern, um die Stärke einer Frau zu verkleiden, die unbewußt weiß, daß sie in einer Männerwelt Schwäche vortäuschen muß, um etwas zu erreichen; Stimmen, die reich und entspannt und tief sind und Vertrauen und Leistung signalisieren, obwohl nichts getan wird. Die falsche Stimme kann auf eine vorzügliche Doppelzüngigkeit abgestimmt sein.

Dieses Kapitel beabsichtigt jedoch nur, die negative Einleitung für ein positives Buch zu sein, das der Stimme gewidmet ist, die die Wahrheit über ihren Besitzer durchscheinen lassen wird, wenn dieser es wünscht.

Hier nun die Zusammenfassung einiger negativer Faktoren und ihrer Auswirkung auf die Stimme:

Atmung

A. Auswirkung von Gefühlen auf die Atmung (wie protektive neuromuskuläre Reaktionen, die den freien Atemfluß behindern).

B. Haltungsgewohnheiten (wie eingesunkene Brust, die die interkostale Atmung einschränkt, oder ein Hohlkreuz, das das freie Schwingen des Zwerchfells beeinträchtigt).

C. Kontrolle der Atmung durch die großen äußeren Muskeln, welche die Empfindsamkeit der Kontrolle des unwillkürlichen Nervensystems verhindern.

Stimmlippen und Kehlkopf

Mangelnde Freiheit der Atmung verlagert zuviel Verantwortung der Stimmproduktion auf die empfindlichen Kehlkopfmuskeln. Diese Muskeln sind nicht dafür geeignet, spannen sich als Konsequenz an und zerstören damit das freie Spiel der Stimmlippen.

Resonanzsystem

A. Spannung in Kehlkopf und Rachen blockt die Stimme von den Rachen- und Brustresonatoren ab und behindert damit die unteren Register.

B. Spannung im Zungenrücken, weichen Gaumen, Gesicht und Nacken behindert die freie Benutzung der Masken- und Kopfresonatoren; dabei werden die mittleren und oberen Register eingeschränkt.

Artikulationssystem

Wenn der Atem nicht frei ist, um den Ton zu unterstützen, verschafft die Zunge kompensatorische Kraft; dadurch wird die Rolle der Zunge in der Artikulation vermindert. Gewohnheitsmäßige psychische Spannung spiegelt sich oft wider in angespannten Lippen, deren Artikulationsfähigkeit beeinträchtigt ist.

* * *

Damit dieses Kapitel nicht eine entmutigende Aussicht auf die zu leistende Arbeit darstellt, muß jetzt und weiterhin betont werden, daß klares Denken und freier emotionaler Ausdruck bei der Lösung der Probleme ungeheuer helfen. Eine psycho-physische Vorgehensweise ist ein perfektes Beispiel für die Scherzfrage: „Was kam zuerst, die Henne oder das Ei?", aber die beiden folgenden Maximen sollten jede Arbeit an der Stimme unterstreichen:

Schwammiges Denken ist das grundlegende Hindernis für klare Artikulation.

Blockierte Gefühle sind das grundlegende Hindernis für eine freie Stimme.

Teil I
Der Befreiungsprozeß

3. Die Wirbelsäule – die Stütze des Atems

Der erste Schritt zur Befreiung der natürlichen Stimme ist, die Fähigkeit zur Wahrnehmung von Gewohnheiten zu entwickeln und neue Erfahrungen zu registrieren. Diese Fähigkeit muß geistig und körperlich sein, und die Wahrnehmung muß sich schließlich zu außerordentlicher Scharfsinnigkeit verfeinert haben, damit es möglich ist, die Einzelheiten des neuromuskulären Verhaltens wahrzunehmen, die dem Bedürfnis nach Kommunikation dienen. Es ist nutzlos, solche Scharfsinnigkeit von Anfang an zu verlangen, da nur wenige Menschen sofort die Fähigkeit zu einem feinen psycho-physischen Bewußtsein haben. Es müssen vorsichtig steigernde Schritte gemacht werden, um auf eine Ebene zu gelangen, auf der man darauf vertrauen kann, zuverlässige Rückmeldung zu erhalten.

Die erste Übung wird nutzlos sein, wenn Sie Anweisungen schnell durchlesen und nur realisieren, daß die sich ergebenden Bewegungen das Strecken und Fallenlassen der Wirbelsäule sind. Es ist eine bekannte Übung und kann sehr mechanisch gemacht werden, was zu einer oberflächlichen Lockerung durch die großen äußeren Muskeln des Körpers führt. Es ist jedoch der Prozeß, durch den man zum Strecken und Fallenlassen kommt, der die Übung ausmacht. Es gilt grundsätzlich für alle Übungen, daß nicht WAS Sie tun wichtig ist, sondern WIE Sie es tun. Der bewußte Geist hat eine beängstigende Leistungsfähigkeit, neue Erfahrungen zu untergraben, entweder, indem man sie mit etwas Ähnlichem oder Sicherem verwechselt oder zum Ergebnis vorauseilt und den Prozeß umgeht. Zum Beispiel dem Gefühl für tiefe Entspannung mit dem Kommentar zu begegnen: „Das ist, wie ich mich fühle, kurz bevor ich abends einschlafe", verstärkt die bekannte Ähnlichkeit von Schlaf und Entspannung und schließt dabei erfolgreich eine neue Möglichkeit aus: daß Entspannung Energie erzeugt. Das umfassende Ziel der Arbeit an der Wirbelsäule ist, körperliches Bewußtsein durch spezifische Entspannung zu entwickeln. Wenn sich unnötige Spannungsknoten lösen, entlassen sie gefangene Energie in den Körper, wodurch ein lebendiger Zustand von Bewußtheit und potentieller Beweglichkeit entsteht.

Genauer gesagt, Sie werden herausfinden, daß die Leistungsfähigkeit des Stimmapparates von der Ausrichtung des Körpers abhängt und von der Ökonomie, mit der er funktioniert. Wenn die Ausrichtung der Wirbelsäule nicht stimmt, ist die Fähigkeit, den Körper zu stützen, vermindert, und Muskeln, die für anderes bestimmt sind, müssen für diese Stütze sorgen. Wenn die untere Wirbelsäule schwach ist, schaffen die Bauchmuskeln Ersatzstärke für den Torso; wenn die Bauchmuskeln damit beschäftigt sind, den Körper aufrecht zu halten, können sie nicht auf Bedürfnisse des Atems reagieren. Wenn, in ähnlicher Weise, der obere Teil der Wirbelsäule seinen Job, den Brustkorb und den Schultergürtel zu tragen, aufgegeben hat, können die Rippenmuskeln die Verantwortung übernehmen, den Brustkorb hochzuhalten, wodurch sie nicht mehr für die Zwischenrippen-Atmung zur Verfügung stehen. Schließlich ist, wenn die Nackenwirbel nicht ausgerichtet sind, der gesamte Kanal, durch den die Stimme strömt, gestört. Mit einem schwachen Nacken werden die Kiefermuskeln, Zungenmuskeln, Kehlkopfmuskeln, sogar Lippen und Augenbrauen zu Stützen des Kopfes und lassen damit dem Ton wenig Chance für einen freien Durchgang.

Moshé Feldenkrais sagt in seinem unschätzbaren Buch *Bewußtheit durch Bewegung:* „Jede Haltung ist in sich selbst akzeptabel, solange sie nicht mit den Gesetzen der Natur in Konflikt gerät, was heißt, daß die Skelettstruktur dem Zug der Schwerkraft entgegenwirken sollte und dabei die Muskeln frei halten für die Bewegung. Das Nervensystem und das Gerippe entwickeln sich zusammen unter dem Einfluß der Schwerkraft in der Weise, daß das Skelett trotz des Zugs der Schwerkraft den Körper aufrecht hält, ohne Energie zu verbrauchen. Wenn auf der anderen Seite die Muskeln die Arbeit des Skeletts übernehmen müssen, verbrauchen sie nicht nur unnütz Energie, sie werden auch daran gehindert, ihre Hauptfunktion auszuführen, die Haltung des Körpers zu verändern, d.h. die Bewegung."

Der erste Schritt zur Befreiung der Stimme ist also, daß *du dich mit deiner Wirbelsäule vertraut machst.* Je mehr du dir die Bewegungen in bezug auf das Skelett vorstellen kannst, um so ökonomischer werden die Muskeln arbeiten. Laß deinen Geist zu den Knochen sprechen.

Schritt 1   • *Steh locker, die Füße 15 – 20 cm auseinander.*

Achte darauf, daß das Gewicht gleichmäßig auf beide Füße verteilt ist; achte darauf, daß du ausbalanciert bist zwischen deinen Zehen und deinen Fersen.

Stell dir vor deinem geistigen Auge die Knochen deiner Füße vor.

Sieh die Schienbeine aus deinen Fußgelenken hochwachsen.

Sieh die Oberschenkelknochen aus den Kniegelenken hochwachsen.

Sieh die Hüftgelenke und die Beckenschaufeln.

Sieh die Wirbelsäule aus den Beckenschaufeln hochwachsen, durch den unteren Rücken, zwischen den Schulterblättern, umgeben von den Rippenbögen mit dem Schultergürtel darüber.

Fühl die Arme von den Schultergelenken herunterhängen.

Sieh die Oberarmknochen, die Ellbogengelenke, die Unterarme, die Handgelenke, die Knochen der Hände und Finger. Laß deine Aufmerksamkeit zurückfließen durch die Arme und in den Nacken hinein.

Sieh die Nackenwirbel hoch- und in den Schädel hineingehen.

Sieh den Schädel wie einen Ballon auf dem oberen Ende der Wirbelsäule schweben.

Schritt 2

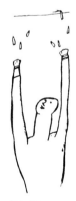

Die Fingerspitzen schweben zur Decke.

- *Richte deine Aufmerksamkeit in die Ellbogengelenke und laß sie sanft hoch zur Decke schweben. Nur die Oberarme sollten daran beteiligt sein, keine Schultermuskeln, keine Unterarmmuskeln, keine Handmuskeln.*

Stell dir vor, jemand zieht dich ein wenig an deinen Fingerspitzen hoch, und erlaube deinem Torso, von oben gedehnt zu werden; beteilige die Beine nicht an dieser Dehnung.

- *Mach jetzt eines und nur das eine: Entspanne die Hände, bis sie von den Handgelenken hängen.*

Registriere die unterscheidbaren Empfindungen in deinen Händen und deinen Armen.

Entspanne jetzt die Unterarme, bis sie locker von den Ellbogen hängen.

Registriere die unterscheidbaren Empfindungen in den Unterarmen und Händen, in den Oberarmen und den Schultern.

3. Die Wirbelsäule – die Stütze des Atems 39

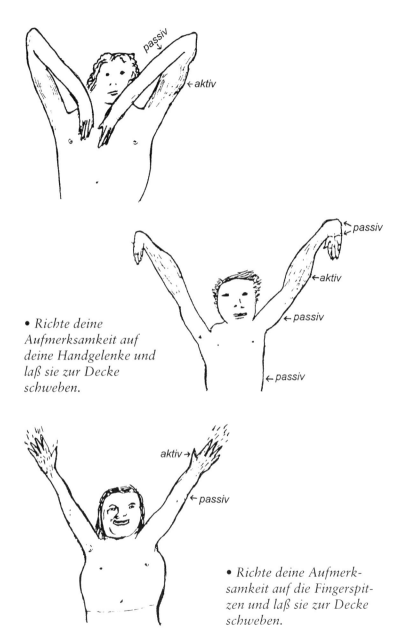

• Richte deine Aufmerksamkeit auf deine Handgelenke und laß sie zur Decke schweben.

• Richte deine Aufmerksamkeit auf die Fingerspitzen und laß sie zur Decke schweben.

Laß jetzt die Arme schwer fallen, so daß sie locker von den Schultern hängen.

Registriere das Gewicht der Arme, das Blut, das zurückrinnt in die Arme, den Wechsel der Temperatur.

Laß jetzt den Kopf schwer nach vorne fallen, so daß Kopf und Nacken vom Gipfel des Torsos herabhängen.

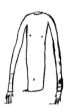

- *Fühl das Gewicht des Kopfes an der Wirbelsäule ziehen und gib langsam dem Gewicht nach, so daß sich die Wirbelsäule löst und sich, Wirbel für Wirbel, von oben nach unten der Schwerkraft überläßt. Versuche, dir jeden Wirbel einzeln vorzustellen.*

Entspanne deine Knie, damit das Gewicht über der Fußmitte bleibt.

Du bist jetzt ein aufrechter, kopfloser Torso.

Vergewissere dich, daß dein Gewicht nicht zurückwippt auf die Fersen oder nach vorne auf die Zehen und daß die Knie nicht blockieren. Wenn das Gewicht zu groß ist, um vom Gleichgewicht gehalten zu werden, laß die Wirbelsäule schnell los und laß dich kopfüber hängen.

Stell dir vor, daß der Torso vom Steißbein herunterhängt und sich der Kraft der Schwerkraft überläßt.

Atme leicht. Du tust dies, um alle Torsomuskeln, Schultermuskeln, Nackenmuskeln, Kopf und Arme zu entspannen.

- *Richte jetzt deine Aufmerksamkeit auf dein Steißbein und beginne von dort, die Wirbelsäule Wirbel für Wirbel wieder aufzubauen, als ob du ein Schloß aus Bauklötzen aufbauen würdest, einen Klotz auf den andern.*

Benutze dabei nicht die Bauchmuskeln; laß sie lose hängen; atme.

Drücke nicht plötzlich die Knie durch; laß sie mit der Verlagerung des Gleichgewichts langsam gerade werden.

Finde die Wirbel, die den Brustkorb hochhalten und baue sie vom unteren Rücken her auf. Du bist jetzt ein aufrechter, kopfloser Torso.

Richte die Aufmerksamkeit jetzt auf die sieben oberen Wirbel, die den Nacken bilden, und baue sie langsam auf die untere Wirbelsäule auf. Sei dir gewahr, daß der Kopf als Ergebnis des aufgebauten Nackens hochschwebt. Du „hebst den Kopf" nicht hoch.

Schritt 3
- *Laß deine Aufmerksamkeit von den Füßen durch die Beine hochwandern zum Torso, und entspanne bewußt jeden Muskel, der sich in Bauch, Gesäß, Schultern, Nacken anspannt. Du überträgst bewußt die Energie, die du benötigst, um aufrecht zu stehen, von den großen äußeren Muskeln des Körpers auf das innere Bild einer Wirbelsäule, die ständig gegen die Schwerkraft arbeitet. Es ist, als wäre die Wirbelsäule ein Strom aufwärtsstrebender Energie, die durch den Geist genährt wird.*

- *Sei dir der Form bewußt, die dein Körper in die Luft schneidet.*

- *Nimm das Gefühl der Luft wahr, die deine Haut berührt.*

- *Schließe jetzt die Augen, kehre deine Aufmerksamkeit nach innen und nimm für ein oder zwei Minuten deinen Körper von innen wahr.*

- *Strecke dich, gähne und schüttle deinen Körper durch.*

Schritt 4
Es ist gut, die folgende Sequenz mit geschlossenen Augen zu machen. Lies also, falls du alleine bist, die folgenden Anweisungen durch, bevor du beginnst.

- *Nachdem du bequem stehst, mit einer Vorstellung der sich aufwärtsbewegenden Wirbelsäule, die den Torso stützt, schließe wieder die Augen. Laß, mit der Absicht, die inneren Muskeln deines Körpers zu entspannen, dein inneres Auge von der Innenseite der Schädeldecke herunterwandern zur Innenseite der Maske deines Gesichts, weiter hinunter durch die Kehle, durch die Brust.*

Beobachte die winzigen, unvermeidlichen Bewegungen deines Atems, während du deine Aufmerksamkeit weiter hinunterbe-

wegst in den Magen, hinunter durch die Eingeweide und den unteren Bauch bis zur Leiste. Laß jede haltende Spannung los, die du innen findest.

Halte die Aufwärtsbewegung der Wirbelsäule weiter aufrecht, während du die sie umgebenden Muskeln entspannst, sonst wirst du zusammensinken.

- *Erlaube dem gesamten Innenraum deines Torsos, für die Bewegung deines Atems zur Verfügung zu stehen.*

Beobachte die Reaktion deines Körperinneren auf die unwillkürlichen Bewegungen deines Atmungsapparates.

Dann fühle, tief drinnen, das Bedürfnis zu gähnen und dich zu strecken; fange an, dich diesem Bedürfnis hinzugeben.

Gähne, strecke dich, schüttle deinen Körper aus, als ob du morgens aufstehen würdest, oder wie ein Hund gähnt, sich streckt und dann sein Fell an die richtige Stelle auf seine Knochen zurecht schüttelt.

- *Nimm wahr, wie dein Körper sich anfühlt; nimm wahr, wie du dich fühlst.*

Während dieser Übung hast du bewußte Entscheidungen darüber getroffen, wie deine körperliche Energie eingesetzt werden sollte. Wenn du diesem Prozeß genau gefolgt bist, sowohl mental als auch physisch, wirst du ein paar der gewohnten Muskelreaktionen vertrieben haben. Du solltest ziemlich klar die unterschiedlichen Empfindungen von Entspannung und Spannung in den Teilen deines Körpers, mit denen relativ leicht Kontakt aufzunehmen ist, erfahren haben. Diese Erfahrung ist die Grundlage, um die Fähigkeit zu entwickeln, Spannungen in weniger leicht zugänglichen Teilen des Körpers festzustellen (wie z.B im Zungenrücken, in der Zwerchfellmitte, der Oberlippe) – und in der Lage zu sein, sie loszulassen.

Die Fähigkeit zu entspannen muß langsam und mit einer spezifischen Absicht kultiviert werden, sonst degeneriert sie zu einem Zustand von allgemeinem Zusammenfallen, den Jerzy Grotowski zu Recht lächerlich machte: „Man kann nicht völlig entspannt sein, wie es an vielen Theater-Schulen gelehrt wird, denn der, der völlig entspannt ist, ist nichts weiter als ein nasser

3. Die Wirbelsäule – die Stütze des Atems

Wischlappen." Es gibt jedoch einen entscheidenden Unterschied zwischen Entspannung um der Entspannung willen, die unvermeidlich eine geistige Erschlaffung beinhaltet, und Entspannung, um etwas Bestimmtes zu tun. Das Ziel ist, unnötige Spannung abzubauen, so daß die Muskeln frei auf Impulse antworten können, ohne dem Kurzschluß ausgesetzt zu sein, der aus Gewohnheiten kommt.

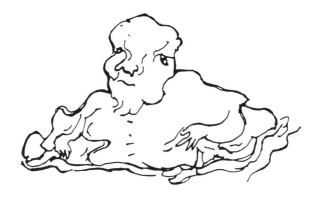

... nichts als ein nasser Wischlappen

4. Die Atmung – die Quelle des Lautes

Nachdem durch die Erkundung der Wirbelsäule ein Zustand von gewisser Bewußtheit und Entspannung erreicht wurde, ist es jetzt möglich, den Atmungsprozeß zu erforschen. Der Atmungsvorgang ist so vielschichtig, daß es zu diesem Zeitpunkt nicht ratsam ist, sich auf irgendeine Schlußfolgerung darüber zu stürzen, wie er abläuft. Beginne statt dessen die Fähigkeit zu entwickeln *zu beobachten, ohne zu kontrollieren*. Das Ziel ist es, gewohnheitsmäßige muskuläre Kontrolle aufzugeben, damit die unwillkürlichen Vorgänge die Verantwortung übernehmen können. Es ist für den bewußten Geist sicher möglich, die Funktion des unwillkürlichen Nervensystems wahrzunehmen ohne einzugreifen, aber es ist eine ungewohnte Tätigkeit. Die Tendenz kann sein, zwar korrekt zu beobachten, daß sich beim Einatmen der Bauch herausbewegt und beim Ausatmen hinein, dann aber diese Beobachtung dazu zu gebrauchen, den Atem mit den Bauchmuskeln zu kontrollieren. Vielleicht fängst du an, den Bauch einzuziehen und dadurch die Luft herauszublasen oder den Bauch herauszudrücken, was die Luft hineinzieht. Das ist ein Mißbrauch der Wahrnehmung. Die unwillkürlichen Atmungsmuskeln sind fein, komplex, kraftvoll und tief in unserem Körper.

Jede willkürliche Kontrolle, die du ausübst, geschieht durch Muskeln, die groß, schwerfällig, äußerlich und in einiger Entfernung von den Lungen sind. Bewußte Kontrolle des Atems wird dessen Empfindlichkeit für wechselnde innere Zustände zerstören und die Reflex-Verbindung zwischen Atmung und Gefühlsimpuls ernsthaft einschränken. Es ist wichtig, hier die Warnung zu wiederholen, daß es nicht möglich ist, *eine Reflex-Handlung zu imitieren*. Natürliche Atmung ist reflexiv; und das einzige, was du tun kannst, um ihr Potential wieder herzustellen, ist, einschränkende Spannungen zu beseitigen und sie mit einer Mannigfaltigkeit von Reizen zu versorgen.

Diese Reize werden tiefere und stärkere Reflexabläufe hervorrufen, als sie normalerweise im gewohnheitsmäßigen täglichen Leben geschehen.

Es ist eine gute Idee, mit der Beobachtung deiner Atmung stehend zu beginnen, so daß du später davon profitieren kannst, Beobachtungen im Liegen oder kopfüber hängend damit zu vergleichen.

Schritt 1 • *Wiederhole die Übungen zur körperlichen Wahrnehmung der Wirbelsäule aus Kapitel 3.*

Schritt 2 • *Erlaube deinem unwillkürlichen Atemrhythmus – während du bequem stehst, mit einer langen Wirbelsäule, entspannten Muskeln und deiner auf die Körpermitte ausgerichteten Aufmerksamkeit – dir zu zeigen, wie er ist.*

Alles, was du bewußt tun kannst, ist, immer wieder Spannung in der Magengegend, an den Schultern und im unteren Bauch loszulassen und dir dabei bewußt zu sein, daß der Atem offensichtlich deinen Körper bewegt statt der Körper den Atem. Erinnere dich, daß dein natürlicher Atemrhythmus nicht unbedingt dein gewohnter Atemrhythmus ist.

• *Erforsche die folgende Beschreibung des Atmungsvorgangs: Der herausströmende Atem ist völlige Entspannung. Der einströmende Atem wird automatisch geschehen, wenn du wartest.*

Schritt 3 • *Laß den Atem aus dir los.*

Warte – aber halte die Muskeln nicht fest –, bis du das Bedürfnis für einen neuen Atemzug spürst.

Überlaß dich diesem Bedürfnis.

Laß den Atem sich erneuern (nicht „einatmen")

Laß den Atem wieder los.

Entspanne dich in eine kleine innerliche Pause.

Sobald du, ganz tief innen, den winzigen Impuls von Bedürfnis fühlst, überlaß dich diesem Impuls und erlaube dem Atem, sich zu erneuern.

• *Wiederhole den geistigen Vorgang von Schritt 3 und beobachte dabei die körperlichen Reaktionen.*

- *Laß entspannt den Atem los.*

Warte.

Erlaube dem Atem, sich zu erneuern.

Laß entspannt den Atem los.

Warte.

Erlaube dem Atem, sich zu erneuern.

Laß entspannt den Atem los.

Warte.

Erlaube dem Atem, sich zu erneuern ... usw.

Diese Atemzüge sind von winzigem Umfang, sehr zentral; und sie sind ausreichend, um dich von einem Augenblick zum andern am Leben zu erhalten. Je entspannter du bist, um so geringer ist der Sauerstoffaustausch, den du benötigst. Es ist bemerkenswert, daß sich in tiefer Meditation der Atem radikal verlangsamt und manchmal kaum mehr wahrnehmbar ist. Unruhe und Spannung beschleunigen entweder die Atemfrequenz oder verlangsamen sie schwerfällig oder erzwingen einen größeren und mühsameren Austausch.

Schritt 4
- *Fahre mit der Atem-Wahrnehmung fort, die du in Schritt 3 entdeckt hast, und laß deinen Mund auffallen, so daß du durch den Mund atmest, nicht durch die Nase. Öffne den Mund nicht weit, nur eben so weit, daß der Atem passieren kann.*

Wenn dein Mund entspannt ist, sollte der Atem automatisch als kleines „fff" entweichen, irgendwo zwischen den oberen Zähnen und der Unterlippe.

- *Mache keinen „fff"-Laut, laß es ein natürliches Nebenprodukt des von innen losgelassenen Atems und der entspannten Haltung des Mundes sein.*

Entsprechend den unterschiedlichen individuellen Mundformen mag das „fff" deutlicher zwischen den beiden Lippen erscheinen als zwischen Zähnen und Lippen. Das wesentliche dabei ist, daß du mit dem kleinen „fff" anfängst, den Atem dafür zu programmieren, sich von der Mitte des Körpers zu lösen und vorne im Mund anzukommen, wie es bei einem freien Laut der Fall ist. Alle Atmungs-Wahrnehmungsübungen sind Entwürfe für Laute; es ist deshalb wesentlich, daß alle Atemübungen mit geöffnetem Mund geschehen, wie beim Sprechen. Beim Ausruhen oder wenn man auf der Straße geht, ist es aus ästhetischen und hygienischen Gründen praktisch, durch die Nase zu atmen, wodurch die Luft auf ihrem langen und relativ langsamen Weg in die Lunge gereinigt, gefiltert und angefeuchtet wird. Für das Sprechen muß der Atem schnell auf rasch wechselnde Impulse reagieren können, und der direkte und weite Eingang durch den Mund ist eindeutig notwendig. Wenn man den Mund jedoch zu weit öffnet, wird der Atem offensichtlich eher in der Kehle landen als im vorderen Mund und ein „hhh" bilden statt ein „fff". Das programmiert einen Weg für Töne, die ebenfalls die Kehle betonen und nicht frei sind.

Bei der Durchführung der Atmungs-Wahrnehmungsübungen ist die Unterscheidung zwischen der Aussage „der Atem sollte im vorderen Teil des Mundes sein, also werde ich ihn da hinbringen", und „der Atem wird im vorderen Teil des Mundes ankommen, wenn er innen unbehindert losgelassen wird und auf seinem Weg keine Spannung ist, die ihn zurückhält" entscheidend. Es ist notwendig, den Verstand daran zu gewöhnen, sein Interesse hauptsächlich auf den Ursprungs-, den Loslaßpunkt und nicht auf die Ergebnis-, die Ankunftsstelle zu richten.

Schritt 5
- *Fahre fort mit der Wahrnehmung deines natürlichen Atemrhythmus.*

Mund leicht geöffnet, kleines „fff" mit jedem herausgehenden Atem.

Fühle, daß dein Atem und deine beobachtende Aufmerksamkeit beide an der gleichen Stelle sind: im Zentrum deines Körpers. Vergewissere dich, daß du nicht zweigeteilt bist, mit einem Teil von dir im Kopf, von oben aus kommentierend. Du und deine

Atmung sind ein und dieselbe Sache. Wenn dein Atem losläßt, läßt du los.

• *Schicke jetzt in deine Mitte den Impuls für einen sanften Seufzer der Erleichterung. Keinen Ton.*

Beobachte, wie deine Atmung auf den Reiz eines einfachen, leichten Gefühls der Erleichterung reagiert.

Du wirst merken, daß als Antwort auf diesen Impuls mehr Atem einströmt und du mehr Atem als ein längeres „fffff" losläßt, wenn die Erleichterung ausströmt.

• *Entscheide dich wieder bewußt, einen Seufzer der Erleichterung zu fühlen. Beobachte bewußt die Reaktion der unwillkürlichen Atmungs-Muskulatur.*

• *Stell dir vor, dein Verstand (der Impuls-Auslöser), deine Gefühle (Impuls-Empfänger) und dein Atem sind alle an der gleichen Stelle, in der Mitte deines Körpers.*

• *Laß wieder den Impuls für einen Seufzer der Erleichterung wachsen.*

Fühle die Erleichterung tief in deinem Körper.

Laß die Erleichterung und den Atem gemeinsam los.

Entspanne dein Inneres. Erlaube dem Atem, sich zu erneuern.

Du kannst die Atmungsmuskulatur beeinflussen, zu größeren Anstrengungen anregen, aber verwechsle nicht das Bewußtsein emotionaler Kontrolle, ausgelöst durch die Anwendung von emotionalen Impulsen, mit bewußter Muskelkontrolle.

Schritt 6 • *Mache es dir jetzt leicht und lege dich flach auf den Rücken auf den Boden und beobachte so den Atmungsablauf in einer Lage, in der keine Energie dazu verwendet wird, sich aufrecht zu halten. Alle Aufmerksamkeit kann sich jetzt darauf ausrichten, wie die Atmung bei völliger Entspannung funktioniert.*

- *Überlaß deinen Körper, während du auf dem Boden liegst, völlig der Schwerkraft.*

- *Schicke deine Aufmerksamkeit in deine Fußsohlen und stelle dir vor, deine Zehen und deine Füße so zu entspannen, daß sie von den Knöcheln herunterzufallen scheinen.*

Stelle dir vor, daß deine Fußgelenke mit Luft gefüllt sind.

Laß deine Unterschenkelmuskeln entspannen, so daß das Fleisch, die Haut und die Muskeln sich vom Schienbein zu lösen scheinen.

Stelle dir vor, daß deine Kniegelenke mit Luft gefüllt sind.

Laß deine Oberschenkelmuskeln entspannen, so daß Fleisch, Haut und Muskeln sich vom Oberschenkelknochen zu lösen scheinen.

Stelle dir vor, daß deine Hüftgelenke und Oberschenkelhälse mit Luft gefüllt sind, so daß die Beine nicht mehr am Torso befestigt scheinen. Laß deine Gesäßmuskeln, Beckenmuskeln, Leisten- und untere Bauchmuskeln sich auflösen und schmelzen.

Sei dir der Wirbelsäule gewahr, die vom Steißbein bis zum Schädel der Schwerkraft nachgibt.

Laß den unteren Rücken sich entspannen, aber sei dir der natürlichen Kurve dort bewußt – versuche nicht, sie abzuflachen.

Laß die gesamte Magengegend schmelzen, sich auflösen, sich entspannen.

Stelle dir vor, wie sich die Stelle deines Rückens zwischen den Schulterblättern von der Wirbelsäule nach beiden Seiten ausbreitet.

Stelle dir die Rippenknochen als so weich wie den Bauch vor. Überlaß sie der Schwerkraft, und laß sie durch den Atem los.

Stelle dir vor, daß sich der Torso der Länge und Breite nach nachgebend auf dem Boden ausbreitet.

- Stelle dir vor, daß deine Schultergelenke mit Luft gefüllt sind, so daß deine Arme kaum mehr am Körper befestigt scheinen.

  Sei dir des Gewichts deiner Arme und Hände bewußt, schwer und abgesondert auf dem Boden.

  Sei dir deiner Finger bewußt.

- Laß deine Aufmerksamkeit wieder die Arme hoch wandern, durch die Schultern und in den Nacken hinein.

  Überlaß die Halswirbelsäule der Schwerkraft, aber sei dir der natürlichen Kurve in diesen oberen sieben Wirbeln bewußt, versuche nicht, sie abzuflachen.

  Laß deine Kehle entspannen.

  Spüre das Gewicht deines Kopfes auf dem Boden.

- Laß die Kiefermuskeln gleich neben den Ohren sich entspannen, so daß die Zähne nicht zusammengebissen sind.

  Laß die Zunge sich im Mund entspannen, so daß sie nicht am Gaumen klebt.

  Sei dir deiner Gesichtsmuskeln bewußt, und laß sie schmelzen, so daß sich die Haut schwer auf den Knochen anfühlt.

  Laß die Wangen los und die Lippen, die Stirn, die Augenlider.

  Laß die Kopfmuskeln entspannen.

- Jetzt laß deine Aufmerksamkeit zurück durch deinen gesamten, auf dem Boden zurückgelassenen Körper streifen.

  Stelle dir vor, du könntest durch den Boden hindurchschmelzen.

  Nimm dir einen Augenblick Zeit, diese Empfindung zu genießen.

  Jetzt werde dir bewußt, daß in der Mitte der Stille deines völlig entspannten Körpers ein unvermeidliches Steigen und Fallen ist, wenn dein Atem in dich hineinströmt und dich verläßt.

  Fühle, wie die kühle Luft von außen durch deine Nase oder dei-

nen Mund hineingesogen wird, dann hinunterwandert in die Mitte deines Torsos und von dort warm wieder entlassen wird und nach außen entweicht.

Laß eine Hand auf die Atemgegend sinken, so daß du von außen fühlen kannst, was innen geschieht.

Nimm wahr, daß beim Ausatmen der Bereich unter deiner Hand geradewegs in Richtung Boden sinken kann.

Laß einen tiefen Seufzer der Erleichterung tief unten in deinem Körper entstehen, stelle dir das Loslassen bis zur Leistengegend vor, und laß dieses Gefühl rückhaltlos aus dir herausfallen.

Nutze hierbei die Hilfe der Schwerkraft, um die Möglichkeit zu völliger Entspannung der Muskeln beim Ausatmen zu vertiefen. Die gesamte Bauchregion sollte in der Lage sein, plötzlich zusammenzufallen – ohne Kontrolle, mit ungefähr der gleichen Qualität von Entspannung, wie wenn man den Arm vom Boden hochhebt und ihn dann völlig entspannt und plötzlich der Schwerkraft überläßt. Du kannst die Bereitschaft des Bewußtseins zur Aufgabe der physischen Kontrolle über die Atmung testen, indem du es darum bittest, den Vorgang dem Zug der Schwerkraft zu überlassen. Solange du nicht jede Kontrolle aufgeben kannst, gibt es keine Möglichkeit, Kontrollen zu wählen, wenn es nötig ist: Du bist immer noch Opfer unbewußter gewohnheitsmäßiger Kontrollen. – Die Übung ist daher:

• *Laß das Gefühl der Erleichterung anwachsen (auslösender Impuls).*

Laß es unzensiert von Kontrollen herausströmen (sich ergebende Kommunikation).

• *Beobachte, daß ein tieferer Seufzer der Erleichterung eine größere Atemerfahrung stimuliert.*

Beobachte, daß der Impuls den Atem bewegt und der Atem den Körper.

Wenn du diese Zeilen überdenkst, wirst du weniger dazu neigen, der ökonomischen Arbeit des unwillkürlichen Nervensystems irgend eine extra Anstrengung hinzuzufügen.

- *Sprich das Atemzentrum mit unterschiedlich starken auslösenden Impulsen an: von natürlichem Atmen zu kleinem, zufriedenem Seufzen, zu größeren, dankbaren Seufzern und zu starken, tiefen Seufzern der Erleichterung (stelle dir vor, es drohte etwas Schlimmes zu geschehen und wurde abgewendet).*

Kehre entspannt zurück zu natürlicher Atmung.

Schritt 7
- *Erhebe dich langsam, mit vollständigem körperlichem Bewußtsein, vom Boden und komme zum Stehen.*

Spüre, wieviel von der körperlichen Empfindung, die du auf dem Boden erfahren hast, du erhalten kannst, z. B.:

Stelle dir vor, daß der Boden noch immer deinen Rücken unterstützt.

Laß deine Bauchmuskeln so weich, wie sie auf dem Boden waren.

Stelle dir vor, die Schwerkraft ist hinter dir, und du läßt die Bauchdecke mit dem ausgehenden Atem dorthin fallen.

Beobachte deinen natürlichen Atemrhythmus.

Nimm jeden Unterschied zwischen dem Atmen im Liegen und Stehen wahr.

Beobachte jeden möglichen Unterschied zwischen deiner Atmung jetzt und dem letzten Mal, als du dir im Stehen dessen bewußt warst.

Registriere, was du erfährst, nicht mit Bezeichnungen wie richtig oder falsch, sondern im Sinne von Veränderung.

Wo genau in deinem Körper fühlst du Bewegung als Ergebnis von Atem? An deinen Rippen? Im Rücken? An den Seiten? Am Bauch? An den Leisten? Innerlich? Äußerlich?

Was fühlt sich besser an als vorher? Was fühlt sich schlechter an?
Wie fühlst du dich?
Von wo löst sich der Atem? Wo geht er hin?
Fühlst du dich wacher? Bist du schläfrig? Fühlst du dich verwirrt?
Hast du irgend etwas Neues entdeckt?

Ich werde dir keine Antwort auf diese Fragen geben. Es ist wichtig, daß sich jeder Mensch, der an sich selbst auf diesem speziellen Gebiet arbeitet, ständig solche Fragen stellt und diese mit dem wachsenden Wissen von dem, was an der individuellen und organischen Erfahrung wahr ist, beantwortet.

Die Schwierigkeit bei der Arbeit an sich selbst ist, sich neue Erfahrungen zu erlauben. Die meisten von uns haben beträchtlichen Anteil an ihrer Konditionierung; sie hat uns bis hierher gebracht, sie ist ziemlich zuverlässig und sicher. Wenn du dir gleich von Anfang an Fragen stellen kannst über die neuen Empfindungen, die du erfahren hast – und es dir sogar zur Übung machst, die Antworten möglichst genau und laut auszusprechen – wirst du doppelt so schnell lernen und dich verändern. Wie schon früher betont, zögert der Geist, tiefe Veränderungen zuzulassen, und wird Umwege ausspielen, um den Status quo zu erhalten. Wir haben es mit Vorgängen zu tun, die automatisch ablaufen sollten, und es bedarf großer Bestimmtheit, Gewohnheiten zu verändern, die auf dieser Ebene programmiert sind. In diesen Übungen spielen sich die neuen Erfahrungen auf einer tieferen Ebene des Bewußtseins als der alltäglichen ab. Wenn du die Erfahrungen verbalisierst, bringst du sie auf eine bekanntere Ebene des Bewußtseins hinauf, und die neue Erfahrung wird verstärkt und führt zu einem intensiveren Eindruck.

Hier ist eine Szene dargestellt, die (in Variationen) häufig in meinen Stimm-Seminaren vorkommt und die einige der Wege zeigt, auf denen der Geist Veränderungen ausweicht.

Der Schüler war durch die Arbeit geleitet worden, wie sie in diesem und den vorherigen Kapiteln beschrieben wird, und es ist deutlich sichtbar, daß die Atmung tiefer im Körper ist, freier und weniger angestrengt.

Ich: Wie fühlst du dich?
Schüler: Gut. Gut.
Ich: Was fühlst du?

Schüler: Ich weiß nicht genau.
Ich: Fühlst du irgendeinen Unterschied?
Schüler: Nicht wirklich. Mir ist schwindlig und ein bißchen übel.
Ich: Was ist mit deiner Atmung? (Stille). Spürst du, ob sie neue Teile deines Körpers berührt?
Schüler: Oh ja, sie geht viel leichter.
Ich: Wo?
Schüler: Warte einen Augenblick. Ich muß zurückdenken. Mmmm – ja – nun, ich habe sie vorher nie in meinem unteren Rücken gespürt. (Oder im Bauch, in den Beinen usw.)
Ich: Was spürst du, passiert dort jetzt?
Schüler: Nun, es ist ungefähr so, als ob ich in meinen Hintern atme (oder Becken, Knie usw.).
Ich: O.K., gut.
Schüler: Ist das richtig?
Ich: Wenn du es fühlst, dann ist es geschehen, und das ist fürs erste gut so.
Schüler: Aber, soll man denn in den Po atmen?

Wir mögen dann über die Tatsache weiterdiskutieren, daß die Lungen nur bis zum Zwerchfell hinuntergehen, das den Körper horizontal zweiteilt; daß dieses sich nach unten bewegt, wenn der Atem hineinkommt, und dabei den Magen nach unten schiebt, der wiederum die unteren Eingeweide nach unten schiebt; und daß dadurch als Reaktion auf den Atem sichtbare Bewegungen im unteren Torso geschehen. Diese Bewegungen sind nicht auf die Vorderseite des Körpers beschränkt, und die untere Wirbelsäule muß frei von Spannung sein, um eine volle Nutzung des Atmungsapparates zu erlauben. Sie wird sich dann in Reaktion auf große Atemanforderungen strecken oder zusammenziehen und ist so daran beteiligt, den größtmöglichen Raum im Torso für die Ausdehnung der Lungen zu schaffen. Diese Bewegungen der Wirbelsäule sind im Stehen nicht sichtbar, können aber leicht beobachtet werden, wenn jemand mit dem Gesicht nach unten liegt.

Beim Gespräch mit dem Schüler über seine Erfahrung kam es darauf an, wenigstens eine spezielle Einzelheit in der allgemeinen Übung zu finden, die artikuliert und dadurch sowohl organisch als auch bewußt gelernt werden kann. Die ablenkenden Taktiken, die vom Verstand des Schülers eingesetzt wurden, um zu vermeiden, mit etwas Neuem fertig werden zu müssen, waren ungefähr folgende: Die erste Antwort, „Gut – gut" hofft, daß ich von dem Erfolg der Übung geschmeichelt bin und ihn in Ruhe lasse. Zweitens kann „Ich weiß nicht" interpretiert werden als „Laß mir meine subjektive Erfahrung, die privat, persönlich ist und zerstört werden wird, wenn ich darüber rede"; es ist grundsätzlich widerstrebend. Drittens, „Ich werde keine Veränderung zum Besseren zulassen; ich werde mich lieber auf dieses ziemlich unangenehme, desorientierte und schwindlige Gefühl konzentrieren". Es ist ganz natürlich, sich etwas schwindlig zu fühlen: a) weil das Gleichgewicht sich verändert, wenn man aufsteht, nachdem man einige Zeit auf dem Boden gelegen hat, und b) weil mit der tiefen Entspannung mehr Sauerstoff vom Körper aufgenommen und dadurch der Kreislauf angeregt und dem Herzen und dem Gehirn mehr Blut zugeführt wird. Das ist eine gesunde Situation, aber bis der Körper sich an das Neue daran gewöhnt hat, kann leichter Schwindel auftreten. Nachdem dies eine häufige und manchmal beunruhigende Erfahrung ist, möchte ich noch etwas bei diesem Thema bleiben.

Wenn du lernen kannst, das Schwindelgefühl zu akzeptieren, wird dir nicht übel werden. Obwohl es sich danach anfühlt, wirst du nicht umfallen – du magst das Gefühl haben, fast umzufallen, aber du wirst feststellen, daß du diesen Zustand als nützliche Desorientierung annehmen kannst, aus dem du eine neue Nutzung deines Selbst erforschen kannst. Wenn du allerdings Angst vor dem Schwindel hast, wirst du dich vielleicht übergeben oder ohnmächtig werden – dies läßt sich erfolgreich dazu benutzen, einer neuen Erfahrung zu entfliehen. Das Loslassen der Spannung und die konsequente Unterwerfung der Lungen unter das kraftvolle unwillkürliche Nervensystem können bei manchen extrem nervösen Menschen einen derartigen Umsturz des Seinszustandes bedeuten, daß das Schwindelgefühl für einige Zeit zur Lebensweise wird. Sobald diese Menschen einige Male ohnmächtig geworden sind, werden sie mit dem Ablauf vertraut und finden den Moment, an dem sie wählen können, mitzugehen und regelmäßig umzukippen, oder sich auf etwas Interessanteres zu konzentrieren (wie z. B. die Übung, um die es gerade geht). Das mag gefühllos klingen, aber ohne eine solche Konfrontation können bedeutungsvolle Veränderungen und Wachstum für immer hinausgeschoben werden. Es muß aber auch betont werden, daß es nicht notwendig ist, ohnmächtig zu werden, um die Atmung zu befreien.

In diesem Kapitel wird gegenüber dem Atmungsvorgang die grundlegende Haltung eingenommen, daß das unwillkürliche Nervensystem ihn am besten ausführt. Daß du, wenn du der Atmung erlaubst, dir zu sagen, was sie braucht, keine Energie zu vergeuden brauchst, sie bewußt zu kontrollieren oder sie in Gang zu halten. Daß die beste Kontrolle des Atems Gedanken und Gefühle sind. Daß, anstatt daß du dir aktive Anweisungen gibst, wie „atme ein" , „atme aus", „nimm einen Atemzug", „Einatmung", „Ausatmung", du passive Botschaften ausschickst, wie „erlaube dem Atem, sich zu erneuern", „laß den Atem los", „laß den Atem hineinfallen" oder „hinausfallen", „hineingehender Atem", „herausgehender Atem". Es dauert am Anfang länger, aber, einmal umprogrammiert, wirst du die neu gefundene *natürliche* Weise viel effizienter finden als irgend etwas, das du dir ausdenken könntest.

5. Die Berührung des Tons

In diesem und den folgenden Kapiteln wird beharrlich geübt, die Beurteilung des Tons vom auditiven auf den Tastsinn zu verlagern. Solange Arbeit an der Stimme das Lauschen auf Töne beinhaltet, um ihre Qualität zu überprüfen, wird eine konditionierte Spaltung zwischen Kopf und Herz bestehen, und Gefühle werden durch den Verstand eher kontrolliert als geformt. Mit der „Berührung" des Tons meine ich das Gefühl von Vibrationen im Körper, und zuerst wird dieser Ton als ein weiterer Bewohner des zentralen Teils deines Körpers erforscht werden, in dem bereits Atem, Empfindungen und Impulse zu Hause sind. Der Anstoß für den Ton ist der Impuls, und das Rohmaterial ist der Atem. Um Anstrengung von der Kehle fernzuhalten, ist es hilfreich, sich vorzustellen, daß sowohl Ton als auch Atem in der Mitte des Körpers ihren Ausgangspunkt haben. Bereite dich dazu auf eine kraftvolle Anwendung deiner Vorstellungskraft vor. Menschen sind gerne von der unbewußten körperlichen Empfindung geprägt, daß sie von dem Bereich gerade eben hinter dem Gesicht kommunizieren. Hier wirst du dazu herausgefordert werden, dein Kommunikationszentrum gute 45 cm tiefer zu entdecken als erwartet.

Schritt 1 • *Stehe bequem mit der Wahrnehmung einer langen Wirbelsäule, die sich durch die Mitte des Rückens nach oben bewegt und den Beinen das Gewicht des Torsos abnimmt.*

Laß deine Magen/Bauchmuskeln sich entspannen.

Du mußt deine Eitelkeit für eine Weile aufgeben, indem du dein schlankes Profil einer inneren Entspannung opferst. Laß deinen Magen wirklich durchhängen, ohne zurückzuschwanken oder die Knie durchzudrücken.

• *Sende fortlaufend zwei Botschaften aus:*

„Mach die Wirbelsäule lang", „Laß die Muskeln los".

- *Überlaß dich deiner natürlichen, alltäglichen Atmung, tief innen in deinem Körper.*

Löse einen Seufzer der Erleichterung aus.

Sei dir bewußt, wie der Atem darauf reagiert und durch den Mund als leichtes freies „fffff" entweicht.

Spüre, daß der Atem Erleichterung ist und die Erleichterung Atem.

Fühle, ob Atem und Erleichterung eine Auswirkung auf die untere Hälfte deines Torsos, unterhalb des Zwerchfells, haben.

- *Jetzt stelle dir vor, daß dort in der unteren Hälfte des Torsos ein Becken voller Vibrationen ist.*

Diesmal wird der Seufzer der Erleichterung Vibrationen finden, die er anstelle des Atems entlassen wird.

- *Laß den Mund locker geöffnet.*

Entfalte tief unten in dem Vibrations-Becken den Impuls für den Seufzer der Erleichterung.

Seufze die Erleichterung auf einem Strom von Vibrationen aus.

Entspanne dich innen und erlaube dem Atem, sich zu erneuern.

Da der Mund nur leicht geöffnet und ganz entspannt ist, wird der sich ergebende Ton ein fortlaufendes, ziemlich formloses „hɐ-ɐ-ɐ-ɐ" (siehe Anhang 1 und Anhang 2 „r"; ähnlich dem „hɐ" als Nachfrage, wenn man etwas nicht genau verstanden hat). Wenn der Mund sich weiter öffnet, wird der Ton eher wie ein „haa-aa" wie in „Vater". Wenn der Mund nicht entspannt genug ist, um locker geöffnet zu hängen, wird dreiviertel des Tons in die Nase gehen. Der Ton ist ein primitiver, ungeformter, neutraler Laut, der einfach geschieht, wenn keine Spannung in Kehle oder Mund ihn verzerrt und er nicht durch eine Vokal-Forderung geformt wird.

- *Erforsche ausseufzende Erleichterung auf dem Vibrationsstrom des Tons.*

Stelle dir die Quelle von Gefühl und Vibration tief innen in deinem Körper vor, und daß nichts den „hʊ"-Ton behindert, wenn er durch den Mund zur äußeren Luft hinausseufzt.

Vergewissere dich, daß der Seufzer sich zu 100% mit Vibrationen verbindet, nicht mit 50% Atem und 50% Vibrationen.

Dies ist grundlegende Arbeit, um den Geist auszurichten und allmählich eine körperliche Verbindung zwischen Ton-Vibrationen und Gefühl zu erfahren.

In Schritt 2 wirst du dich um eine genauere und empfindsamere Berührung des Tons bemühen. Dies schließt ein bestimmtes Bild des Zwerchfells als dem zentralsten und ursprünglichsten Verbindungsglied zwischen Atem und Ton ein. Versuche dich nicht nur auf das Zwerchfell, sondern auf dessen Mittelpunkt zu konzentrieren. Du kannst das Zwerchfell nicht fühlen, aber durch eine bildhafte Vorstellung davon kannst du die geistige Verbindung zum Ton schärfen und hochempfindlich machen.

Die folgenden drei Illustrationen werden eine Vorstellung davon geben, wie das Zwerchfell sich bewegt, wenn der Atem hinein- und herausgeht. In der Ruhestellung ist das Zwerchfell kuppelartig gewölbt; ein großer Muskel, der in seiner Umgebung an den unteren Rippen und vorne am Brustbein befestigt ist. Es teilt den Körper horizontal in zwei Teile.

Wenn Atem hineingeht, bewegt sich das Zwerchfell nach unten und flacht ab. Wenn Atem hinausgeht, bewegt sich das Zwerchfell nach oben, die Kuppel wird mehr kegelförmig. (Die Abwärtsbewegung ist Zusammenziehen, die Aufwärtsbewegung Entspannung, aber das ist einer der wissenschaftlichen Faktoren, die eher dazu dienen, den Laien zu verwirren, und deshalb am besten ignoriert werden.)

Übe, bevor du zu Schritt 2 weitergehst, den Seufzer der Erleichterung mit einem Bild des Torsos als ein sich ausdehnender und zusammenziehender Zylinder und des Zwerchfells als eine elastische, gummiartige Scheibe, die durch den einkommenden Atem nach unten und durch den ausgehenden Atem nach oben geblasen wird. Das Bild richtet sich an die starke Wirkung des Seufz-Impulses, offensichtlich sind die Bewegungen für die normale Atmung unendlich feiner.

60 Teil I: Der Befreiungsprozeß

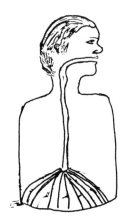 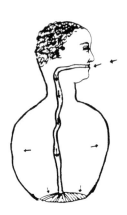 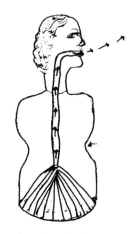

| Ruhestand: | Einströmender Atem: | Ausgehender Atem: |
| Ein kuppelartig geformtes Zwerchfell. | Das Zwerchfell senkt sich. | Das Zwerchfell hebt sich. |

Schritt 2
- Stelle dir den innersten Punkt der Kuppel des Zwerchfells vor, der auf die winzigen Ein und Aus der alltäglichen Atmung reagiert.

Übe kleine „ffff"s im Rhythmus der natürlichen Atmung mit diesem Bild der Mitte der Zwerchfell-Kuppel als dem Ausgangspunkt des Atems.

- Jetzt stelle dir vor, empfindsam und genau mit diesem Mittelpunkt Vibrationen zu berühren, die innen bereits existieren. Der Ton wird ein „hɐ" sein.

Bleibe bei dem Ausmaß und Rhythmus deiner natürlichen Atmung.

Anstelle des „fff" ist jetzt beim ausgehenden Atem ein kleiner „hɐ"-Ton.

Berühre die Vibrationen leicht mit einem „hɐ" und laß sie los.

Der Atem wird automatisch wieder einfallen.

Berühre wieder „hɐ": entspanne und der Atem wird einfallen.

5. Die Berührung des Tons   61

Wiederhole: *innerhalb des normalen Rhythmus deiner natürlichen Atmung.*

Es ist ein kleiner Laut und ein kleiner Atemaustausch.

• *Jetzt laß, immer noch im Rhythmus deiner natürlichen Atmung, einen doppelten Vibrations-Schwung „hɐ-hɐ" geschehen.*

Berühre den Ton in der Mitte des Zwerchfells

    hɐ hɐ

Warte, bis der Atem sich erneuern will, dann überlaß dich dem Bedürfnis

der Atem geht rein Ø (Ø ist das Symbol für den neuen Atem)

Berühre den Ton

    hɐ hɐ

Entspanne dich innen

der Atem geht rein Ø

Berühre den Ton

    hɐ hɐ

Entspanne

der Atem erneuert sich

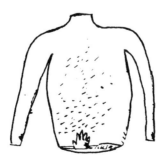

Jetzt stelle dir vor, die Vibrationen zu berühren.

he he
Ø
he he Ø *he he* Ø *he he* Ø

Erforsche die körperliche Empfindung des Tons in der Mitte des Torsos. Die körperliche Empfindung der Atmung sollte der Empfindung bei der natürlichen Atmung ohne Ton so ähnlich wie möglich sein.

Versuche nicht, den Ton zu machen; versuche, ihn das Nebenprodukt des „Berührungs"-Bildes sein zu lassen – in der gleichen Weise, wie du Licht nicht in der elektrischen Birne machst; du drückst einen Schalter oder steckst einen Stecker in eine Steckdose, und das Licht geschieht. Die Analogie ist genau. Laß den Laut geschehen.

Du übst dich darin, dich mit der Ursache zu befassen und die Wirkung folgen zu lassen.

Es mag zu diesem Zeitpunkt schwirig sein, deine Muskeln daran zu hindern, sich an der Entstehung des Tons zu beteiligen. Es kann so aussehen, als ob der Ton immer noch in der Kehle sitzt, soviel du auch versuchen magst, ihn tiefer unten zu visualisieren. Um unnötige Anstrengung zu vermeiden, wiederhole diese Übung flach auf dem Rücken auf dem Boden liegend.

Während du dich mehr und mehr entspannst, wirst du feststellen, daß sich deine Bauchdecke der Schwerkraft überlassen kann, und daß sowohl dein Bild als auch die Wahrnehmung des tiefer in deinem Körper entstehenden Tons sich klären werden.

- *Seufze mit Erleichterung auf Ton und schüttle, während du seufzt, mit deinen Händen deinen lockeren Bauch, so daß der Ton manuell geschüttelt wird.*

    Stelle dir vor, daß du wirklich die Schwingungen in deinem Bauch massierst, so daß du mehr und mehr mit dem Gefühl vertraut wirst, daß die Vibrationen eher dort sind als in deiner Kehle oder deinem Mund.

- *Geh dann zurück zu der zentralen, empfindsamen Berührung des Tons auf*

    he he
    Ø
    he he
    Ø

- Mit der gleichen Empfindsamkeit und dem klaren Bild einer zentralen Verbindung mit dem Ton zähle bis fünf.

  Sag deinen Namen.

  Beschreibe, wie du dich fühlst.

  Spreche ein Gedicht.

- Tue all das mit der Bewußtheit der körperlichen Wahrnehmung eines Tons tief innen.

Schritt 3
- Stehe langsam auf.

  Stehe bequem.

  Wiederhole die Übungen zur Berührung des Tons, und nimm jede Veränderung wahr.

Schritt 4
- Laß die Wirbelsäule vornüber fallen, bis du mit dem Kopf nach unten hängst, und wiederhole alle Übungen zur Berührung des Tons, während du dabei sorgfältig die Anpassung wahrnimmst, die in deinem Bild des Zwerchfells entsteht. Nutze den Vorteil, daß das Zwerchfell in dieser Haltung viel lockerer sein kann, da die Schwerkraft ihm hilft, sich beim herausgehenden Atem zu entspannen.

- Baue langsam die Wirbelsäule auf und wiederhole den gesamten Vorgang im Stehen.

  Seufzer der Erleichterung auf Ton Ø Schütteln des Tons mit deinen Händen Ø hɐ Ø hɐ Ø hɐ Ø hɐhɐ Ø hɐhɐ Ø hɐ hɐ.

Der Ton sollte zunehmend leichter, freier, angenehmer werden und tiefer im Körper entstehen.

Erinnere dich, daß wir es hier nur mit der Quelle des Tons zu tun haben; sei also nicht beunruhigt, wenn all dies sehr tief und introvertiert und hemmungslos erscheint. Es soll so sein. Die Tiefe des Tons im Sinne von Tonhöhe ist zu diesem Zeitpunkt das Ergebnis der Entspannung sowohl der Atmungs- wie der Kehlkopfmuskulatur. Du wendest nur wenig Energie auf, weil die ersten

Schritte mit Loslassen von Spannung zu tun haben. Entspannte Stimmlippen produzieren Schwingungen mit niedriger Frequenz und einem tiefen Ton.

Es ist entscheidend, daß du eine Vertrautheit mit dem Zustand von Entspannung entwickelst. Wenn dieser Zustand eingeübt und ohne großen Aufwand verfügbar ist, besteht die Chance, daß du auch bei wachsenden Anforderungen ein Gleichgewicht zwischen notwendiger und unnötiger Spannung halten kannst. Das ist der Weg, um die beste Wirkung mit der geringstmöglichen Anstrengung zu erreichen. Du hast keine Chance, ohne übermäßige Anstrengung ein hohes „C" zu singen oder eine Rede mit emotionaler Intensität zu halten, wenn du nicht Entspannung bei der Erforschung des tiefen, leichten Tons mit niederer Energie erreicht hast.

Es wird hier bewußt Wert darauf gelegt, in diesem Stadium die Aufmerksamkeit nach innen zu richten, um dich daran zu gewöhnen, kausal zu arbeiten. Das bedeutet in bezug auf die Stimme, die Quelle des Tons zu nähren, das Bedürfnis zur Kommunikation aufzubauen und innere Energie anzusammeln, so daß Sprechen eine Befreiung sein wird. Es macht keinen Sinn, ein Stimm-Instrument zu entwickeln, das pflichterfüllt seinen Dienst tut, aber nichts zu sagen hat.

6. Schwingungen, die den ursprünglichen Ton verstärken

Nachdem wir ein Arbeitsbild der Tonschwingungen entwickelt haben, die aus der Mitte des Körpers kommen, werden wir jetzt erforschen, wie diese verstärkt und zum Wachstum angeregt werden können. Die nächsten Übungen beruhen auf zwei grundlegenden Gedanken:

(1) Schwingungen sterben durch Spannung.
(2) Schwingungen gedeihen durch Aufmerksamkeit.

Um auf (1) einzugehen, werden wir Nester von Verspannungen isolieren und beseitigen, die die Schwingungen gefangen halten und ersticken, während (2) davon abhängt zu erkennen, wann und wo sie auftauchen, um sie dann zu pflegen.

Die Natur von Schwingungen ist, sich zu verstärken, widerzuklingen oder widerzutönen. Sie werden von einer unendlichen Vielfalt von Schallbrettern zurückgeworfen. Das erste dieser Schallbretter, mit dem wir arbeiten werden, wird gebildet, wenn du deine Lippen schließt. Zentral gebildete Schwingungen werden daran widerklingen.

Schritt 1
• *Stelle deine Verbindung her mit dem zentralen Ausgangspunkt des Tons auf „hv hv".*

Finde dann eine Tonhöhe, die nahe bei dem gerade produzierten Ton liegt, und berühre den Ton auf dieser Tonhöhe.

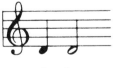

hv   hv

- *Dann halte den Laut, wie einen langen Seufzer, immer noch auf der gleichen Tonhöhe.*

- *Seufze wieder mit Erleichterung auf einer Tonhöhe und schließe jetzt die Lippen während des Tons.*

Spüre die Empfindung der Vibrationen an deinen Lippen.

Öffne deine Lippen, während du den Ton weiter aushältst.

Stop.

Entspanne dich innen und laß den Atem sich erneuern Ø

Versuche diese Übung so zu machen, daß du nur die körperlichen Schritte ausführst und der Ton zum Nebenprodukt wird. Laß den Verstand nicht daran herumklügeln herauszufinden, wie der entstehende Ton sein sollte. Dabei würde er dich nur einen alten und bereits bekannten Ton wiederholen lassen, anstatt eine neue Kombination von körperlichen Empfindungen zu entdecken, in der der Klang des Tons relativ unwichtig ist.

- *Jetzt laß die Tonhöhe sinken (nur etwas, einen Halbton). Seufze aus hu-huuuuuuu auf einer Tonhöhe und stell dir dabei vor, daß die Vibrationen aus der Mitte deines Körpers hochströmen und hinaus durch den Mund.*

Schließe deinen Mund leicht über den Vibrationen.

Fühle die Vibrationen an deinen Lippen, als ob sie dort Verstärkung ansammeln würden.

Laß deine Lippen sich öffnen und der Ton wird, verstärkt durch die zusätzlichen Vibrationen, die er an der Schallmuschel der Lippen gefunden hat, ausströmen.

Entspanne innen, laß den Atem wieder einfallen Ø

Wiederhole den Vorgang auf unterschiedlichen Tonhöhen, tiefer, und dann wieder höher werdend, bis zur bequemen Mittelregister-Tonhöhe, mit der du begonnen hast.

Der Laut, der entstand, als du deine Lippen über den Vibrationen geschlossen hast, ist gewöhnlich als Summen bekannt. Arbeite trotzdem damit im Sinne von körperlicher Wahrnehmung. Versuche nicht, wenn ich den kurzen Weg nehme und dich bitte zu „summen", mit deinem gewohnten Summen zu reagieren, sondern laß die Vibrationen aus der Mitte deines Körpers durch den Mund fließen: *Schließe die Lippen und laß die Vibrationen an der Schallmuschel deiner Lippen Verstärkung sammeln.*

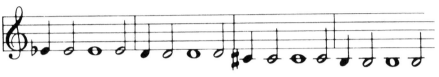

he- hemmmmme Ø   he- hemmmmme Ø   he- hemmmmme Ø   etc.

Es ist fast immer etwas Spannung in den Lippen, entweder durch unnötige Anstrengung oder aus Gewohnheit. Nachdem eine der Hauptaussagen in bezug auf die Verstärkung der Schwingungen in der Stimme ist, daß Verspannung Vibrationen tötet, wird der nächste Schritt sein, zu beobachten, ob die Lippen dazu angeregt werden können, durch größere Entspannung dem Ton mehr Widerhall zu bieten.

Schritt 2 • *Blase Luft durch die Lippen, so daß sie flattern.*

Es ist ziemlich schwierig, dies auf dem Papier zu beschreiben, aber Pferde tun es auf eine entspannte Weise, Babys tun es und kleine Kinder machen es mit Ton, wenn sie Lastwagen oder Auto spielen. Es ist nicht unbedingt notwendig als Übung, aber es entspannt und stimuliert die gesamte Lippen-Region, es weckt schlafende Vibrationen, es verhilft dem Ton ganz vorne am Mund zu mehr Energie, und es macht ganz einfach Spaß! Es ist deshalb gut, diese Bewegung zu üben, mit und ohne Ton. Hier sind ein paar einführende Ideen und verschiedene Arten der Beschreibung, falls du noch im Zweifel bist.

1. Lege deine Finger in die Mundwinkel und ziehe die Lippen zu einer breiten Grimasse auseinander. Dann laß plötzlich los und blase dabei Luft durch die Lippen, die diese zum Schwingen bringen wird.

2. Lege deinen Zeigefinger so gegen die Vorderzähne, als ob du spielen würdest, deine Zähne zu putzen. Entspanne deine Lippen völlig, so daß sie auf deinen Finger fallen. Laß Vibrationen durch deinen Mund strömen, als ob du summen würdest.

Stell dir vor, die Vibrationen sind die Zahnpasta, dein Finger die Zahnbürste; und bürste deine Zähne auf und ab, während die Lippen dabei entspannt bleiben. Versetze dich zurück in einen Baby-Zustand und spiele mit Lauten zwischen Finger, Lippen und Zähnen.

Behalte die Entspannung der Lippen bei, nimm den Finger weg und blase mit Vibration durch die Lippen. Der entstehende Ton wird mit einer Art lockerem „b" beginnen und dann in flatterndes Vibrieren übergehen, das lässig einen Motor imitiert. Laß es sehr locker geschehen – als ob deine Lippen in den Wangen beginnen würden – und fühle, wie sich die Vibrationen so weit wie möglich über dein Gesicht ausbreiten. Es wird wahrscheinlich kitzeln. Schau in einen Spiegel und vergewissere dich, daß die Mundwinkel locker und nicht eingezogen sind.

Schritt 3
- *Blase mit Vibrationen durch die Lippen aus, dieses Mal auf einer Tonhöhe (fang mit einem bequemen Mittelregister-Ton an); führe im gleichen Atemzug die Lippen zu einem Summen zusammen, dann öffne die Lippen wieder und laß die Vibrationen entweichen.*

Hier folgen jetzt körperliche Schritte und körperliche Wahrnehmungen für die vorausgegangene Übung:

- *Löse durch Herausblasen noch mehr Vibrationen aus den Lippen, sammle diese Vibrationen dort zusammen, wo sich die Lippen berühren, laß die Vibrationen entweichen, wenn die Lippen sich öffnen.*

6. Schwingungen, die den ursprünglichen Ton verstärken 69

Behalte diese Übung während eines langgezogenen Seufzers bei.

Entspanne innen, und laß den Atem, der verbraucht wurde, sich ersetzen.

Wiederhole mit auf- und absteigenden Tonhöhen wie folgt: (das folgende Symbol wird verwendet, um darzustellen „mit Vibration durch die Lippen ausblasen": βμμμ).

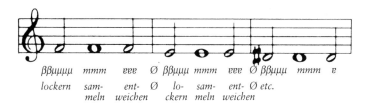

ββμμμ   mmm   ɐɐɐ   Ø   ββμμμ   mmm   ɐɐɐ   Ø   ββμμμ   mmm   ɐ
lockern sam-   ent- Ø   lo-   sam-   ent- Ø   etc.
         meln   weichen   ckern   meln   weichen

Nimm dir Zeit, hetze den hineingehenden Atem nicht, laß den Ablauf der Handlungen seinen eigenen Raum und Rhythmus finden, während du die Vibrationen erforschst und dich damit vertraut machst.

Schritt 4 • *Wiederhole Schritt 1 und beobachte jede Veränderung der Erfahrung. Du wirst z. B. feststellen, daß ganz natürlich mehr Vibrationen ganz vorne am Mund entstehen. Bewege deine Lippen während des Summens herum, als ob du den Geschmack der Vibrationen auskosten wolltest, bevor sie entweichen.*

Vibrationen gedeihen, wenn man ihnen Aufmerksamkeit zollt.

• *Werde ein Kenner von Vibrationen.*

Koste sie aus.

Laß sie sich in deinem Gesicht ausbreiten.

Schwelge in ihnen.

Gib dich ihnen hin, laß ihnen freien Lauf.

Es ist jetzt notwendig, solche Sätze wie „seufze den Ton auf einer Tonhöhe aus", „berühre den Ton auf einer Tonhöhe" und „halte den Ton auf einer Tonhöhe" zu erklären. Sie werden benutzt, um die gewohnte Reaktion auf das Wort „singe" zu vermeiden. Die sofortige Antwort einiger Menschen ist „ich kann nicht singen" oder „ich kann keinen Ton treffen", während andere damit reagieren, Töne in ganz anderer Weise zu produzieren, als sie einen Sprechton produzieren würden. Das Wort „singen" ist zu belastet, um es in dieser Basisarbeit ungezwungen benutzen zu können. In diesem Stadium besteht kein Unterschied zwischen den für Sprechen und Singen notwendigen körperlichen Vorgängen. Beim Singen hält man einen Ton aus, beim Sprechen wechselt man die Tonhöhe ständig und benützt Viertel-, Achtel-, sogar Sechzehntel-Töne zur Modulation und Intonation. An diesem Punkt liegt die volle Betonung der Arbeit auf der körperlichen Wahrnehmung, und es hilft, eine gewisse Vielfalt zu haben, während mit den körperlichen Prozessen geübt wird; deswegen der Einsatz auf- und absteigender Tonhöhen. Wenn du eine Übung nur in deiner Sprechstimme wiederholst, wirst du dazu neigen, innerhalb deines gewohnten Stimmumfangs und deiner Modulationsmuster zu bleiben, und dich niemals in unbekannte Gebiete ausdehnen. Mit Hilfe wechselnder Tonhöhen kannst du neue Töne und eine neue Spanne tonaler Möglichkeiten dazugewinnen, die automatisch deine Sprechstimme auf eine Weise beleben werden, wie du es bewußt nie planen könntest.

Nachdem du den Ton jetzt durch drei Phasen hältst (Berührung des Tons, Sammlung der Vibrationen an den Lippen, Loslassen des Tons von den Lippen), stellst du natürlich mehr Anforderung an deine Atmung. Du hast tatsächlich schon damit begonnen, längere Sequenzen, „Sätze", zu benutzen. Es sind primitive Sätze, aber je früher die Übung „hɐ-hɘmmmmmmʀ" oder „βµµµµ" als ein aus drei Wörtern bestehender Satz mit dem Impuls zur Kommunikation betrachtet werden kann, um so schneller können Denk-/Sprechimpulse des Gehirns zu spontaner Verbindung mit Atem/Ton-Reaktionen im Körper konditioniert werden. Vergiß deshalb nicht bei der Übung mit längeren „Sätzen" – wie primitiv sie auch immer sein mögen – den Gedanken aufrecht zu erhalten, der dann automatisch den Atem verlängern wird. Du brauchst nie den Atem als solchen auszuhalten; er wird den andauernden Gedanken dienen.

Es ist sehr wichtig, nie den Ton so lange fortzusetzen, bis man außer Atem ist. Laß jede Sequenz von Tönen ein leichtes, rhythmisches Muster haben, das den Atem stimuliert, aber nicht bestraft. Der Atem dient den Gedanken – und jeder Gedanke hat eine eigene Länge. Jeder neue Gedanke hat einen neuen

Atem: Kurze Gedanken haben kurze Atemzüge, mittellange Gedanken haben mittleren Atem und lange Gedanken haben langen Atem, aber selten treibt ein organischer Gedanke den Atem bis zum letzten Hauch heraus. Es dient zu keinerlei Zweck, zu lernen, den Atem über eine immer längere Zeitspanne auszuhalten. Dabei wird nur die natürliche Elastizität der Atmungsmuskulatur geschädigt und die Kapazität vermindert, weil die aufgewendete Anstrengung Spannung schafft und Spannung kontrahiert. Jeder hat eine natürliche Atemkapazität, die – frei von einschränkenden Spannungen – voll in der Lage ist, der individuellen emotionalen und imaginativen Kapazität zu dienen. Ich gehe hier von der Annahme aus, daß Arbeit an der Stimme im Interesse der menschlichen Wahrheit geschieht, die sie ausdrückt. Wenn du die Stimme als musikalisches Instrument ausbilden willst, kannst du eine unterschiedliche Haltung zur Atmung einnehmen und sie willentlich manipulieren.

Ich werde in den frühen Übungen ziemlich regelmäßig vorschlagen „seufze aus auf ein hɐm", „seufze den Ton in deinen Kopf" usw. Dies geschieht, um ein kombiniertes muskuläres und emotionales Loslassen zu Beginn jedes Tones einzuprägen. Die Verantwortung, den Ton während eines Satzes auszuhalten, wird so an die mentale Aktivität verwiesen. In der Behandlung des „hɐ-hɐmmmmmɐ" als Satz mit einem Anfang, einer Mitte und einem Ende ist eine grundlegende mentale Konditionierung enthalten. Das Berühren des Tones „hɐ-hɐ" ist der Anfang; das Sammeln der Vibrationen an den Lippen „mmmmmm" ist die Mitte; das Entfliehen der Vibrationen von den Lippen „ɐ" ist das Ende. Durch die Zuwendung von Aufmerksamkeit sollte dein Geist in jedem der „Worte", die diesen Satz ausmachen, enthalten sein, und dies programmiert die Vereinigung von Gedanke und Ton. Wenn du durch jeden Satz „mit Erleichterung seufzt", bringst du dich sowohl auf einer Gefühlsebene als auch auf einer mentalen und körperlichen Ebene ein. Ein Seufzer der Erleichterung ist ein sehr einfach zu veranlassendes Gefühl. Und wenn du dich diesem Gefühl als einem integralen Bestandteil dieser frühen Übungen überläßt, wirst du eine Synthese von Gefühl, Gedanken, Körper und Stimme auf eine sehr einfache Weise üben, die es dann soviel leichter machen wird, mit einem Befreiungsangriff umzugehen wie „Noch einmal in die Bresche, liebe Freunde ..." oder „Tapfere Krieger, Clifford und Northumberland, kommt und laßt ihn hier auf diesem Maulwurfshügel stehen ...", wenn die Gelegenheit sich bietet.

Während du dich daran erinnerst, daß keine Vibrationen frei existieren können, wenn der Atem nicht frei ist, laß uns zu den Vibrationen, die den Ton verstärken, zurückkehren und erforschen, was geschieht, wenn die gesamte

Kopf- und Nackenregion beginnt, sich zu entspannen. Spannung in größerem oder geringerem Ausmaß findet sich häufig im Nacken, im Kiefer und in der Kehle. Solange Spannungen in einem solch wesentlichen Teil des Stimmtraktes vorhanden sind, sind die Vibrationen in verspannten Muskeln gefangen. Es geht jetzt also darum, diese Vibrationen durch Beseitigung der Spannung zu befreien. Ziel der folgenden Übungen ist es, deinen Kopf loszuwerden. Auf der körperlichen Ebene wirst du deinen Kopf in einem lockeren Kreis rollen; auf der psychologischen wirst du dich von deinem Kopf zur Körpermitte versetzen, so daß dein Kontrollzentrum nicht bei der Einkaufsliste in deinem Gehirn ist, sondern tief in deinem Körper.

Schritt 5
- *Stehe bequem, die Füße auseinander, Wirbelsäule lang, die Bauchmuskeln entspannt.*

Richte deine Aufmerksamkeit auf deinen Nacken, und stelle dir die sieben oberen Wirbel deiner Wirbelsäule vor, die den Hals bilden.

Laß den gesamten Nacken nach vorne fallen, plötzlich und schwer.

Rolle jetzt den Nacken (die sieben oberen Wirbel) nach rechts, bis der Kopf über die rechte Schulter hängt.

Spüre den Zug der Bänder auf der linken Seite des Halses, während der Kopf schwer zur Seite fällt und die linke Schulter in die andere Richtung.

Laß den Nacken zurückfallen, so daß der Kopf schwer von dessen Ende hängt, der Kiefer entspannt, der Mund auffällt und die Kehle sich streckt.

Von dort aus laß den Nacken zur linken Schulter rollen.

Spüre die sich dehnenden Bänder auf der rechten Seite des Nackens, wenn der Nacken schwer von der rechten Schulter wegfällt.

Dann laß das Gewicht des Kopfes und Nackens schwer nach vorne fallen.

Du hast damit den Kopf in einem weiten Kreis von rechts nach links gerollt. Du rollst den Nacken, und der Kopf geht mit.

- *Rolle Nacken (und Kopf) locker von rechts nach links und dann von links nach rechts, bis zur Schulter (spüre den Zug in den gegenüberliegenden Bändern), zurück (laß Mund und Kehle auffallen), hinauf zur Schulter (fühle die Dehnung), und nach vorne (schwer).*

Laß den Nacken aktiv und den Kopf passiv sein.

Wenn du den Kopf rollst, wirst du dazu tendieren, den Hals zu verdrehen und nur die oberen drei oder vier Wirbel ins Spiel zu bringen. Der Nacken sollte sich von dem großen Knochen aus bewegen, der am unteren Ende des Nackens und am oberen Ende der Brustwirbelsäule sitzt. Ob du den Nacken so vollständig wie möglich bewegst, kannst du überprüfen durch die Beobachtung, wo sich dein Gesicht im Verhältnis zu deiner Schulter befindet, wenn du über die Seite rollst. Du solltest, falls du wirklich den Nacken von seinem Ausgangspunkt aus losläßt, geradeaus blicken, während du über die Schulter rollst. Wenn dein Kopf der Ausführende ist, wirst du die Neigung haben, zur Schulter zu blicken oder auf den Boden, wenn du über die Seiten rollst. Dein Ohrläppchen sollte in der Seitenposition direkt über der Schulter sein, ein weiterer Kontrollpunkt.

- *Rolle Kopf und Nacken langsam, schwer, mehrmals von rechts nach links.*

Rolle sie mehrmals von links nach rechts.

Dann rolle etwas schneller, so daß ein Schwung entsteht.

Erinnere dich daran, daß der Zweck des Kopf- und Nackenrollens die Entspannung der Nackenmuskeln ist, und fange an, Hals, Zunge, Kehlkopf und Kiefer loszulassen; das heißt, den Kanal freizulegen, durch den der Ton wandert.

Schritt 6
- *Laß den Kopf für einen Augenblick zurückfallen.*

Richte deine Aufmerksamkeit gezielt auf den Nacken und richte dich durch die Nackenwirbel auf, bis der Nacken in einer Linie mit dem Rest der Wirbelsäule ist und der Kopf bequem auf dem obersten Wirbel schwebt.

Schritt 7	• *Stelle dich auf dein Atemzentrum ein und seufze von dort aus ein Summen in den Kopf.*

Mmmmmmmmmmmmmmmmmmmmmmmmmmmmmm (an den Lippen)

(darunter einen Seufzer der Erleichterung).

Sofort spürst du die Vibrationen an deinen Lippen.

Laß Kopf und Nacken nach vorne fallen und rolle sie in einem lockeren Kreis, wie in Schritt 5 erforscht.

Entspanne dich in deine Mitte und laß den Atem wieder einfallen. Seufze ein Summen in deinen Kopf.

Laß den Kopf nach vorne fallen und rolle ihn zur anderen Seite.

Entspanne für einen neuen Atem.

Summe wieder (auf einer Tonhöhe) und rolle in die andere Richtung.

• *Bleibe nicht zu lange auf einem Atem. Laß den Atem sein eigenes Leben finden, ohne dich auszuquetschen, bis du leer bist.*

• *Finde eine neue Tonhöhe für jedes neue Kopfrollen, wobei du drei oder vier Töne hoch und dann wieder herunter gehst.*

Laß trotz der Tatsache, daß deine Lippen jetzt zu einem Summen geschlossen sind, Kehle und Kiefer dahinter entspannt offen, wenn dein Kopf nach hinten fällt. Die Lippen sind elastisch genug, um den Spalt zu überdecken, und der Effekt ist ähnlich, wie wenn man in feiner Gesellschaft ein Gähnen versteckt, wobei man die Lippen zusammenhält, während man irgendwo im hinteren Winkel der Kehle gähnt.

Schritt 8	• *Bringe deinen Nacken in eine Linie mit dem Rest der Wirbelsäule.*

• *Seufze ein Summen auf einen Ton in deinen Kopf hinein und fühle mit deinen Fingern all die verschiedenen Stellen, die mit dem Ton vibrieren.*

- *Berühre deine Lippen – Wangen – Nase – Stirn – Schädeldecke – Nacken – Kehle – Brust.*

- *Nimm dir Zeit, ausführlich mit deinen Fingerspitzen und deiner Wahrnehmung zu erforschen, wie sich die Vibrationen an den verschiedenen Stellen anfühlen.*

Du wirst feststellen, daß die Vibrationen an manchen Stellen viel stärker sind als an anderen, aber sei nicht voreingenommen für die starken. Lerne sowohl die Qualität der leichteren, schwächeren Vibrationen als auch die der reichhaltigen, starken kennen. – Mit der zusätzlichen Wahrnehmung all dieser Stellen, die du taktil erforscht hast:

- *Rolle noch einmal deinen Kopf und Nacken mit einem Summen. Seufze das Summen heraus.*

   Mmmmmmmmmmmmmmmmmmmmmm

Fühle die Vibrationen in deinen Lippen – deinem Gesicht – deiner Schädeldecke – deiner Kehle – deiner Brust.

Rolle deinen Kopf in die andere Richtung und summe dabei auf einer neuen Tonhöhe. Nimm wahr, wie sich die Betonung der Vibrationen verändert, je nachdem, ob der Kopf nach vorne oder nach hinten hängt.

Stell dir vor, die Vibrationen sind wie Kugeln in einer runden Schachtel, die rollen und die Richtung wechseln, wenn die Schachtel rollt.

Schritt 9
- *Wiederhole die „hɐ-hɐmmmmmmmɐ"s – wie in Schritt 3 geübt – mit der körperlichen Wahrnehmung aller Vibrationen, die du in deinem Kopf gefühlt hast und die du jetzt in deine Sprechstimme fließen läßt. Laß dem Gefühl des Tons freien Lauf und sei gewahr, daß das deine Stimme ist.*

Erinnere dich immer wieder daran, daß du nicht nur Stimmübungen machst; dein Ziel ist es, deine natürliche Stimme zu befreien. Darüber hinaus ist es das Ziel, dich selbst durch deine

Stimme zu befreien. Obwohl ich Hinweise geben kann, wie man diese Ziele körperlich erreichen kann, weißt nur du, was dies für dich als Individuum bedeuten mag. Finde nach jeder Übung etwas vollkommen Einfaches, Persönliches, das du dir sagen kannst, und sprich es laut aus mit der Wahrnehmung dessen, was du gerade „technisch" getan hast. Zum Beispiel:

- *Seufze mit Erleichterung durch die Berührung des Tons „hɐ-hɐ". Schwelge in Vibrationen auf „mmmmmmmmmmm". Laß die Vibrationen in die Luft entfliegen auf „ɐ".*

Laß den Atem sich erneuern und dann:

Seufze aus „das fühlt sich gut an" mit der gleichen körperlichen Wahrnehmung, die du bei „hɐ-hɐmmmmmmɐ" gehabt hast.

Oder seufze „ich wüßte gerne, was ich tue" oder „ich bin hungrig und ich möchte mein Abendessen haben" oder irgend etwas, das ausdrückt, was du im Augenblick gerade fühlst.

- *Entspanne, schüttle, bewege dich, hüpfe und höre auf, dich zu konzentrieren.*

Du hast die Lippen gelockert, um dort Vibrationen freizusetzen; du hast Kopf und Nacken gelockert, um dort Vibrationen freizusetzen; in Schritt 10 wirst du den ganzen Körper lockern, um noch mehr Vibrationen von einem noch größeren Bereich freizusetzen. Dies sind fortschreitende Übungen, um Vibrationen freizusetzen, die den Grundton vervielfältigen, der sich logischerweise von klein zu groß bewegt.

Schritt 10
- *Steh locker – Wirbelsäule lang – Kopf schwebt auf dem obersten Wirbel.*

Entspanne die Magenmuskeln, so daß der natürliche Atemrhythmus die Führung übernimmt.

Wähle eine angenehme Mittelregister-Tonhöhe und seufze ein Summen an deine Lippen.

6. Schwingungen, die den ursprünglichen Ton verstärken

- *Jetzt laß deinen Kopf und Nacken schwer nach vorne fallen.*

Überlaß dich dem Gewicht und laß dich der Wirbelsäule entlang hinuntersinken.

Laß den Kopf nach unten hängen.

Entspanne dich innen und laß den Atem sich erneuern.

Vergewissere dich, daß der Nacken entspannt ist, die Knie gebeugt sind, so daß du bequem ausbalanciert stehst.

Summe wieder, während du kopfüber hängst, und beobachte, wie sich die Vibrationen in dieser Position benehmen.

Summe wieder, während du hängst, und schüttle deinen Körper locker.

Wo überwiegen die Vibrationen?

Laß den Atem sich erneuern.

- *Summe wieder (auf einem anderen Ton), und baue deine Wirbelsäule zu einer stehenden Position auf, während du summst.*

Stelle den wechselnden Schwerpunkt der Vibrationen fest.

Wo überwiegen sie, wenn du kopfüber hängst?

Wo gehen sie hin, wenn du aufrecht stehst?

- Baue die Wirbelsäule nicht zu langsam auf; wenn der Atem nicht leicht ausreicht, laß einen neuen Atem hinein. Wenn du dich langsam aufbaust, solltest du zwei oder drei Atemzüge erlauben; wenn du schneller gehst, kannst du es auf einen tun. Bleib nicht zu lang kopfüber hängen, sonst kann dir unnötigerweise schwindlig werden. Nimm es leicht; erforsche die Empfindungen.

- *Wiederhole den Vorgang (den Oberkörper der Wirbelsäule entlang hinuntersinken lassen mit einem Summen und wieder aufbauen) in verschiedenen Tonhöhen.*

- *Dann sinke wieder mit einem Summen entlang der Wirbelsäule hinunter.*

  Laß einen lockeren Atem einfallen.

  Baue dich mit einem Summen zügig auf, und wenn du oben bist, laß den Mund auffallen, so daß der Laut entfliehen kann.

  Stelle dir vor, daß du während des Hinuntersinkens entlang der Wirbelsäule (das in Kapitel 3 als Entspannungsübung für den ganzen Körper eingeführt wurde) Vibrationen aus dem gesamten Torso freisetzt. Stell dir weiter vor, daß – wenn du die aufrechte Haltung wieder erreichst – all diese freien, lockeren Vibrationen im Inneren des Körpers gedeihen, aber an den Lippen gefangen werden und darauf warten, von dir freigesetzt zu werden. Wenn du die Lippen öffnest, erlaubst du all diesen Vibrationen, die in dir gefangengehalten waren, in die Luft zu entfliehen.

- *Spiele wieder mit dem gesamten Vorgang, um mehr über die Vibrationen zu erfahren und wie sie sich anfühlen; so als ob sie ein eigenes Leben hätten, das du ermutigen oder schwächen kannst.*

- *Personifiziere die Vibrationen, so daß du eine angenehme Verbindung zu ihnen aufnehmen kannst, wodurch ein Gefühl entsteht, das die Übung begleitet. Dadurch kannst du dich darin üben, simultan mit dem Ton deine Gefühle freizusetzen.*

Die Einführung des Wortes Gefühl in eine als technisch angesehene Übung für Vibrationen veranlaßt mich zu betonen, was hoffentlich offensichtlich wird, nämlich eine Technik, die die Vorstellungskraft benützt, um an einer Stelle innerhalb des Körpers Geist, Gefühl, Atem und Ton zu verbinden. Es ist zu diesem Zeitpunkt ein ökonomischer Weg, den Kommunikationsprozeß anzuschauen, und erübrigt die Notwendigkeit, Fertigkeiten zu koordinieren.

Ich werde jetzt eine kurze Übungseinheit zusammenstellen, die alle bisher vorgestellten Übungen abdeckt. Dies ist mein Vorschlag für ein Übungsschema, das die Bewegungen und Töne kombiniert, die häufig wiederholt werden müssen, wenn sie die Kommunikationswege umprogrammieren sollen. Begleitend dazu gebe ich Hinweise darauf, worauf sich die Aufmerksamkeit in jedem speziellen Augenblick richten sollte.

Zwischenschritt:
Trainingseinheit für Entspannung, für die Wirbelsäule, den Kopf, Atmung, Berührung des Tons, Summen

• Leg dich auf den Rücken auf den Boden.
Wähle aus deinem Gedächtnis einen Platz, der dir ein ausgesprochen gutes Gefühl für Frieden, Ruhe und Entspannung bietet: am Strand liegend, auf einer grünen Wiese in der Sonne, auf einem Boot, aber nicht in deinem Bett. Stelle dir vor, an diesem Ort zu liegen, deine Gliedmaßen loszulassen und deine Muskeln zu entspannen. Es hilft, Sonne in deinem Bild zu haben oder ein warmes Feuer.

• *Nimm dir Zeit, deine Aufmerksamkeit langsam von den Zehen zum Kopf durch deinen Körper wandern zu lassen, und löse dabei jede kleine Spannungsansammlung, die du im Laufe deiner Reise findest. Wenn du das in Verbindung mit einem klar vorgestellten Lieblingsort tust, wird der Vorgang einer spezifischen Entspannung wahrscheinlich mit angenehmen Gefühlen verbunden sein.*

Laß diese Gefühle möglichst viel von der folgenden Arbeit einfärben.

• *Lenke deine Aufmerksamkeit auf die winzigen unwillkürlichen Aufs und Abs der natürlichen entspannten Atmung tief innen in der Mitte deines Körpers. Laß deine Lippen auseinanderfallen und fühle, wie der ausströmende Atem, der über deinen vorderen Mund entflieht, ein „fff" bildet, während er den Körper verläßt. Warte, bis der Atem sich von selbst erneuert.*

- *Fahre mit der Wahrnehmung des natürlichen Atemrhythmus fort, bis er wirklich seine eigene Geschwindigkeit und den Platz tief innen gefunden zu haben scheint.*

- *Dann schicke den Impuls für einen Ton hinunter in die Mitte des Zwerchfells. Laß den Atem sich in Ton verwandeln.*

Hɐ-hɐ

Wiederhole den Ton auf jedem ausströmenden Atem im Rhythmus deiner natürlichen Atmung.

Hɐ-hɐ Ø hɐ-hɐ Ø hɐ-hɐ Ø

- *Wechsle ab zwischen „hɐ-hɐ" und „fff", um zu spüren, wie nahe du bei der Empfindung, einfach zu atmen, bleiben kannst, auch wenn du einen Ton hinzufügst.*

- *Vergewissere dich, daß „hɐ-hɐ" reiner Ton und „fff" reiner Atem ist. Es hilft manchmal, sich den Ton schwarz und den Atem weiß vorzustellen und einen behauchten, vermischten Ton als grau. Alles, was notwendig ist, um einen „schwarzen" Ton zu erzeugen, während der Atem losgelassen wird, ist ein wirklich klarer Gedanke. Wenn deine Töne „grau" sind, konzentrierst du dich wahrscheinlich zu sehr auf die Entspannung um ihrer selbst willen und nicht genug auf das, was du mit dieser Entspannung erreichen willst.*

- *Bringe jetzt den Gedanken von absteigenden Tonhöhen ins Spiel. Beginne mit einem bequemen Mittelregisterton und gehe langsam tiefer, wenn möglich, Halbton für Halbton, oder Ton für Ton.*

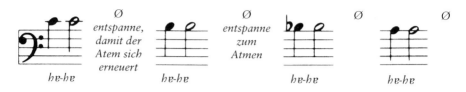

usw., bis der Ton so tief und entspannt ist, daß du fast gurgelst.

- Probiere aus, wie tief du gehen kannst, ohne nach unten zu drücken. Entspanne tiefer und tiefer im Innern deines Körpers für die tieferen Töne. Sobald du merkst, daß du dich im mindesten anstrengst, bewege dich mit den Tonhöhen wieder nach oben. Bleibe bei dem natürlichen Atemrhythmus.

- Sprich den Ton wieder „hɐ-hɐ".

- Dann stehe langsam vom Boden auf, so ökonomisch wie möglich, unter Beibehaltung von soviel Entspannung wie möglich.

Stehe, die Füße leicht auseinander.

Gähne und strecke dich durch den ganzen Körper.

Strecke dich bis zur Decke.

Dann laß die Handgelenke los, die Ellbogen, die Arme, den Kopf, die obere Wirbelsäule, überlasse dich dem Gewicht von Schultern und Kopf, das die Wirbelsäule nach unten zieht, bis du kopfüber hängst, Steißbein in die Höhe.

- Seufze in deinen Rücken hinein und laß dein Zwerchfell der Schwerkraft nachgeben, wenn der Atem losläßt.

Richte die Wirbelsäule auf, Wirbel für Wirbel.

Der Kopf schwebt auf die Spitze der Wirbelsäule.

Bauchmuskeln entspannt.

Knie locker.

Wirbelsäule lang.

Zwischenschritt: Trainingseinheit

Atme locker, indem du dich dem unwillkürlichen Rhythmus überläßt.

- *kleine fff's*

Hɐ-hɐ

Hɐ-hɐmmmmmmmɐ.

Blase ohne Ton durch die Lippen, um sie zu lockern.

Bewege alle Gesichtsmuskeln.

Blase mit Ton durch die Lippen βμμμμmmmmmmmɐ.

Wiederhole mit absteigender Tonhöhe.

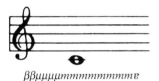

ββμμμμmmmmmmmɐ

βμμμμ = lockere die Vibrationen = blase durch die Lippen
mmmmm = sammle die Vibrationen = schließe die Lippen
ɐ = befreie die Vibrationen = öffne die Lippen

	ββμμmmɐ	seufze von der Mitte her aus
	∅	entspanne für einen neuen Atem
	ββμμmmmɐ	spüre die Vibrationen in deinem ganzen Gesicht
	∅	entspanne dich zum Atmen
	ββμμmmmmmm ɐ	bewege deine Lippen während des Summens und schmecke es
	∅	

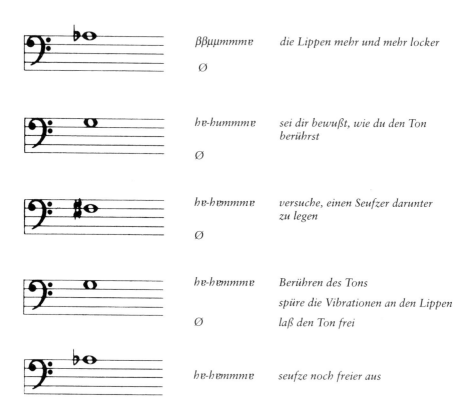

- *Jetzt sprich es* hɐ-hɐmmmmmmɐ *mit der gleichen körperlichen Wahrnehmung, mit der du gesungen hast.*

Entspanne für neuen Atem Ø *und sprich es noch einmal* hɐ-hɐmmmmmɐ *in einem Konversationston.*

Stelle eine Frage durch hɐ-hɐmmmmmmɐ.

Nimm wahr, ob dein Fokus nach oben ins Gesicht wandert, sobald du an „Sprechen" denkst. Sende den „Frage"-Impuls klar hinunter in das Fühl-/Atemzentrum und laß die Frage/Atem/Vibrations-Antwort hinaufflie0en und hinaus durch den Torso, die Kehle und den Mund. Füge Überraschung, Eindringlichkeit, Zweifel oder Belustigung zu der Frage hinzu – und die zentrale

Verbindung wird durch den Gefühlsinhalt genau lokalisiert werden.

- *Laß den Kopf schwer nach vorne fallen, dann rolle ihn locker in einem großen Kreis, um die Nacken- und Halsmuskeln zu entspannen.*

Kreise in die andere Richtung.

Summe in einer angenehmen Tonlage, während du den Kopf rollst.

Rolle den Kopf mit einem neuen Ton, einem neuen Atemimpuls und einem neuen Summen in die andere Richtung.

Wiederhole das Summen vier- oder fünfmal in verschiedenen Tonhöhen, während der Kopf in wechselnde Richtungen rollt.

Überprüfe, ob dein Summen ein reines mmmmmmm ist.

Nur die Lippen sollten sich berühren, um das Summen zu formen. Die Zunge sollte den Gaumen weder in der Mitte noch an den Seiten oder hinten berühren. Der aus dem Zentrum kommende Ton sollte keiner hindernden Oberfläche begegnen, bevor er auf die geschlossenen Lippen trifft. Umgekehrt sollte hinter den Lippen Platz sein bis hinunter ins Atemzentrum.

- *Rolle deinen Kopf, während du summst, noch einige Male, und sei dir dabei der obigen Einzelheiten bewußt.*

Presse den Atem nicht bis zum letzten Tropfen heraus; höre auf, bevor du innen fest wirst. Versuche, unter jedem neuen Atem einen Seufzer wirken zu lassen, so daß die Übung nicht mechanisch wird. Habe den Mut, den Kopf wirklich nach vorne und hinten fallen zu lassen. Wenn du das vermeidest, wirst du vermutlich Kiefer, Kehle oder Zunge anspannen.

- *Bringe den Kopf auf den Balance-Punkt. Beschreibe laut, wie du dich fühlst und was du fühlst – sofort, spontan, ohne etwas zu zensieren. Entlasse die Empfindung, wie du dich fühlst, in den Ton.*

- *Jetzt laß das Summen in deiner Mitte wieder beginnen und laß den Kopf nach vorne fallen. Laß das Gewicht deines Kopfes dich die Wirbelsäule entlang nach unten führen, bis dein Torso kopfüber hängt.*

Spüre die Vibrationen durch deine Schädeldecke hinausfallen.

Registriere, was immer für Empfindungen auftauchen.

Vergewissere dich, daß deine Knie leicht gebeugt sind – Gewicht auf der Mitte der Füße – Bauchmuskeln entspannt.

Laß den Atem sich erneuern Ø

Nimm wahr, daß in dieser Haltung der Rücken freier auf die Atmung reagieren kann als die Vorderseite; nütze diese Wahrnehmung aus.

- *Summe wieder und baue die Wirbelsäule wieder zum Stehen auf, laß deine Lippen sich öffnen, wenn du aufrecht bist, und erlaube dem Ton auszuströmen.*

Ø Entspanne dich innen, um den Atem sich erneuern zu lassen, und wiederhole die Übung auf einem etwas höheren Ton.

Laß dich mit einem Summen die Wirbelsäule entlang hinuntersinken.

Unten erneuert sich der Atem.

Neuer Summton.

Baue die Wirbelsäule auf.

Entlasse oben den Ton, indem du den Mund locker auffallen läßt.

Laß das, was in deinem Körper geschieht, sich auf den Ton auswirken. Es mag der Wunsch bestehen, den Ton in einer geraden, unbewegten Linie auszuhalten, aber das ist ein falscher Sinn für Kontrolle. Was immer der Körper tut, sollte sich auf den Ton auswirken; laß also die Vibrationen herumbewegt und geschüttelt werden, wenn dein Oberkörper nach unten sinkt.

- *Wechsle zwischen dem Summen-und-Kopf-Rollen und dem Summen-und-der-Wirbelsäule-entlang-hinunter-sinken-Lassen auf wechselnden Tonhöhen ab. Beginne im Zusammenhang mit dieser Übung leicht höhere Töne zu erforschen.*

Benütze deine Wahrnehmung, während du wieder sprichst: hɐ-hɐmmmmɐ.

Vergiß zum Schluß alles, was du getan hast, und lies oder sprich ein Gedicht, eine Rede oder den Dialog aus einem Stück.

Wenn du zu einem Text zurückkehrst, solltest du dein ganzes Interesse auf den Inhalt und die Bedeutung des Textes ausrichten – und dabei bereit sein, anhand des subjektiven Kriteriums der Freude an deiner Arbeit zu beurteilen, ob deine Stimme überhaupt freier geworden ist.

7. Der Stimmkanal

Arbeit an der Stimme muß sich ständig hin- und herbewegen zwischen der Befreiung der Atmungsmuskulatur, die mit dem Ursprung des Tons zu tun hat, und der Befreiung der Kehl-, Zungen- und Kiefermuskeln, die den Kanal bilden, durch den der Ton wandert.

Wir haben uns bisher in gewissem Umfang damit beschäftigt, wie man den Atem mehr loslassen und dabei wesentliche Unterstützung für den Ton schaffen kann. Aber es gibt viele Muskeln auf dem Weg, den die Stimme durch den Körper macht, die fälschlicherweise ihre Hilfe als notwendig für die Tonbildung betrachten. Solange die Muskeln von Kiefer, Zunge und Kehle den Ton unterstützen, wird der Atem in der Ausführung seiner Pflichten träge bleiben. Es ist wichtig, aber manchmal schwierig, solche falsche Unterstützung wahrzunehmen, um sie zu beseitigen und die Arbeit dahin auszurichten, wo sie hingehört. Arbeit am Stimmkanal ist in erster Linie negativ, Arbeit an der Atem-Quelle positiv. Negative und positive Botschaften müssen gleichzeitig ausgesandt werden: Entspanne den Kanal, stimuliere die Quelle. Langsam, wenn die Unterstützung von der Quelle sicherer wird, können die Muskeln des Kanals eine verdiente Ruhepause einlegen und frei werden für ihre wirklichen Funktionen.

Allgemein gesprochen sind die wirklichen Funktionen des Kiefers

    a) die Zähne zu halten und die Nahrung zu kauen und
    b) den Ausgang zu öffnen, wenn kraftvoller Gefühls-/Stimminhalt hinaus will.

Die wirkliche Funktion der Zunge beim Sprechen ist, Vokale und Konsonanten zu artikulieren. Die Kehle setzt sich aus zu vielen speziellen Bestandteilen zusammen, um sie auf eine hilfreiche Weise für das einfache Bild zusammenzufassen, das hier versucht wird darzustellen, und wird deshalb später diskutiert werden.

Mit dem Kiefer beginnend, besteht der erste Schritt darin, das allgemeine

Bild von Kopf und Nacken zu revidieren. Der Schädel ist in zwei große knochige Strukturen geteilt, die durch ein Gelenk verbunden sind. Da sich in beiden dieser Strukturen Zähne befinden, und nachdem „Kopf" und „Schädel" zu allgemein sind, werde ich von jetzt an die eine Oberkiefer und die andere Unterkiefer nennen.

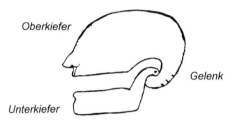

Es ist hilfreich, sich den Unterkiefer als in den Oberkiefer eingehängt vorzustellen – ungefähr wie einen falschen Bart, direkt neben den Ohren – obwohl die Anatomie der Verbindung von Kiefer und Schädel in Wirklichkeit eher so aussieht:

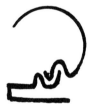

Es ist reichlich Spielraum in dem Haken-Mechanismus, und der wirksamste Raum zwischen Ober- und Unterkiefer entsteht, wenn der Unterkiefer nach unten und zurück sinkt. Es ist viel üblicher festzustellen, daß er nach unten und vorne geht, wenn der Mund weit geöffnet ist, trotz der Tatsache, daß er geschoben werden muß, um dorthin zu gelangen – wodurch eine sehr unelastische Passage entsteht, die zu langsam auf die wechselnden Anforderungen der Kommunikation reagiert.

90 Teil I: Der Befreiungsprozeß

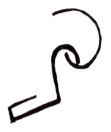

Kiefer in
Ruhestellung

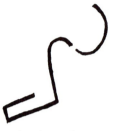

nach unten und
vorne geschoben:
Gelenk ausgehängt

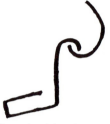

heruntersinkend
und zurück:
Gelenk noch eingehängt

Es ist für den Unterkiefer natürlich, in Richtung auf den Nacken zu sinken, wenn die Muskeln des Gelenks völlig entspannt sind. Aber Spannung im Kiefer ist so häufig, daß sich Bänder verkürzen, Muskeln zusammenziehen; Anstrengung ist notwendig, um den Mund zu öffnen, und die Anstrengung kann den Kieferknochen nach vorne schieben und den Haken fast so weit aus dem Gelenk zwingen, daß diese Verbindung ausgerenkt wird. Es kommt selten vor, daß jemand, der an diesem Gebiet arbeitet, natürlich auf den Gedanken reagiert, den Kiefer fallen zu lassen. Der Gedanke wird kompliziert durch das Wissen, daß man den Kiefer sinken läßt, um den Mund zu öffnen; und „mach deinen Mund weiter auf" ist der Rat, der von älteren Sprechlehrern, Gesangslehrern und auch frustrierten Regisseuren gegeben wird, die kein Wort von dem verstehen, was der Schauspieler sagt. Die unbewußte Vorstellung, die durch diese Ermahnung hervorgerufen wird, befaßt sich mit der Vorderseite des Gesichts, der wesentliche Raum jedoch, der benötigt wird, ist im hinteren Teil des Mundes, nicht vorne. Tatsächlich kann der Versuch, den Mund vorne weit zu öffnen, dazu führen, daß er sich durch die Anstrengung hinten mehr schließt, was dem Hauptziel entgegenwirkt, der Stimme mehr Raum zu geben.

Die Muskeln, die Oberkiefer und Unterkiefer miteinander verbinden, sind sehr komplex mit jenen verwoben, die sich über das Gesicht und den Nacken ausbreiten. Sie verlaufen vertikal, horizontal, diagonal, innerlich und äußerlich. Um eine höchstmögliche Reaktion in diesem oberen Teil des Stimmkanals zu erhalten, hilft es, sich vorzustellen, daß der Unterkiefer fallengelassen *und der Oberkiefer angehoben wird*, und zwar von so weit hinten wie möglich. Die Tätigkeit des Oberkiefers übernimmt etwas von der Last des Unterkiefers, soweit es das Schaffen von Raum betrifft, verringert die Gefahr, Zunge und Kehlkopf nach unten zu pressen, was Spannung verursachen kann, und bietet Raum im oberen Rachenraum als zusätzliche Passage für den Ton an.

Diese Bewegung, hoch und zurück sowie hinunter und zurück, ähnelt, wenn ins Extreme geführt, instinktiven Reflexbewegungen auf der Tierebene als Reaktion auf große Gefühlsimpulse wie Angst, Wut, Gram und Freude. Das kann leicht bei Tieren beobachtet werden – das Brüllen eines Löwen, ein angreifender Hund, eine fauchende Katze in der Selbstverteidigung – und in extremen menschlichen Gefühlsäußerungen wie Schreien oder Heulen. Die Gesichter von Menschen, die auf einem Rockkonzert in hysterischer Freude kreischen, oder in hysterischer Angst oder Schmerz im Krieg schreien, vor Freude oder in rückhaltlosem Schmerz weinen, bewegen sich (je nach dem spezifischen emotionalen Gehalt) in ähnlichen muskulären Konfigurationen.

Bei kleinen Kindern kann man sehr gut beobachten, wie das Gesicht die Nuancen sich verstärkender Gefühle durch das zunehmende Öffnen des Gesichts aufdeckt. Aber allzu bald hält unsere Abwehr gegen den Ausbruch von Gefühlen unsere Gesichter, Kehlen und Kiefer davon ab, sich – außer bei unkontrollierter Reaktion auf gewaltsame Reize – in solche extreme Richtungen zu bewegen. Es ist fast unmöglich, feine und mittlere Gefühle genau und offen auszudrücken, weil unsere Muskeln eher gelernt haben, zu tarnen statt zu enthüllen. Um das Erscheinen von Angst zu tarnen, lernt die Oberlippe, tapfer zu erstarren; um die Freude zu verdecken, wenn wir ein Kompliment erhalten, bewegen sich die Mundwinkel eher mißbilligend nach unten statt nach oben zu einem Lächeln. Um den Eindruck aufrechtzuerhalten, man wisse unter allen Umständen, was vor sich geht, erstarrt das Gesicht in Teilnahmslosigkeit, und wir unterdrücken Anflüge von Angst, Hinterfragung oder naiver Reaktionen, mit denen man sich vielleicht in einer feindlichen Welt enttarnen würde. Manchmal prägt sich ein gefrorenes Lächeln von immerwährender Beschwichtigung im Gesicht dessen ein, der die Kraft eigener oder fremder Wut fürchtet, zu töten oder getötet zu werden.

Eines der stärksten und verbreitetsten muskulären Verteidigungssysteme befindet sich in den Kiefergelenken. Die Zähne zusammenzubeißen ist eine sichere Methode, die Kehle daran zu hindern, sich weit genug zu öffnen, daß ein Angstschrei entweichen könnte – so daß ein vorgeschobenes Kinn zum Sinnbild für Tapferkeit und Stärke geworden ist. Es gibt zahlreiche Augenblicke in Filmen, in denen durch eine Nahaufnahme auf ein entschlossenes Kinn klar wird, daß der Kampf beginnen und der starke Mann gewinnen wird. Wenn die Kiefermuskeln jedoch zucken, muß man von widerstreitenden Gefühlen und einem inneren Kampf, vielleicht sogar von einer kleinen Neuro-

se, ausgehen. „Er hat den Ärger hinuntergeschluckt, der in ihm hochkam."
„Sie biß in ihr Taschentuch, um ihr Schluchzen zu ersticken." Operationspatienten wurde vor Erfindung der Narkose ein Stück Holz zwischen die Zähne geklemmt, zum Teil, damit sie sich nicht in die Zunge bissen, aber auch, um sie am Schreien zu hindern. Wir sind mehr oder weniger subtil dazu erzogen worden, unseren Kiefer eher als zugeschlagenes eisernes Tor gegen den Ansturm von Gefühlen zu gebrauchen, denn als weit aufgerissenes Portal, durch das gefangene Gefühle in die Freiheit stürzen können.

Wenige von uns haben nach dem Alter von sechs oder sieben Jahren die Gelegenheit, täglich vor Freude oder Ärger zu schreien, oder, mit einigem Glück, mehr als ein oder zweimal die Woche lauthals in Gelächter auszubrechen. Natürliche Übungen für die Kiefermuskeln tauchen kaum auf, und wenn sie so wenig gedehnt werden, verlieren sie ihre Elastizität und Länge.

Wir gähnen, was etwas hilft, aber sogar diese vorzügliche therapeutische Tätigkeit wird gerne eingeschränkt, um andere nicht zu beleidigen. Wenn du damit beginnst, den Kiefer, die Zunge und die Kehle zu befreien, wirst du wahrscheinlich anfangen, häufig zu gähnen. Gib dem Gähnen nach, ermutige es, dehne es aus: Es regt den Kreislauf durch vermehrte Sauerstoffaufnahme an und sorgt auf eine diskretere Weise für ein spontanes, natürliches Dehnen der wichtigen Stimmkanal-Muskeln als durch ein regelmäßiges Schreien.

Es wird mehr als Gähnen notwendig sein, wenn der Schauspieler die Reaktion der Kiefermuskeln auf die Gefühlsimpulse umtrainieren will. Ein solches Umtrainieren muß deshalb geschehen, weil das, was uns emotional auf der sozialen Ebene hilft, uns katastrophal in bezug auf das Theater blockieren kann.

Zuerst geht es darum zu lernen, wie die Kiefermuskeln zu entspannen sind, und Spannung zu erkennen, wenn sie in diesem doch eher versteckten Gebiet auftaucht.

Kiefer-Wahrnehmung

Beiße die Zähne hinten fest zusammen. Beiße und entspanne mehrmals und fühle mit deinen Fingern, wie die Kiefermuskeln unterhalb der Ohren sich zusammenziehen und entspannen.

Jetzt gähne und stecke deine Finger in deine Ohren, während dein Mund sich öffnet. Du wirst sowohl innen im Ohr als auch außen die Bewegung des knochigen Gelenks spüren. Dorthin schicke deine Aufmerksamkeit, wenn du dazu aufgefordert wirst, „laß den Kiefer sich entspannen".

Übungen zur Kiefer-Wahrnehmung

Schritt 1
- *Lege deine Handballen auf beiden Seiten deines Gesichts auf die Gegend des Kiefergelenks.*

Streiche, während du kräftig gegen die Wangen drückst, den Unterkiefer vom Oberkiefer weg nach unten, bis der Mund locker offen hängt.

Stell Dir vor, daß dein Unterkiefer keine eigenen Muskeln hat und für Bewegung ausschließlich von deiner Hand abhängig ist. Lege deinen Handrücken unter den Unterkiefer und hebe ihn mit Hilfe deiner Hand an, bis sich deine hinteren Zähne leicht berühren.

Wenn sich deine Vorderzähne berühren, schiebst du den Kiefer nach vorne. Der Unterkiefer sitzt selten so weit vorne, daß sich die Schneidezähne zu einem natürlichen Biß schließen.

- *Laß die Zähne einander begegnen, nicht die Lippen.*

Wenn du deine Hand wegnimmst, muß der Kiefer fallen, nachdem er unter den vorgestellten Bedingungen keine eigenen Muskeln hat.

- *Nimm die Hand weg.*

Der Kiefer fällt.

- *Stell dir kleine Bleigewichte vor, die am hinteren Winkel des Kieferknochens, unterhalb der Ohren, befestigt sind, so daß es weiter nach unten zieht.*

- *Hebe mit deinem Handrücken den Kiefer wieder an.*

Nimm die Hand weg.

Hebe den Kiefer wieder mit der Hand an.

Wiederhole es mehrmals.

Deine Wahrnehmung sollte das Ergebnis dieses Vorgangs auf die Kiefergelenke beobachten. Ohne daß du den Kiefer aktiv nach unten drücken mußt, sollten die Bänder und Muskeln innerhalb des Gelenkmechanismus langsam durch das Gewicht der daran ziehenden Knochen gedehnt werden. Wenn du diese Dehnung durch aktive Übungen anstrebst, wirst du die Elastizität der Muskeln verschlechtern und die muskuläre Kontrolle erhöhen.

Schritt 2
- *Stehe mit langem Nacken und freischwebendem Kopf, lege deine Daumen unter deinen Kieferknochen und die Finger darüber, so daß du den Kieferknochen auf beiden Seiten des Kinns fest im Griff hast. Deine Hände sind wieder die Muskeln für deinen Unterkiefer.*

Beginne mit leicht geschlossenen Zähnen.

Während dieser ganzen Übung werden die eigentlichen Kiefermuskeln bewegt, sie führen nicht selbst die Bewegungen aus.

- *Hebe, ohne den Unterkiefer zu bewegen, den Oberkiefer nach oben und vom Unterkiefer weg, bis der Mund geöffnet ist.*

Hebe mit den Händen den Unterkiefer, bis er auf den Oberkiefer trifft und die hinteren Zähne sich berühren.

Hebe wieder, ohne den Unterkiefer zu bewegen, den Oberkiefer nach oben und vom Unterkiefer weg, bis der Mund geöffnet ist.

Hebe noch einmal mit den Händen den Unterkiefer zum Oberkiefer.

An diesem Punkt sollte dein Kopf – falls es dir gelungen ist herauszufinden, wie man den Oberkiefer bewegt – so weit wie möglich zurückgebeugt sein.

- *Bringe den Unterkiefer mit Hilfe deiner Hände nach unten.*

Dein Kopf wird jetzt zurückgebeugt sein, dein Mund weit offen und der Kiefer weiterhin im Griff deiner Hände.

- *Laß den Unterkiefer, wo er ist: Hole den Oberkiefer hoch und auf den Unterkiefer.*

Frage: Wo sind die Muskeln, die den Oberkiefer bewegen? Versuche die Übung noch einmal und versuche es durch deine eigene Beobachtung herauszufinden, bevor du weitermachst. Diese Übung ist eher mental als körperlich, weil sie den Geist dazu auffordert, seine Botschaften umzuleiten und das Ziel dieser Botschaften umzubenennen. Er kann deshalb nicht mechanisch arbeiten.

Nachdem du die vorangehenden Oberkiefer- und Unterkiefer-Übungsschritte nochmals ausgeführt hast, hast du vielleicht herausgefunden, daß sich die Muskeln, die den Oberkiefer bewegen, im Nacken befinden.

- *Wiederhole den gesamten Vorgang und schicke dabei deutlich zuerst die Botschaft an die Hände und dann in den Nacken.*

Zu den Händen.

Zum Nacken.

usw.

Wenn die Nackenmuskeln mehr von der Verantwortung, den Oberkiefer (den Schädel) zu tragen, übernehmen, können die eigentlichen Kiefermuskeln mehr loslassen.

Schritt 3
- *Stelle dir vor, den Nacken zu verlängern, um eine lange Stütze für den gesamten Kopf zu verschaffen.*

Ergreife den Kiefer mit beiden Händen und schwinge ihn locker auf und ab, während du dir bewußt bist, daß du die inneren Kiefergelenkmuskeln lockerst.

Vergeude keine Zeit damit, ihn seitwärts zu bewegen; wir brauchen diese Bewegung nicht zum Sprechen, und sie ist zu kräftig und verschiebend, um für die Entspannung hilfreich zu sein. Bewege den Kiefer während dieser Übung nicht mit seinen eigenen

Muskeln auf und ab, du wirst sie dadurch nur noch mehr dazu befähigen, deine Kommunikation zu kontrollieren und zu verteidigen.

Die Zunge

Der nächste Bereich, an dem wir am Stimmkanal arbeiten werden, ist die Zunge. Die Zunge ist von der Spitze bis zur Wurzel nur Fleisch und Muskeln. Die Wurzel ist mit dem Kehlkopf durch das Zungenbein verbunden. Wenn du deine Zunge sowohl mit einem Spiegel als auch mit dem geistigen Auge untersuchst, wirst du vielleicht feststellen, daß dir die Spitze relativ bekannt ist, daß es aber im Innern des Mundes bis hinunter zur Kehle ein großes Gebiet gibt, das du nicht kennst und das ein eigenes Leben zu haben scheint. Beobachte deine Zunge für ein oder zwei Minuten, wobei der Mund weit genug geöffnet sein sollte, damit du bis nach hinten schauen kannst, wo sie dick wird. Beobachte, ob sie sich unwillkürlich bewegt, ob sie in der Mitte bucklig oder hohl ist, ob sie dick und entspannt daliegt und die Spitze die unteren Zähne berührt oder dünn und zurückgezogen ist. Im dicken Teil der Zunge liegen Muskeln, die hochempfindsam für psychologische Umstände sind. Niemand sagt „Ich bin so nervös, meine Zunge hat sich in meinem Mund verspannt", man wird aber in ähnlichen Situationen sagen „mein Magen hat sich verspannt" oder Nacken oder Schultern. Jede nervöse Spannung jedoch oder ein gewohnheitsmäßiges Kommunikationsproblem schafft Spannung in der Zunge, die sie zurückzieht, abflacht oder in der Kehle zusammenballt. Solche Kontraktionen verändern die Form der Kehl-Mundhöhle und entstellen die Resonanz und die sich daraus ergebende stimmliche Qualität. Da die Zunge mit dem Kehlkopf verbunden ist, muß der Zustand in einem Bereich den anderen beeinflussen. Entweder breitet sich Spannung in der Zunge auf den Kehlkopf aus und beeinflußt das freie Spiel der Stimmlippen; oder Spannung, die im Kehlkopf beginnt, breitet sich auf die Zunge aus und beeinträchtigt die Artikulation. Spannung im Kehlkopf schließt außerdem Spannung im Zwerchfell ein und umgekehrt.

    Für Arbeitszwecke reicht es aus, die Zunge als einen der kompensierenden „hilfreichen" Muskeln zu betrachten, der Verantwortung für den Ton übernimmt, wenn die Atmung nicht frei ist. Wenn sie überredet wird zu ruhen, kann der Atem beginnen, seine wirkliche Funktion wieder zu übernehmen;

aber das einzige Argument, alle Unterstützung, die die Stimme benötigt, dem Atem zu übertragen, ist Ausdrucksfähigkeit und eine empfindsame Aufnahme der Gefühle. Die Zunge kann den Ton stark unterstützen, ohne notwendigerweise zu stimmlicher Anstrengung beizutragen. Eine „Brust"-Stimme, auf hohem Register herausgebellt, ist weitgehend abhängig von muskulärer Unterstützung vom Zungenrücken; und einige faszinierende Persönlichkeits-Stimmen entstehen durch die mit Hilfe der graduellen Übernahme durch die Zungenmuskeln produzierten sandigen oder heiseren Zwei-Noten-Töne. Die Zunge jedoch hat keine Funktion in der natürlichen Tonbildung, und alle Töne innerhalb des Stimmumfangs können ohne jegliche Spannung im Zungenrücken produziert werden. Um Gefühle durch die Stimme frei ausdrücken zu können, muß die Zunge entspannt sein.

Das Bewußtsein für die Zunge wird entwickelt, indem man zunächst lernt, sie voll zu dehnen und bewußt zu entspannen. Man kann die Zunge nicht ausreichend dehnen, indem man sie gerade herausstreckt, da sie so am Mundboden festgewachsen ist, daß dadurch nur ein kleiner Teil angesprochen wird. Um die Zunge wirklich bis zu ihrer Wurzel zu dehnen, folge den Übungen, die als nächstes beschrieben werden.

Schritt 1
Zungen-Dehnung

- *Lege die Zungenspitze hinter die unteren Zähne. Richte deine Aufmerksamkeit auf die Mitte der Zunge, und rolle sie vorwärts und aus dem Mund heraus – wie eine große Welle, die über deine unteren Zähne rollt, bis du sie von der Spitze bis zur Wurzel gedehnt fühlst.*

- *Dann laß sie sich zurückentspannen auf den Mundboden, die Spitze immer noch die unteren Zähne berührend.*

Die aktiven Muskeln sollten in der Zungenmitte sein. Wenn sie vorwärtsrollen, ziehen sie den Zungengrund hoch und aus der Kehle heraus.

- *Wiederhole die Dehnungs/Entspannungs-Bewegungen mehrere Male und beobachte die folgenden Punkte und wende sie an, falls notwendig.*

Wenn du zu stark gegen die unteren Zähne drückst, wirst du den Kiefer nach vorne schieben; das führt zu Spannung im Kiefergelenk und hindert die Zunge an einer vollen Dehnung. Versuche, den Kiefer nach unten und hinten fallen zu lassen. Stelle dir vor, den Oberkiefer zu heben, um im Mundraum Platz zu schaffen, durch den die Zunge sich frei bewegen kann.

Vergewissere dich, daß sich Oberlippe und Zähne gut von der Zunge wegheben und daß sich die Kehle hinter der Zunge weit öffnet, so daß du einen großen Raum schaffst, wenn die Zunge sich dehnt. Zunächst hat die Kehle die Tendenz, während dieser Übung enger zu werden; halte dir die Nase zu, um zu überprüfen, ob das geschieht, und beobachte, ob du atmen kannst. Wenn du durch den Mund atmest, während du die Zunge streckst, ist die Kehle offen.

Wenn die Kiefer offen sind, um die Zunge herauszulassen, laß sie offen. Nach der ersten Dehnung sollte die einzige Bewegung in der Zunge sein; die Kiefer bleiben weit. Wenn du während der Übung leicht lächelst, wirst du feststellen, daß der Oberkiefer sich leichter anhebt und die Zungenbewegungen freier sind.

Laß die Zungenspitze sowohl beim Herausrollen als auch beim Zurückentspannen in den Mundboden an die unteren Schneidezähne angelegt. Nimm einen Spiegel, um zu sehen, ob das, was du spürst, auch wirklich geschieht. Du kannst deiner körperlichen Wahrnehmung noch nicht vertrauen, dir genaue Information zu liefern.

Wann immer während dieser Übung die Zunge sich flach entspannt, solltest du bis in deinen Rachen sehen können. Vergewissere dich jedoch, daß sie sich flach entspannt, ziehe sie nicht nach unten.

Es gibt so viele mögliche individuelle Spannungsmuster in der Zunge, den Lippen und im Kiefer, daß es unmöglich ist, hier alles anzusprechen, was in deinem Mund geschehen mag. Eine häufige Schwierigkeit ist das Isolieren der Zunge von Kiefer und Oberlippe, die manchmal der Zunge entgegenkommen wollen, wenn diese sich nach vorne bewegt. Beide sollten sich aus dieser Übung heraushalten, was zum Besten der Zunge ist. Ein anderes häufiges Problem ist es, die Zunge nach der Dehnung wirklich zu entspannen. Wenn eine habituelle Kontraktion der Zungenmuskeln besteht, bedeutet das Vorwärtsrollen das genaue Gegenteil des üblichen Zustands, und es braucht einige Überredung, die Tendenz, die Zunge zurückzuziehen, umzukehren.

Schritt 2
Lockerung der Zunge

• *Laß die Zunge entspannt auf dem Mundboden liegen, während die Zungenspitze die Rückseite der unteren Schneidezähne leicht berührt (das ist die „Ruhe"-Position für eine entspannte Zunge).*

Bewege die Mitte der Zunge sacht vor und zurück in einer verkleinerten Version der vorhergehenden Übung. Diesmal bleibt der Kiefer entspannt offen, die Zähne nicht mehr als 2 cm auseinander.

Die Zunge bewegt sich innerhalb des Mundes und geht kaum über die Vorderzähne hinaus.

- *Jetzt beschleunige zunehmend die Bewegung der Zungenmitte vorwärts-rückwärts, vorwärts-rückwärts, bis du das Gefühl hast, daß du die Zunge in ihrer Länge leicht lockerschüttelst. Du lockerst die Zunge, du übst nicht mit ihr, du dehnst sie nicht mehr.*

Das nächste Ziel wird sein, dein Bewußtsein für die Zungenlockerung zu benutzen, um zu beobachten, ob sie locker bleiben kann, wenn der Ton dazukommt. Die Übung wird darin bestehen, den Ton aus dem Atemzentrum zu entlassen, gleichzeitig die Zunge zu lockern und dabei zu beweisen, daß die Zunge im grundlegenden Stimmbildungsvorgang keine Funktion hat.

Schritt 3
Lockerung der Zunge mit Ton

- *Seufze von deinem Atemzentrum her auf einem Ton (ein gehaltenes „he") aus.*

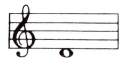

Stelle dir einen festen Vibrationsstrom vor, der aus deiner Mitte herauf- und zum Mund hinausfließt; dann lockere deine Zunge, indem du sie sacht vor- und zurückrollst, während der Ton über sie hinweg hinausströmt.

Versuche, diese Übung mit hundertprozentiger körperlicher Aufmerksamkeit zu machen. Versuche, dich nicht durch das ablenken zu lassen, was dein Ohr dir sagt. Erforsche für den Augenblick die körperlichen Empfindungen, die durch die Anwendung von klaren geistigen Bildern und klaren körperlichen

Instruktionen erreicht wurden. Erinnere dich, daß der Ton, wenn du keine Zunge hättest, völlig frei durch ein weites, unblockiertes Rohr hinausströmen könnte. Stelle dir die Leichtigkeit vor, mit der du Stimmübungen machen könntest, wenn die Zunge aushängbar wäre und vor Beginn jeder Stimmübung herausgenommen werden könnte; erst wenn du zur Artikulation kämst, müßte sie wieder eingesetzt werden. Dein Ziel für die nächsten Übungen sollte sein, die Zunge so weit wie möglich loszuwerden und zu sehen, was mit dem Ton als Ergebnis geschieht.

- *Führe Schritt 3 aus und achte dabei auf folgende Punkte:*

Schicke einen echten Impuls für einen tiefen Seufzer der Erleichterung in dein Gefühls-/Atemzentrum und laß ihn als Ton frei.

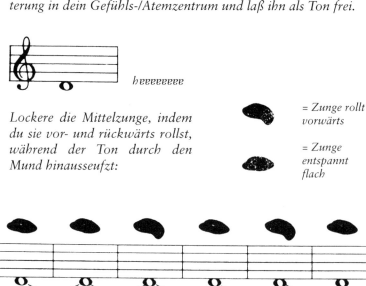

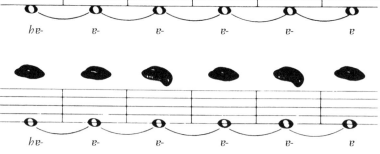

7. Der Stimmkanal 101

usw., die Tonleiter hoch, soweit du bequem gehen kannst, ohne zu pressen.

Beachte dabei, daß (1) der Kiefer locker bleibt, (2) der Bauch sich für jeden eingehenden Atem entspannt, (3) du voller seufzt, wenn du höher gehst, (4) der Ton in einer horizontalen Linie aus dem Mund vorwärts in die Luft seufzt, statt auf die Zunge zu fallen und in die Kehle zurückgezogen zu werden (siehe Illustrationen).

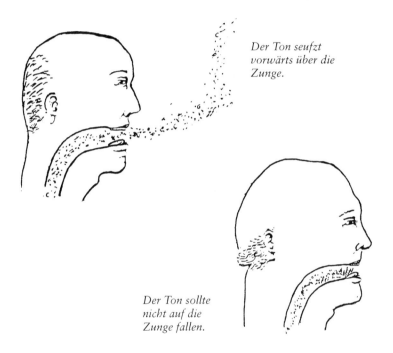

Der Ton seufzt vorwärts über die Zunge.

Der Ton sollte nicht auf die Zunge fallen.

- *Erweitere jetzt deine Wahrnehmung und nimm die Veränderung der Töne durch die Bewegung der Zunge wahr. Die Vibrationen kommen nicht mehr als gerades „h*ɐɐɐɐɐɐ*" an, sondern werden durch die Zungenbewegungen in neue Formen gebracht. Beobachte, welcher Ton geschieht, wenn die Zunge vorwärts rollt und wenn sie sich entspannt. Du wirst vielleicht entdecken, daß der Ton beim Vorwärtsrollen einem lockeren J ähnelt. Was geschieht, ist folgendes:*

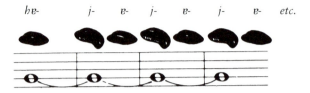

- *Wiederhole die Übung, indem du die körperlichen Schritte ausführst, aus denen dieser Ton entsteht.*

Dies ist ein sehr wichtiger Punkt. Die körperliche Wahrnehmung ist das Arbeitsgebiet. Du kannst diese Wahrnehmung dazu erweitern, den sich ergebenden Ton auditiv mit aufzunehmen, aber wenn du nur den Ton, den du gehört hast, wiederholst, indem du einfach „hɐ-jɐ-jɐ" sagst, erreichst du das Gegenteil des gewünschten Resultats, weil du die Zunge als Artikulationsorgan benutzt und deine Muskeln trainierst. Das erwünschte Ergebnis dieser Übung ist, die Zunge aus dem grundlegenden Stimmbildungsvorgang zu entfernen. Das mag wie Haarspalterei scheinen, aber genau die verfeinerte geistige Übung, die diese Unterscheidung umfaßt, hilft dabei, den Weg des Kommunikationsimpulses vom Gehirn zum Zwerchfell neu zu programmieren und den Gebrauch der Stimme grundlegend zu erneuern.

Schritt 4
Neuprogrammierung des Impulsweges

- *Wiederhole Schritt 3 (Lockerung der Zunge mit Ton) und wende dabei folgende Bilder an:*

Visualisiere den Vibrationsstrom, wie er von der Quelle im Atmungszentrum entspringt und über die Zunge hinweg aus dem Mund herausfließt – während die Zunge sich entspannt und lockert und unter dem Ton aus dem Weg geht.

Der Vibrationsstrom ist aktive/positive Energie. Die Lockerung der Zunge ist passive/negative Energie.

- *Wiederhole den gesamten Vorgang mit aufsteigenden Tonhöhen. Gehe zurück nach unten, sobald es schwierig wird, die Zunge locker zu halten, und beobachte die zunehmende Ent-*

spannung, während du nach unten gehst. Benütze dein Bewußtsein dieser Entspannung in Schritt 5.

Schritt 5 • *Laß die Zunge entspannt auf dem Mundboden liegen, Zungenspitze hinter den unteren Schneidezähnen.*

Sprich, indem du den Ton im Zentrum berührst, „hɐ-hɐ"

Ø hɐ-hɐmmmmɐ

Ø βμμμμmmmmmɐ

Ø

Rolle den Kopf beim Summen, wiederhole es zwei- oder dreimal in wechselnde Richtungen.

Laß dich mit einem Summen die Wirbelsäule entlang hinuntersinken Ø, komm hoch und entlasse oben den Ton: Wiederhole dies zwei- oder dreimal mit auf- und absteigenden Tonhöhen.

Frage: Bemerkst du beim Fühlen der Vibrationen irgendeinen Unterschied zum letztenmal, als du diese Übung gemacht hast?

Wie fühlt sich dein Mund an?

Hat sich deine Atmung auf irgendeine Weise verändert? Oder deine Wahrnehmung davon?

Wie fühlst du dich? Was fühlst du?

In Schritt 6 werden grundsätzlich die gleichen Zungenbewegungen vorkommen wie bisher, aber mit einem spezifischeren Ziel und Denkprozeß. Die Prämisse für die nächste Übung ist, daß der Ton, wenn die Zunge frei ist, nach vorne befreit wird und ungehindert vorne im Mund ankommt. Das Ziel ist es, diese Möglichkeit anzuspornen, und der spezielle Gedankenvorgang sollte den Vorwärts-Teil des Zungenrollens betonen, als ob die Zunge den Ton vorwärts in die Zähne hineinrollte.

Schritt 6 • *Rolle die Mittelzunge nach vorne (Zungenspitze unten hinter den Zähnen), wie in Schritt 2 zur Zungenlockerung beschrieben, und laß sie in dieser Vorwärts-Stellung.*

Nimm in dieser Position wahr, daß nur ein schmaler Zwischenraum bleibt zwischen der Oberfläche der Zunge und den Alveolen/Gaumen, und laß einen Ton vom Atemzentrum her durch diesen Raum hindurch frei. Die Vibrationen, die durch diesen engen Raum geformt werden, werden ganz natürlich einen „hiii"-Laut bilden.

• *Spiele mit der Zungenlage, bis du die Vibrationen gegen die oberen Zähne fühlst. Flüstere „hiii" und ziele mit dem Atem über die Zunge an die oberen Zähne; dann laß es stimmhaft werden.*

• *Laß die Zunge sich flach in den Mundboden entspannen. Der Raum zwischen der Zungenoberfläche und dem Gaumen ist jetzt größer, und der einzige Laut, der ohne eine Veränderung dieses Raumes geschehen kann, ist „hɐ".*

Spiele mit diesen zwei Zungenpositionen und wiederhole die vorwärts rollenden Vibrationen „hii-hii-hii", und dann mit entspannter Zunge „hɐ-hɐ-hɐ".

• *Benütze, während du von „hii-hii-hii" (Zunge vorwärts gerollt) zu „hɐ-hɐ-hɐ" (Zunge flach) gehst, das geistige Bild von der Zunge, die beim „hii" wirklich die Vibrationen nach vorne an die Zähne rollt; wenn die Zunge in den Mund zurückfällt, stelle dir vor, daß die Vibrationen sich als „hɐ"s vorwärts und aus dem Mund hinaus bewegen.*

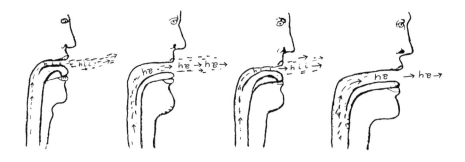

7. Der Stimmkanal

- *Laß zwischen jedem dieser Töne den Atem einfallen. Verliere nicht die Verbindung mit dem zentralen Ausgangspunkt.*

- *Übe mit an- und absteigenden Tonhöhen.*

- *Alterniere jetzt auf einem langen Atem dreimal die „hii" und „hɐ". Seufze auf „hii" aus, während du die Zunge vorwärts rollst, und laß die Zunge, ohne neu einzuatmen, flachsinken und den Laut sich zu „hɐ" verändern.*

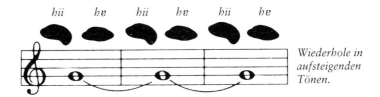

Wiederhole in aufsteigenden Tönen.

Wiederhole noch zweimal.

- *Mache das gleiche, aber laß die verbindenden „h"s weg.*

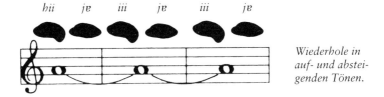

Wiederhole in auf- und absteigenden Tönen.

Füge dem obigen einen bewußt wiederholten Impuls für einen Seufzer der Erleichterung hinzu, um den neuen Atem für jeden neuen Ton auszulösen.

Du wirst ohne Zweifel feststellen, daß sich Schritt 6 und Schritt 3 sehr ähnlich sind. Was sich geändert hat, ist die geistige Vorstellung der Zungen-Lockerung. Der Geist stellt jetzt größere Anforderungen, indem er wissen muß, daß der Ton vorne im Mund dominiert, wenn die Zunge freier wird und aus der Kehle herauskommt. Dieser spezifische Denkvorgang ist erst möglich, wenn die grundlegende Zungenentspannung erforscht wurde und sich das Bewußtsein für dieses Gebiet geschärft hat.

Du wirst meinen Vorschlag bemerkt haben, beim Üben in der Tonleiter hochzugehen. Nachdem du ein gewisses Bewußtsein für Entspannung entwickelt hast, kannst du jetzt größere Anforderungen stellen und dein Bewußtsein dazu benützen, unnötige Anstrengungen zu beseitigen, wenn du diesen Anforderungen nachkommst.

Beobachte, wenn du höher gehst, ob die Zunge sich anders verhalten will als bei den tieferen, leichteren Tönen. Rollt sie genauso locker und einfach nach vorne?

Ist es noch immer weich unter dem Kiefer? (Lege einen Finger an die weiche Stelle zwischen den Kieferknochen an der Unterseite des Mundes: Dort kannst du den Zustand der Zungenmuskeln fühlen, die immer weich sein sollten, sogar bei Bewegung.) Fällt die Zunge beim zweiten Teil der Bewegung flach auf den Mundboden, oder fängt sie an, sich zurückzuziehen?

Verlaß dich nicht auf deine subjektive Wahrnehmung dieser Punkte; du kannst ihr noch nicht vertrauen. Benütze einen Spiegel, um jede winzige Veränderung im Verhalten der Zunge zu bemerken, wenn du mit höheren und tieferen Tönen der Tonleiter arbeitest. Die Arbeit zielt darauf ab, an einen Punkt zu kommen, an dem keinerlei Unterschied in der Reaktion der Zunge auf stärkere stimmliche Anforderungen besteht, sei es ein höherer Ton, stärkere Gefühle oder größere Lautstärke. All dies gehört in den Bereich von Atmung und Resonanz. Die Zunge muß für die Artikulation frei bleiben: die zu- und abnehmende Intensität und Geschwindigkeit, mit der Gedanken fordern, in Worten artikuliert zu werden.

Während du mit Schritt 6 weiter übst mit dem Ziel, deinen Stimmumfang allmählich nach oben zu erweitern, beobachte, was in deinem Atemzentrum geschieht – wann die Zunge beginnt, hart zu werden, sich zusammen- oder zurückzuziehen, sich zu verspannen. Du wirst bemerken, daß du auch dein Atemzentrum anspannst, wenn die Zunge sich anspannt, oder daß dort gar nichts zu geschehen scheint.

Die Zunge spannt sich an, um kompensatorische Unterstützung für schwache, träge, matte Atmung zu schaffen. Um die Zunge freizuhalten, wenn du die Tonleiter hochgehst, brauchst du nur daran zu denken, mit mehr und mehr Erleichterung von tiefer unten zu seufzen. Das wird den erforderlichen Atem schaffen, und du wirst – wenn du ehrlich ein wirkliches Gefühl der Erleichterung zu Beginn jeden Lautes auslöst – deinen Geist von der gewohnten Reaktion auf größere Anforderungen befreien, die entweder „Ich kann nicht" oder „Wenn ich es noch mehr versuche, wenn ich presse, wenn ich entschlossen bin und wirklich arbeite, vielleicht bis zu dem Punkt, ein bißchen zu leiden, werde ich es schaffen". Leide nicht, versuche nicht, arbeite nicht, seufze einfach mit Erleichterung. Diese Haltung kann den Plan für eine psycho-physische Reaktion einleiten, der zu einer wechselseitig nützlichen Abhängigkeit von freier Stimme und freien Gefühlen führt.

Der weiche Gaumen

Bei der Arbeit an Kiefer und Zunge nahmen wir die via negativa: Beseitige Spannung, um zu erlauben, daß etwas Neues geschieht. Für den folgenden Teil des Stimmkanals sieht es so aus, als ob wir positiver und direkter arbeiten, um bestimmte Muskeln geschmeidig zu machen. In Wirklichkeit stimmt via negativa aber immer noch, weil das Ziel sein wird, einen Zustand von Unbenutztheit in der Muskulatur des weichen Gaumens zu beseitigen, um die natürliche Fähigkeit, auf der unwillkürlichen Ebene zu reagieren, wieder herzustellen, was einigen unbenutzten Resonanzräumen die volle Funktion zurückgeben wird.

Der Gaumen ist vorne hart und knochig (die Alveolen), hart und gewölbt in der Mitte (harter Gaumen) und weich und fleischig am hinteren Ende (weicher Gaumen). Von der Mitte des weichen Gaumens hängt über dem Zungenrücken das Zäpfchen herab, ein kleines, fleischiges, rudimentäres Anhängsel. Bei manchen Menschen ist das Zäpfchen lang, bei anderen ist es praktisch verschwunden. Ein langes Zäpfchen kann zu einem etwas heiseren und gutturalen Ton beitragen; manchmal verhindert es den klaren Einsatz der oberen Register. In solchen Fällen wird ein regelmäßiges und gewissenhaftes Trainieren des weichen Gaumens zu einem kürzeren Zäpfchen und einem klareren Durchgang führen.

Auf beiden Seiten des Zäpfchens ist der weiche Gaumen nur Fleisch und Muskeln. Man kann ihn zu Arbeitszwecken auf zwei Arten betrachten: als Durchgang von der Kehle zum Mund und auch als Falltür zu den mittleren und oberen Resonatoren.

Ohne regelmäßige und ausgedehnte Stimmübungen neigt der weiche Gaumen dazu, träge oder steif zu werden. Wenn er träge ist, hängt er im hinteren Mundraum durch wie ein schwerer Vorhang, der die Vibrationen schluckt und dämpft. Unter solchen Bedingungen ist es für den Ton schwer, klar durch die Mundhöhle zu wandern. Ein Teil wird am Durchgang festgehalten, und der andere Teil wird durch die Nase umgeleitet. Nasalität kommt meist von einem trägen, schlaffen weichen Gaumen. Wenn der weiche Gaumen steif ist, wird die Stimme monoton sein, weil eine der Aufgaben des weichen Gaumens ist, auf die wechselnden Tonhöhen mit winzigen Veränderungen im Muskeltonus zu reagieren, die ihn fast unsichtbar heben und senken, wenn die Tonhöhe hinauf- oder hinabgeht. Wenn du sprichst, verändert sich die Tonhöhe ständig als Reaktion auf gedankliche Vorgänge (wenn die Stimme frei ist); die Fähigkeit des weichen Gaumens, auf einer unwillkürlichen Ebene frei zu reagieren, ist daher wesentlich für eine genau abgestimmte Kommunikation. Beim Sprechen sind diese Bewegungen sehr fein, aber das Heben ist leicht zu sehen als Reaktion auf den Gedanken, eine hohe Note zu singen. Öffne den Mund weit und schau den weichen Gaumen in einem Spiegel an. Denke an eine hohe Note, und du wirst sofort sehen, wie sich der weiche Gaumen als Reaktion auf den Gedanken unwillkürlich hebt.

Ich kann nicht genug betonen, daß diese Bewegungen instinktiv auf der unwillkürlichen Ebene des Nervensystems erscheinen. Ihre Fehlfunktion ist ein fast unvermeidliches Ergebnis menschlicher Konditionierung. Jede Arbeit, die wir hier tun, ist darauf ausgerichtet, die Möglichkeit der unwillkürlichen Verbindung wieder herzustellen. Wenn du – nachdem du beobachtet hast, daß sich der weiche Gaumen als Reaktion auf den Gedanken an eine hohe Note hebt – damit anfängst, den weichen Gaumen zu heben, wann immer du eine hohe Note singen willst, vereitelst du das Erzielen einer freien, natürlichen Stimme. Der bewußte Verstand kann diese Muskeln nicht mit so ausreichender Feinheit in Bewegung bringen, daß die ausdrucksstarke Vollständigkeit der natürlichen Stimme erhalten bleibt. Er kann jedoch die Muskeln straffen und stimmen, so daß sie wendiger auf unwillkürliche Anforderungen reagieren können. Wir werden die Arbeit am weichen Gaumen bei seiner Funktion als Durchgang von der Kehle in den Mund beginnen. Wenn die Muskeln straffer werden, werden die Vibrationen leichter in die Maske und die Kopfresonatoren entlassen; daher kommt der zweite Name, „Falltür" nach oben.

Schritt 1
- *Mache dir klar, wo sich der weiche Gaumen befindet, indem du ihn durch den weit geöffneten Mund in einem Spiegel anschaust, auf den direkt Licht fällt.*

Leg den Spiegel zur Seite und entspanne den Mund, ohne ihn zu schließen.

Flüstere sehr weich (nur Atem, überhaupt keine Stimme) die Silbe „kaa".

Konzentriere dich auf die Stelle, an der das „K" gebildet wird, und beobachte minutiös, was geschieht, damit dieses kleine Geräusch entstehen kann, indem du deine körperliche Wahrnehmung und dein geistiges Auge einsetzt.

Du wirst herausfinden, daß sich der Zungenrücken hebt, um den harten Gaumen gerade vor dem weichen Gaumen zu berühren, und daß der Atem kurzfristig hinter dem weichen Gaumen gefangen ist und mit einem plötzlichen Knall losgelassen wird, wenn die beiden Oberflächen auseinanderspringen. Stelle dir für die folgenden Übungen vor, daß das „K" zwischen dem Zungenrücken und dem weichen Gaumen gebildet wird (also ein wenig weiter hinten als das „K", das beim Sprechen benutzt wird).

Denke ein wirkliches „aaaa" nach dem „K", kein „ɐ" oder „o" (wie in „offen"), so daß Zunge und weicher Gaumen ziemlich weit auseinander sind und der Atem weder über das Zäpfchen gurgelt noch in die Kehle hinunter kratzt.

- *Flüstere wieder ein klares reines „kaa" und sei dir dabei bewußt, wie die Zunge auf den weichen Gaumen auftrifft.*

Dann flüstere „kaa" mit dem reingehenden Atem.

Atme wieder normal aus auf „kaa", dann flüstere „kaa", wenn der Atem reingeht.

Flüstere im normalen Atemrhythmus „kaa", während du ein- und während du ausatmest.

(Beim reingehenden Atmen wird das „K" entstehen, wenn Zunge und weicher Gaumen durch den Atem, der hinein will, von *vorne* auseinandergeblasen werden. Beim rausgehenden Atem wird es entstehen, weil sie von *hinten* durch den Atem, der hinaus will, auseinandergeblasen werden.)

- *Sei dir, während du weiter auf geflüsterten „kaa"s ein- und ausatmest, der unterschiedlichen Temperatur des Atems beim Hinein- und Hinausgehen bewußt: Kühl beim Hineingehen; warm beim Hinausgehen.*

Stelle fest, welche Oberflächen des Mundes von der kühlen Luft getroffen werden.

Vergewissere dich, daß der vordere Teil der Zunge entspannt bleibt und die Zungenspitze die Rückseite der unteren Schneidezähne berührt.

Lege deine Hand auf deinen Atembereich, um eine federnde zentrale Reaktion auf einen federnden Stimmkanal zu spüren.

- *Konzentriere dich klar auf die Empfindung von kühler Luft, die den weichen Gaumen berührt, wenn er sich vor dem geflüsterten hineingehenden „kaa" weghebt.*

Beginne damit, der kühlen Luft im Bereich des weichen Gaumens mehr Platz zu geben.

Stelle dir vor, wenn du auf dem ausgehenden Atem „kaa" flüsterst, dem warmen Atem soviel Raum am weichen Gaumen zu geben, wie die kühle Luft hatte.

Du arbeitest jetzt an der Beweglichkeit des weichen Gaumens, indem du ihn aufforderst, auf sensorische Stimuli zu reagieren. Zur gleichen Zeit trainierst du deinen Geist in der Fähigkeit, sich mit einer geheimen Muskelgruppe zu verbinden, die normalerweise nicht der bewußten Kontrolle unterliegt. Du kannst dies nur durch eine verfeinerte Wahrnehmung tun.

- *Gähne jetzt weit und untersuche dabei das Verhalten des weichen Gaumens mit einem Spiegel. Er wird sich spontan viel weiter heben und dehnen, als du es bewußt tun könntest, aber wenn du deine Aufmerksamkeit auf die eigentlichen Gähnmuskeln ausrichtest, kannst du diese Wahrnehmung benutzen, um die bewußte Arbeit am weichen Gaumen zu erweitern.*

Gähnen ist so angenehm, daß es leicht ist, sich in der Gesamtempfindung zu verlieren, aber du kannst das Gähnen gut nutzen, so daß es der Mühe wert ist, deine Aufmerksamkeit für die Einzelheiten einzusetzen, die das Ganze ausmachen, und sogar das Gähnen ein wenig umzuprogrammieren, um seinen Nutzen weiter auszubreiten.

Eine kleine Abschweifung zum Gähnen

Gähnst du vertikal oder horizontal?

Die meisten Menschen bevorzugen ein vertikales Gähnen, und die stärkste Dehnung geschieht dabei in der Richtung nach unten. Das Gesicht zieht sich nach unten, und der Kiefer schiebt nach unten. Wenn du beim Gähnen anfängst, mehr horizontal zu denken, kannst du es umprogrammicren, so daß du schließlich eine völlig kreisrunde Öffnung erhältst, die sich sowohl vertikal als auch horizontal dehnt. Du wirst eine viel stärkere Betonung bei einer starken Dehnung im weichen Gaumen, in der Kehle und der Gesichtsmitte spüren. Du solltest dabei deine ganzen Zähne freigelegt sehen, den weichen Gaumen hoch und weit gestreckt und eine klaren Durchblick bis zur Rachenrückwand haben.

Wenn es dir gelungen ist, während dieser Erklärungen mehrmals ein echtes Gähnen auszulösen, bist du in einem guten, gesunden Zustand, fortzufahren.

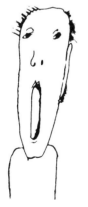 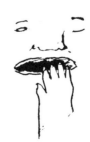

das vertikale Gähnen   *das horizontale Gähnen*

Deine Augen und deine Nase werden laufen, und auch dein Speichel; dein Atmungsapparat wurde stimuliert, und du warst in perfektem Kontakt mit unwillkürlichen Prozessen, während du sie beobachtet hast.

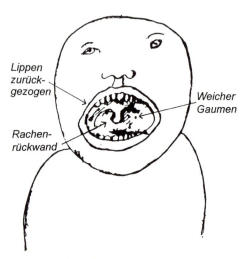

das vollständige Gähnen

Schritt 2
- *Schau in einen Spiegel und wiederhole die Übung in Schritt 1.*

Benutze jetzt, wenn du mit einem geflüsterten „kaa" einatmest, das Bewußtsein deiner Kiefermuskeln, um genau die gleiche Dehnung einzuleiten, die du hattest, als du gegähnt hast. (Es ist wichtig, daß du dabei vollständig gähnst, weil es dich sonst vielleicht würgt.)

- *Benutze jetzt dein Bewußtsein dazu, beim hinausgehenden „kaa" den weichen Gaumen in die Gähn-Dehnung hinein anzuheben.*

Atme ein und aus auf einem geflüsterten „kaa" und hebe und dehne dabei den weichen Gaumen jedesmal auf die vollste Gähn-Ausdehnung an.

Wiederhole das zwei- oder dreimal, dann ruhe dich aus, schlucke und feuchte die Kehle an, die ziemlich trocken geworden sein kann.

Wenn deine Kehle sich mehr an die durch sie hindurchströmende kalte Luft gewöhnt hat, wirst du weniger durch Trockenheit oder Husten gestört werden, die zu Beginn oft auftreten. Laß dich durch das ungewohnte Gefühl, das so viel durch deine Kehle ziehende kalte Luft verursacht, nicht aus dem Konzept bringen. Es wird dir nicht schaden, und wenn du diesen Prozeß vermeidest, wirst du vielleicht eine gewohnheitsmäßige Unwilligkeit fortsetzen, die Kehle zu öffnen – die als sehr verletzlicher Bereich unter einem übertriebenen Schutzinstinkt leiden kann.

- *Wiederhole die Übungen nochmals mit folgenden Beobachtungen:*

Die Bewegungen sollten federnd und die Dehnung elastisch sein. Halte die Dehnstellung nicht fest.

Der Atem sollte sich leicht und transparent anfühlen.

Gib acht, daß du den Atem nicht hineinziehst. Es sollte sich anfühlen, als ob er durch den Kehlraum wandert und nicht, als ob er über die Wände kratzt.

Beschleunige langsam den Vorgang, so daß die Übung stakkato, schnell, leicht und elastisch, aber trotzdem mit einer guten Dehnung erfahren wird.

Lies die folgenden Schritte, damit du die Übung zügig durchführen kannst. Benütze einen Spiegel.

Schritt 3
- *Atme kühle Luft mit einem geflüsterten „kaa" und einer vollen Gähn-Dehnung ein. Stell dir vor, wie die Luft in dein Atemzentrum hinuntergeht.*

Laß vom Zentrum warme Vibrationen auf „hai" (wie in „Hai") frei, indem du sie hochwandern läßt und über den gedehnten weichen Gaumen, den harten Gaumen und die oberen Zähne hinaus in die Luft entläßt.

Bewege den Zungenrücken unterhalb des weichen Gaumens auf und nieder; der sich ergebende Ton sollte „hai-jai-jai-jai" sein. Laß die Zungenspitze dabei weiter die unteren Schneidezähne berühren.

Bei dieser Übung erlaubst du dem Ton die Erfahrung, durch einen viel weiteren Kanal als üblich zu entweichen. Der weitere Kanal sollte eine stärkere Freigabe von der Quelle her stimulieren und dadurch die Möglichkeit schaffen, ein stärkeres Gefühl von Freiheit als bisher kennenzulernen. Zur gleichen Zeit baust du eine Variante des Zungenlockerungsplans ein, so daß du nicht wie gewohnt als Reaktion auf einen stärkeren Impuls zu drücken beginnst.

- *Übe Schritt 3 mit Hilfe eines Spiegels, um sicher zu sein, daß der weiche Gaumen während des gesamten „Satzes" der Übung oben und gedehnt bleibt.*

Dann übe mit steigender Tonhöhe, indem du jedesmal auf „kaa" einatmest und die Vibrationen sehr frei ausseufzst.

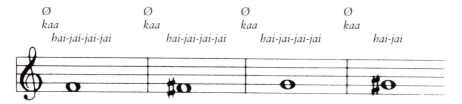

kaa = eingehender Atem/weicher Gaumen gedehnt
hai = Vibrationen beginnen im Zentrum
jai = Zungenrücken lockert sich

Schritt 4   • *Laß alles entspannen.*

Stell dir vor, draußen vor dem Fenster auf der anderen Seite der Straße, eines Feldes oder eines Flusses ist jemand, den du kennst, und dem oder der rufst du auf „HÄI–I–I" zu. Laß den Impuls zu rufen aus deinem Atem-/Gefühlszentrum kommen, und laß Kehle und weichen Gaumen offen, um dem Ruf einen freien Durchgang zu ermöglichen.

Schritt 5

- *Laß alles entspannen.*

  Kehre zu der Zungenübung Schritt 4 zurück, ohne zu versuchen, den weichen Gaumen zu heben oder irgend etwas aus den vorhergehenden vier Schritten anzuwenden.

  Beobachte, ob du irgendwelche neue Vibrationen fühlst oder andere Räume. Reagiert (ohne daß du ihn bewußt hebst) der weiche Gaumen, wenn du im Ton höher gehst, und schafft neue Wege für die hohen Töne? Fällt es leichter, höher zu gehen?

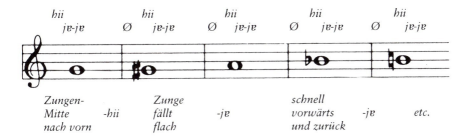

Schritt 6

- Rolle deinen Kopf mit einem Summen und spüre dabei den weichen Gaumen und den Zungenrücken. Der Raum zwischen beiden sollte sich während des Rollens ständig verändern. Wenn der Kopf nach hinten sinkt, ist mehr, wenn er nach vorne hängt, weniger Platz, aber weicher Gaumen und Zungenrücken sollten sich während des Summens nie berühren.

- Laß dich mit einem Summen die Wirbelsäule entlang nach unten sinken und schau nach allen möglichen Unterschieden aus, sei es in der Qualität oder der Verteilung der Vibrationen. Baue deine Wirbelsäule summend auf und laß, wenn du aufrecht bist, den Ton frei.

- Sprich „hɐ-hɐmmmmmmɐ".

- Du solltest mehr natürlichen Raum in deiner Mund/Rachen-Höhle spüren als zuvor. Vielleicht fühlst du Vibrationen aus dieser Höhle kommen. Du solltest als Ergebnis des größeren

Raumes insgesamt mehr Vibrationen spüren. Nutze, was immer sich an größerer Freiheit bietet.

• *Wenn du zu den Zungen- und Summ-Übungen zurückkehrst, laß den weichen Gaumen sich automatisch anpassen, wie er es wählt. Versuche nicht, ihn hochzuhalten, du wirst sonst falsch, knödelig und schwülstig klingen.*

Die Kehle

Als du dich mit dem weichen Gaumen befaßt hast, hast du dich ebenfalls mit der Kehle befaßt. Wenn du gähnst, ist die Dehnung nicht auf den weichen Gaumen beschränkt, sondern sie beeinflußt auch eine Menge pharyngaler Muskeln. Korrekterweise sollte ich von jetzt an von „Pharynx" sprechen; da dies aber kein allgemein gebräuchlicher Name ist, werde ich die meiste Zeit „Kehle" benutzen, und meine damit den Teil des Stimmkanals, der hinter dem weichen Gaumen von der Höhe der Nase bis zum Schlüsselbein verläuft. Die Kehle beinhaltet den Kehlkopf und bildet die primären Resonanzräume in dem Raum zwischen diesem und dem Nacken. Die Rückwand der Kehle ist mit Muskelgewebe ausgekleidet, das auf Tonhöhenveränderungen mit Spannungsveränderung reagiert, die die Rachenhöhle auf die für die bestimmte Tonhöhe notwendige Resonanz-Rückkoppelung abstimmt. Die resonatorischen Aspekte der Kehle werden im nächsten Kapitel ausführlicher erforscht. Hier richtet sich das Interesse an der Kehle auf ihren Anteil an einem durchlässigen Stimmkanal.

Der Hauptarbeitspunkt hier ist der rechte Winkel, an dem der Kehldurchgang in die Mundpassage übergeht. Wenn der weiche Gaumen schlaff und die Zunge fest ist, führt das leicht zu einem Verkehrsstau (siehe Bild A).

Für Arbeitszwecke sollte man sich die Kehle vor und hinter diesem Winkel als weiten, unblockierten Durchgang bis hinunter zum Zwerchfell vorstellen. Je weniger Interesse man dem Kehlkopf widmet, um so besser.

Die einzige Arbeit, die zu diesem Zeitpunkt an der Kehle geleistet werden kann, ist, diesen Verkehrsstau zu beseitigen, die Empfindung für Weiträumigkeit zu stimulieren und die Erfahrung von direkterer und ungehinderter Verbindung mit dem Atemzentrum zu erforschen, wenn das Rohr sich öffnet.

7. Der Stimmkanal 117

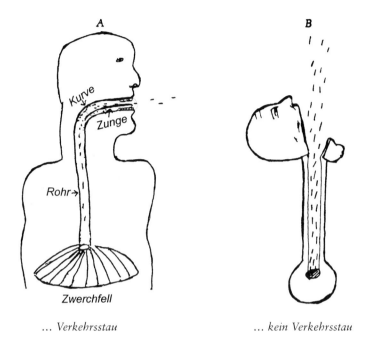

... Verkehrsstau   ... kein Verkehrsstau

Schritt 1 • *Laß deinen Kopf so weit zurückfallen, wie es leicht geht, ohne die Schultern mitzunehmen, und beobachte, wie sich das Bild des Stimmkanals in dieser Position verändert (siehe Bild B).*

Es ist jetzt eine gerade Säule, durch welche Atem und Ton ungehindert vom Zwerchfell zum Himmel fließen können. Keine Kurven, kein Verkehrsstau.

• *Seufze in dieser Position ein geflüstertes „haaaa".*

Bringe den Kopf unter Benützung des Nackens hoch auf die Spitze der Wirbelsäule. Stell dir die Form der Säule jetzt vor, wenn der Kopf oben ist, und seufze vom Zentrum ein geflüstertes „heeeeeee"

Wenn der Kopf nach hinten hängt, ist es fast unmöglich, die Kehle zur Unterstützung des Tons einzusetzen, der Atem muß übernehmen. Du kannst in dieser Position einen sehr deutlichen Eindruck der Verbindung mit dem Atemzentrum erhalten. Erhalte diesen Eindruck, wenn du den Kopf wieder nach oben bringst – so daß die Verbindung graphisch klar ist, wenn du den Atem mit einem geflüsterten „hɐ" entläßt – und erkenne, daß es trotz der Kurve, die der Atem jetzt machen muß, kein Hindernis in der Kehle zu geben braucht.

Schritt 2
- *Laß den Kopf wie vorhin wieder nach hinten fallen. Stell dir vor, daß Zunge und Kiefer zur Vorderseite deines Körpers gehören und weicher Gaumen und Schädel zum Rücken. Stell dir eine tiefe Kluft zwischen deiner Vorder- und Rückseite vor. Auf dem tiefsten Grund dieser Kluft ist ein warmer Teich von Vibrationen.*

Laß die Vibrationen aus dem Teich durch die Kluft wie einen Geysir hochsteigen: „haaaaaaaa".

Die Kehle bleibt dabei völlig unbeteiligt. Der Impuls für den Ton sollte kraftvoll im Energiezentrum weit unten entspringen.

- *Bringe den Kopf hoch auf den Nacken. Die Kluft verändert ihre Form, aber schließt sich nicht.*

Laß Vibrationen aus dem unveränderten warmen Teich von Vibrationen unten frei: „hɐɐɐɐɐɐɐ".

Während du die Kehle weiter entspannst und ihre Fähigkeit, den Ton zu unterstützen, entfernst, sollte deine Verbindung mit dem Zentrum deiner Atmung deutlicher werden. Stelle dir dieses Zentrum als dein Energiezentrum vor.

- *Richte deine Aufmerksamkeit jetzt, während du den ersten Teil dieses Schrittes wiederholst, sowohl auf den Ausgangspunkt des Tons in deinem Zentrum als auch auf einen Punkt an der Decke (oder am Himmel), wohin die Vibrationen wandern sollen. Laß „haaaaaaaa" vom zentralen Energie-/Vibrationspool frei, und*

7. Der Stimmkanal   119

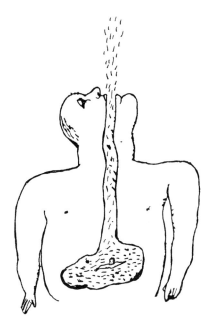

... ein Teich von Vibrationen

stelle dir einen ununterbrochenen Tonstrom vor, der durch deinen ganzen Körper hoch und durch die Luft zu dem Punkt fließt, den du dir ausgesucht hast.

• *Bring den Kopf hoch – laß das Rohr sich nicht schließen – suche dir einen Punkt aus geradeaus vor dir (wenn möglich eine Person), und entlasse Vibrationen aus dem warmen Zentrum zu diesem Punkt.*

• *Laß den Kopf nach hinten fallen. Stelle dir vor, der Teich der Vibrationen hat eine Farbe. Wenn dir nicht sofort eine einfällt, versuche blau. Entlasse einen langen blauen Strom „haaaaaaaa" blauer Vibrationen, um die Decke blau zu malen oder sich mit dem Himmel zu vermischen.*

• *Bringe den Kopf hoch. Entlasse deine farbigen Vibrationen (vielleicht ändern sie in dieser Haltung die Farbe), um damit die Wand oder die Person dir gegenüber anzumalen „heeeeeee".*

- *Wiederhole einige oder alle der Zungen-, Gaumen- und Summ-Übungen in Verbindung mit (1) deiner verstärkten Verbindung zu deinem Atem/Energie-Zentrum, (2) deinem Bewußtsein für eine entspannte Kehle und (3) Farben in den Vibrationen des Tons (wenn sie dich stimulieren).*

Das Benützen von Farben hilft anfangs, mehr Leben in den Ton zu bringen. Der Geist und die Vorstellung sind aktiver einbezogen, und die Töne beginnen, einen Inhalt zu bekommen – sie sind nicht nur leere Vibrationen um ihrer selbst willen. Wenn du deine Vorstellung auf diese Weise nutzt, kannst du feststellen, daß unterschiedliche Farben unterschiedliche Gefühle in dir auslösen. Experimentiere damit und finde heraus, wie du sie am besten nutzen kannst: Welche sind friedvoller, welche anregender? Aber vergewissere dich, daß du sie dir zentral vorstellst in Verbindung mit deinem Gefühl im Sonnengeflecht oder weiter unten. Du kannst dich in schöpferischem Gekritzel verlieren, wenn die Farben im Kopf entstehen.

Teil II
Der Entwicklungsprozeß: die Resonanzleiter

Du hast jetzt – wenigstens in der Theorie – den Atmungsprozeß und damit die Quelle für den Ton befreit, und du hast ebenfalls die Passage für den Ton durch die Entspannung von Kiefer, Zunge und Kehle frei gemacht. In der Praxis wirst du dir wohl nur dunkel einiger Bestandteile deines Stimmapparates durch eher gelegentlichen, zufälligen Kontakt bewußt geworden sein. In der Theorie kannst du deine Stimme nicht sicher weiterentwickeln, bevor du sie nicht befreit hast. Aber in der Praxis kannst du nicht auf einen solch perfekten Zustand warten; du wirst jetzt also fortfahren mit der Entwicklung, und du wirst feststellen, daß du die Befreiung gleichzeitig vertiefst.

Die Entwicklung wird sich auf zwei Hauptgebiete erstrecken: Stimmumfang und Kraft. Wir werden mit dem Stimmumfang beginnen, weil dies als Nebenerscheinung auch die Kraft verstärkt.

Die gesamte Arbeit wird auf der Annahme beruhen, daß du im ganzen Körper Resonanzräume isolieren und dadurch die Vibrationen in diesen Räumen verstärken kannst. Auf der körperlichen Ebene sind die Übungen vielleicht ablenkend und setzen den Geist auf eine Weise ein, daß die die Stimmlippen dirigierenden Muskeln gestärkt werden und die Stimmlippen selbst immer effizienter funktionieren. Während der Geist sich der zur Verfügung stehenden zwei bis vier Oktaven Stimmumfang in der Sprechstimme und der unendlichen Vielfalt von Resonanzqualität innerhalb dieser Spanne bewußt wird, werden Atem und Stimmlippen in ihrer Reaktion verfeinert und gestärkt.

Nachdem es schwierig ist, auf der psychologischen Ebene direkt zu arbeiten, wirst du in der nächsten Gruppe von Übungen dazu aufgefordert werden, die Stimme mit Hilfe der tatsächlichen Resonatoren weiterzuentwickeln, die aus einer Reihe von Hohlräumen unterschiedlichster Größe bestehen. Innerhalb dieser existieren Vibrationen, die angemessen für die Verstärkung unterschiedlicher Abschnitte des Stimmumfangs sind. Ich werde soviel klare Arbeitsbilder und Hilfestellungen benutzen, wie ich kann – Diagramme, Vorstellungskraft, Gefühle, Analogien, Absurditäten oder Tatsachen –, um das komplexe Zusammenspiel des unwillkürlichen Nervensystems mit einem hochentwickelten akustischen Mechanismus zu vereinfachen und greifbar zu machen.

Hier folgt nun die Beschreibung der Resonanzleiter. Ich bin dabei jedem über-wissenschaftlichen Anspruch aus dem Weg gegangen, auch wenn das zu einigen negativen Reaktionen führen könnte. Jede Note in der Stimme hat ihre eigene Sprosse in der Leiter, und die Leiter ist der Körper von der Brust bis zur Schädeldecke. Es ist praktisch, die Stimme mit den Begriffen westlicher Maßstäbe zu messen und ihr im Durchschnitt 3 Oktaven zu geben (obwohl ein mehr östliches Musiksystem genauer wäre, weil es feiner ist).

In den folgenden Übungen wirst du deine Stimme die Resonanz-Leiter hinauf und hinunter führen, bis jeder Teil verfügbar, vertraut und sicher ist. Schwache Sprossen können gestärkt, und Lücken in der Leiter können aufgefüllt werden, so daß sie körperlich greifbar sind. Die Erfahrung deines Stimmumfangs sollte körperlich so konkret wie möglich sein. Es braucht dabei keine Geheimnisse zu geben.

8. Die Resonanzräume des Stimmkanals

Wir werden mit zwei großen Resonanz-Hohlräumen beginnen, der Brust und dem Mund. Bevor wir jedoch mit Ton arbeiten, ist es notwendig, einige rein körperliche Vorbereitungsübungen zu machen.

Schritt 1

- *Laß den Kopf zurückfallen wie in der Übung zur Befreiung der Kehle, und stell dir den sich ergebenden weiten, bis in die Brust hinunter reichenden Durchgang vor. Stell dir diesmal vor, daß er sich in den gesamten Brustraum hineinerstreckt wie in eine große, weiträumige Höhle.*

- *Konzentriere dich klar auf die Nackenmuskeln und – nachdem du dich vergewissert hast, daß du keine Kraft der Kiefermuskeln einsetzt und deine Bauchmuskeln sich nicht anspannen – strecke dich durch deine sieben oberen Wirbel, die deinen Nacken bilden, hoch, bis dein Kopf auf dem obersten Wirbel schwebt. Nimm wahr, daß der Durchgang seine Form verändert, sich aber nicht geschlossen hat.*

- *Laß den Kopf nach vorne fallen, ohne den Mund zu schließen. Nimm wahr, daß der Durchgang wieder seine Form verändert hat, daß er sich aber nicht verschließen muß, auch wenn die Öffnung in dieser Haltung nur sehr eng ist.*

- *Richte die sieben oberen Wirbel wieder in Verlängerung der Wirbelsäule auf, bis der Kopf obendrauf schwebt. Laß dabei die Kiefermuskeln so locker, daß der Kiefer leicht auffällt, wenn der Kopf hochkommt. Der Zwischenraum zwischen den Zähnen ist etwas größer als vorhin, als der Kopf nach vorne hing.*

- *Laß den Nacken zurückfallen, ohne den Unterkiefer mitzunehmen, so daß der weite Durchgang bis hinunter in die Brust wieder erscheint.*

Die Haupthandlung besteht hier darin, die volle Verantwortung für die Bewegung des Kopfes in die sieben oberen Wirbel der Wirbelsäule (den Nacken) zu verlegen. Das Nebenprodukt dieser Handlung, während der Nacken sich von vorne nach hinten bewegt, ist, daß sich die Form des Ansatzrohres automatisch verändert, wenn sich das Verhältnis zwischen Schädel und Kiefer verändert. Diese spontane Reaktion hängt von der völligen Freiheit im Kiefergelenk ab, und da dort möglicherweise noch immer etwas Spannung besteht, kann es sein, daß du zunächst den Kiefer bewußt fallen lassen mußt, wenn du den Nacken aus der Vorwärts-Position hochholst und zurücklegst.

- *Übe Schritt 1 so lange, bis du dich in gutem Kontakt mit dem Nacken fühlst und ihn ohne jegliche Anspannung der Bauchmuskeln durch die drei Positionen führen kannst. Lege deine Hände auf den Bauch und laß dich durch nichts daran hindern, deine Atmung in einem natürlichen Rhythmus weitergehen zu lassen, während dein Kopf vor- und zurückfällt.*

Schritt 2
- *Laß den Nacken zurückfallen und finde, wie in Schritt 2 der Kehl-Übungen, tief innen ein Sammelbecken mit Vibrationen, und seufze auf „haaaaaaaa" aus. Laß es einen tiefen, sehr entspannten, warmen und sehr leichten Ton sein. Vergewissere dich, daß es nur Vibrationen sind und keineswegs verhaucht.*

Leg deine Hand auf die Brust und spüre die Vibrationen des Tons im gesamten Brustraum.

Wiederhole die Töne:

haaaa haaaa haaaa Ø

haaaa haaaa haaaa haaaa haaaa Ø

haa haa haa haa haa Ø

- *Bringe den Nacken hoch und laß den Kopf auf der Spitze schweben: Sei dir bewußt, daß sich die Form der Röhre verändert, aber nicht verschlossen hat, und erlaube dem Ton, auf „heeeeee" in die Mundhöhle zu strömen.*

Laß die Tonhöhe leicht ansteigen, und du wirst den Ton finden, der ein ganz bestimmtes Gefühlserlebnis von Vibrationen im gesamten Gaumen und an den Zähnen hervorbringen wird. Wiederhole die Töne, bis du ein Resonanz-Feedback von den knöchernen Hohlräumen des Mundes erhältst.

heeeee heeee heeee Ø

he he he he he Ø

he he he Ø

- *Laß den Nacken wieder zurückfallen, diesmal so, als ob du die Mundraum-Resonatoren aus dem Bild entfernen würdest und nur mit den Resonatoren der unteren Kehle und der Brust zurückbleibst.*

Finde einen tiefen Ton auf „haaaaa", der in den Brust-Hohlräumen herumrumpelt. Gib dich dem Ton hin und schwelge in ihm. Geh so tief du kannst, ohne dabei auf irgendeine Weise in die Kehle hinunterzudrücken.

Schlag deine Brust mit den Fäusten, um mehr Vibrationen aufzuschütteln und zu wecken.

- *Bring den Nacken wieder hoch und stell dir beim Hochschweben des Kopfes vor, daß die Mundraum-Resonatoren an ihren Platz zurückkehren.*

Finde einen Ton und eine Tonhöhe, die das höchstmögliche Resonanz-Feedback in den knochigen Wänden des Mundraumes hervorrufen werden.

- *Geh mehrmals von den Mund-Resonatoren (Nacken aufrecht) zu den Brust-Resonatoren (Nacken zurück) und zurück:*

he-he-he-he-he Ø

Nacken zurück

haa-haa-haa-haa-haa Ø
Nacken hoch
he-he-he-he-he Ø
Nacken zurück
haa-haa-haa-haa-haa Ø

Beobachte den Wechsel in der Tonhöhe und die völlig unterschiedliche Qualität der Resonanz in dem jeweiligen Hohlraum.

- Geh von den Brust-Resonatoren zu den Mund-Resonatoren und laß dann den Nacken nach vorne fallen.

Das Rohr ist jetzt sehr eng, und der Ton, der vorwärts hindurchfällt, kommt, durch das Rohr zu einem „hiiiii" geformt, an den vorderen Zähnen an.

Spüre die Vibrationen an den Schneidezähnen und finde den Ton (leicht höher als der Mund-Ton), der das klarste Resonanz-Feedback an den Schneidezähnen weckt.

- Laß jetzt – nur mit Hilfe des Nackens – den Kopf von unten nach oben und zurückwandern. Erlaube der Form des Resonanzrohrs, sich als Reaktion auf das wechselnde Verhältnis von Schädel und Kiefer zueinander so spontan wie möglich zu verändern, und entlasse einen Strom von Vibrationen aus dem Zentrum, der – je nach der Form des Rohres – auf die Zähne, den Mund oder die Brust ausgerichtet ist:

hii-hii-hii (Zahn-Vibrationen: Nacken nach vorne)
he-he-he (Mund-Vibrationen: Nacken aufrecht)
haa-haa-haa (Brust-Vibrationen: Nacken zurück)
haa-haa-haa (tiefer Ton: Brustresonanz)
he-he-he (mittlerer Ton: Mundresonanz)
hii-hii-hii (etwas höher: Zahnresonanz)

Es gibt in dieser Übung eine feine Unterscheidung dazwischen, den Ton in die verschiedenen Resonanzräume zu plazieren, oder ihn als Ergebnis von anderen kausalen Bedingungen geschehen zu lassen. Zu Beginn wirst du sicher „haa", „hɐ", „hii" denken und die Tonhöhe bewußt von tiefer zu höher verändern. Versuche trotzdem, diese Übung nach einem „Geschehen-Lassen"-Konzept zu machen, das jetzt vielleicht – aufgrund verbleibender Spannungen – noch nicht wirklich durchgehalten werden kann, im Geiste jedoch ständig erschaffen werden sollte.

Die erste Beobachtung, wenn der Kopf zurückgelegt und die Kehle weit offen ist, besteht darin, daß der einzige Laut, der entstehen kann, ohne daß du die Form veränderst und ohne daß du einen extra Muskel bewegst, „haa" ist; die Form bestimmt also den Vokal, und der Vokal ist das Nebenprodukt der Form. Wenn dein Nacken sich streckt, kommt der Kopf hoch, und die Kiefer schwingen in ihre mittlere Position: Wenn die Zunge völlig entspannt ist, ist der einzige Laut, der entstehen kann, ohne daß du die Form des Rohres änderst oder einen extra Muskel bewegst, ein „hɐ". (Wegen der versteckten Spannungen im Zungenrücken, die heimlich den Raum verformen, kann es jedoch schwierig sein, diese Erfahrung zu machen.) Wenn du den Kopf nach vorne fallen läßt und das Rohr sich verengt, und wenn die Zunge entspannt ist, so daß sie nach vorne fallen kann, ohne die Öffnung zu blockieren, ist der einzige Laut, der entstehen kann, ohne die Form zu verändern oder einen Muskel zu bewegen, ein „hii".

• *Gehe mit einem langen Atemseufzer (kein Ton) vom Zentrum aus mit erhöhtem Bewußtsein für die Bedingungen im Rohr noch einmal durch die drei Positionen. Du wirst die geflüsterten „haa, hɐ, hii" hören, wenn der Atem auf seinem Weg automatisch durch das sich verändernde Rohr geformt wird.*

Halte dich nicht an diesem Punkt auf, wenn du kein befriedigendes Ergebnis erhalten solltest. Was ich beschrieben habe, hängt von einer völlig freien Atmung ab und davon, daß Kiefer, Zunge und Kehle völlig frei sind.

Die zweite Beobachtung des „Geschehen-Lassen"-Konzepts ist, daß sich auch die Tonhöhe während dieser Übung spontan in dem Maße verändert, wie die Struktur ihre Form verändert.

8. Die Resonanzräume des Stimmkanals

Größere Räume schaffen tiefere Vibrations-Frequenzen als kleine. Das einzige, was du letztendlich tun mußt, ist, für einen ständig fließenden Vibrationsstrom vom Zentrum her zu sorgen. Und diese Vibrationen werden, während sich Kopf und Nacken durch die drei Positionen bewegen, von niedrig zu höher steigen, weil der Hohlraum kleiner wird.

Dieses Konzept ist jedoch eine Verfeinerung. Für den Augenblick reicht es aus, die Stimme in den drei Hauptresonanzgebieten zu wecken und dazu zu benutzen, was jeweils notwendig ist, um einige der von den verschiedenen Oberflächen widerklingenden unterschiedlichen Qualitäten der Vibrationen zu erfahren.

Schritt 3 Versuche (um das Atemzentrum zu stimulieren, das vielleicht durch die auf anderes gerichtete Aufmerksamkeit vernachlässigt wird) die ganze Sequenz nochmal, aber mit einer neuen Vorstellung.

- *Laß den Kopf zurückfallen, die Kehle weit.*

Stell dir diesmal vor, daß sich die Kehle in die Brust hinunter ausweitet, wie sich ein altmodischer Schornstein in einen offenen Kamin hinein ausweitet. In dem großen altmodischen Kamin brennt ein großes Feuer, das dein Zentrum erwärmt. Seh dich entspannt und warm in einem bequemen Lehnsessel neben dem Feuer sitzen. Laß die Wärme des Feuers und dein Gefühl von Zufriedenheit mit einem tiefen, warmen „haaaa" den ganzen Weg hoch und zum Schornstein hinaus los.

- *Bleib in Verbindung mit deinem Feuer. Bring Kopf und Nacken hoch. Der Schornstein verändert seine Form, aber verschließt sich nicht. Laß die Wärme des Feuers mit einem „heeee" den Gaumen wärmen.*

- *Laß Kopf und Nacken vorwärts fallen. Bleib in Verbindung mit dem Feuer-Gefühl. Laß Wärme und Vibrationen an deine Schneidezähne strömen „hiii". (Die „Hitze" ist in dieser Position konzentrierter und deutlicher.)*

- *Kopf hoch, „hɐ-hɐ-hɐ" (ein warmer Strahl richtet sich auf den Gaumen).*

- *Kopf zurück; sitze wieder entspannt beim Feuer; laß die Wärme sich im gesamten Torso ausbreiten „haaaa haaaa".*

Schritt 4
- *Wiederhole die Übung mit einem neuen Bild. Stell dir jetzt vor, daß du einen Farbvorrat in deinem Atemzentrum hast. Vielleicht Spraydosen voller Farben mit Knöpfen im Zwerchfell.*

  Kopf zurück / Brustresonanz / male einen großen purpurroten Fleck an die Decke „haaaaaa".

  Kopf hoch / Mundresonanz / male einen großen königsblauen Klecks an die gegenüberliegende Wand „hɐ" / dann drei Kleckse „hɐ-hɐ-hɐ".

  Kopf nach vorne / Zahnresonanz / male aus deiner Mitte eine dünne hellgrüne Linie auf den Boden „hiiiii".

  Kehr den Vorgang um von grün über blau zu rot.

- *Laß die Farbe aus deiner Mitte kommen. Seh die Farben dort ankommen, wo du sie hinzielst. Betrachte die Resonatoren als Nebenprodukt deines Spiels.*

Es lohnt sich, sich lange Zeit mit diesen grundlegenden Resonanz-Übungen des Stimmkanals zu befassen. Mache dich zuerst mit dem Konzept und dem allgemeinen Bild vertraut, und entwickle dann deine eigenen Variationen innerhalb des Konzepts. Du wirst vielleicht in jedem Bereich einen unterschiedlichen Energiegehalt erfahren, vor allem, wenn du mit Farben spielst und die wechselnden Tonhöhen wirklich unterschiedliche Energien haben. Es ist ein Zeichen von erhöhter organischer Wahrnehmung, wenn du die Verbindung zwischen Energie und Resonanzverhalten wahrzunehmen beginnst, und du wirst mit Stimmungs- oder Gefühlsinhalten innerhalb des gegebenen Rahmens experimentieren wollen.

8. Die Resonanzräume des Stimmkanals 131

Schritt 5 Wenn du dich sorgfältig mit den Resonanzsprüngen von Brust zu Mund zu den Zähnen vertraut gemacht hast, kannst du damit beginnen, die Sprossen der Tonleiter auszufüllen.

• *Führe das Bild der Resonanzleiter ein und stell dir vor, daran Sprosse für Sprosse durch Brust und Kehle hochzuklettern und weiter über den weichen Gaumen, den harten Gaumen und über die Alveolen zu den Schneidezähnen. Laß die Stimme in gleichen Intervallen die Tonleiter hochwandern und jedes Intervall seine entsprechende Resonanz-Sprosse finden. Dies sollte nicht gesungen, sondern mit Sprechbetonung erforscht werden.*

• *Finde die Variationsbreite jedes allgemeinen Resonanzbereichs durch eine vorgestellte Konversation heraus: Innerhalb des Brustresonanzbereichs ausschließlich mit „haa"s (eine Szene mit einem grundlegend entspannten, zufriedenen Zustand kann die am meisten angemessene Energie verschaffen); innerhalb des Bereichs der Mundresonanz ausschließlich mit „hɛ"s (eine Szene, die mehr Dringlichkeit und Leben enthält); innerhalb des Resonanzbereichs der Schneidezähne mit „hii"s (laß hier zunehmendes Interesse eine Erregung der Energie hervorrufen, um den Ton, der aus der Mitte entspringt, zu füllen).*

Diese Isolierung der Resonanz-Hohlräume wird geübt, um Teile des Stimmumfangs zu entwickeln, die sonst vielleicht unlebendig sind. Beim natürlichen Sprechen ist solch eine isolierte Reaktion selten und wird nur im Zusammenhang von blockierten Gefühlen oder Zuständen von extremer Spannung auftauchen. Beim normalen Gebrauch entsteht eine Mischung der Vibrationen aus verschiedenen Resonanzbereichen und ein ständig wechselnder Anteil von höheren und niederen Obertönen, die der wechselnden Intensität des Gedanken/Gefühls-Inhalts entsprechen.

Schritt 6 Hier ist es das Ziel, dich durch deine Stimme mit Hilfe eines Rufes zu befreien. Versuche nicht bewußt, was du gerade auf dem Gebiet der Resonatoren erarbeitet hast, mit einzuschließen, aber nimm, während du rufst, die Vermischung der Vibrationen von Brust, Mund und Schneidezähnen wahr.

• *Laß den Impuls zu rufen in deinem Atemzentrum entstehen.*
Laß das Ziel sein, dich zu befreien.
Der Ton ist ein langes, leichtes, unangestrengtes „häi".

• *Laß Kiefer, Zunge und Kehle völlig entspannt und laß den Ruf aus dem Energie-Zentrum des Sonnengeflechts/Zwerchfells entspringen, wenn du dich mit einem langen*

    häääääääääääi

befreist, welches Vibrationen aus allen verfügbaren Resonanz-Oberflächen in Brust, Kehle, weichem und hartem Gaumen und Zähnen sammelt auf seinem Weg aus deinem Körper hinaus in die Weite.

9. Freilassen der Stimme aus dem Körper

In den vorhergehenden Übungen lag die Betonung vor allem auf der körperlichen Wahrnehmung, die das spezielle Bahnen von Impulsen erlauben kann, um neue Bereiche körperlicher Reaktionen zu stimulieren und sich alte, gewohnheitsmäßige Reaktionen abzugewöhnen. Es ist nicht leicht, sich bei solchem Bewußtsein zur gleichen Zeit frei zu fühlen, aber das ist das Hauptziel dieser Arbeit: die natürliche Stimme zu befreien und damit dich selbst. Dieses Kapitel bietet einige sehr leichte allgemeine Wege an, die Stimme aus dem Körper zu befreien mit mehr Nachdruck darauf, *was* du befreist als *wie*. Das einzige Bild, das erhalten werden sollte, ist, daß der Ton vom Zentrum des Körpers her ausströmt. Das Konzept eines Zentrums der Stimme sollte mittlerweile als der körperliche Ursprung des Tons in der Mitte des Zwerchfells und des Impuls-Zentrums in der Sonnengeflecht-Region vertraut sein. Das sollte nicht irgendwelchen Empfindungen widersprechen, die du in bezug auf die Stimme und/oder die Energie haben magst, daß sie nämlich von tiefer unten im Torso kommen.

Schritt 1
- *Stell dir ein einfaches Bild vor deinem geistigen Auge vor. Zum Beispiel: Du stehst auf dem Gehweg einer belebten Straße, und du siehst auf der anderen Straßenseite jemanden, den du kennst und dessen Aufmerksamkeit du wecken möchtest. Oder: Du siehst zum Fenster hinaus und über den Garten. Du siehst jemanden, den du kennst, und bist überrascht, ihn dort zu sehen.*

- *Ruf als Reaktion auf eine der Szenen deinem Freund „häi" zu.*

- *Denk dich mit klar definierten Schritten durch die Szene. Zum Beispiel:*
Du siehst aus dem Fenster, um zu sehen, wie das Wetter ist.

Du siehst deine/n Freund/in. (Eine bestimmte Person und eine, die du magst.)

Was du siehst, erfüllt dich mit dem Bedürfnis, ihm oder ihr zu rufen.

Du läßt den Ruf los.

Du entspannst dich, atmest und wartest auf eine Reaktion.

Während der ganzen Szene wird auf deinen Körper eingewirkt: erst durch den äußeren Reiz, dann durch den Wunsch, zu kommunizieren. Es sollte deshalb keine Notwendigkeit für Druck oder Anstrengung entstehen, um zu rufen.

Übe dich darin, den Wunsch zu rufen tief unten im Zentrum wachsen zu lassen und diesen Wunsch durch das freie Rohr loszulassen.

Schritt 2
- *Laß das Bild, jemanden zu rufen, los und seufze ein langes, unangestrengtes „hääääääi" vom Zentrum her aus.*

- *Schüttle, während du deine Stimme durch „hääääi" freisetzt, leicht deine Schultern auf und ab und schüttle dadurch den Ton, während er ausströmt.*

- *Dann lockere federnd deinen ganzen Körper auf „hääääi". Laß die Knie sich locker beugen und strecken in einer leichten, federnden Bewegung, laß die Arme locker sein, Schultern locker, Bauchmuskeln locker, Kopf locker, Kiefer locker, während du einen lockeren langen Ton aus dem Körper federst.*

- *Stell dir vor, daß Federn unter deinen Fußsohlen sind und daß der Rest deines Körpers eine locker verbundene Marionette ist. Laß das „hääääi" im Zentrum beginnen und hüpfe auf den Federn durch den ganzen Raum hin und her, während der Ton völlig unkontrolliert hinausfliegt. Halte den Ton überhaupt nicht zurück, überlaß ihn völlig dem Einfluß des Hinausschüttelns aus deinem Körper.*

- *Steh still. Beginne „häi"s im Zentrum und laß langsam deinen Oberkörper der Wirbelsäule entlang nach unten sinken, bis du kopfüber hängst und die „häi"s als Reaktion auf die Schwerkraft aus dem Dach deines locker hängenden Kopfes herausfallen. Laß den Atem sich mühelos erneuern und komm dann langsam der Wirbelsäule entlang hoch, wobei du „häi"s rufst. Laß neuen Atem einfallen, wann immer es notwendig ist. Entschließe dich, wenn du oben ankommst, dich in einem langen, befreienden, angenehmen „häääääi" zu verlieren.*

- *Leg dich auf den Rücken auf den Boden. Geh durch deinen Körper, um alle Spannung loszulassen, und dann rufe ein offenes „häääääi" vom Zentrum aus zur Decke.*

- *Roll dich auf den Bauch. Leg deine Stirn auf deine Hände, so daß dein Gesicht in Richtung Boden schaut. Seufze mehrmals mit Erleichterung tief in deinen Körper. Beobachte, daß die Wirbelsäule sich in dieser Stellung in Richtung Füße verlängert, wenn du tief einatmest und sich verkürzt, wenn du ausatmest. Der untere Teil des Rückens hebt sich beim einströmenden Atem und fällt beim ausströmenden Atem. Rufe mit diesem Bewußtsein „hääääi"s von der Bauchlage aus.*

Du kannst viele der vorausgegangenen Übungen auf dem Boden mit dem Gesicht nach unten liegend ausprobieren. Es ist eine Position, die sofort jegliche unnötige Kopfbewegung, die auf Spannung in Nacken und Kiefer hindeutet, aufdeckt. Man kann sich dann anschaulicher vorstellen, daß der Ton in Reaktion auf die Schwerkraft vorwärts und aus dem Mund herausfällt. (Und wenn du erst einmal die Auswirkung des Atems auf den unteren Rücken spürst, wirst du weniger versucht sein, in flache Atmung zurückzuverfallen, ohne es zu merken.)

- *Rolle locker vom Bauch auf den Rücken; auf den Bauch, auf den Rücken und laß dabei lockere, mühelose Töne aus deinem Körper frei. Laß deinen ganzen Körper schlabberig sein. Vergewissere dich, daß in Kiefer, Nacken und Kehle kein Zurückhalten ist. Schütze oder schone den Ton auf keinen Fall. Jedesmal, wenn der Körper schwer auf den Bauch oder auf den Rücken fällt, sollte der Ton durch das Auftreffen herausgestoßen werden. Versuche es auch draußen, z. B. einen Wiesenhügel hinunter.*

Du kannst einige oder alle dieser körperlichen Lockerungen vorteilhaft nutzen, wenn du eine Rede übst oder ein Gedicht sprichst. Wähle etwas, das du gut kennst und dessen Inhalt dir vertraut ist. Richte deine Aufmerksamkeit hundertprozentig auf die Gedanken und Gefühle dessen, was du sagst. Aber werde jede mögliche Spannung los, die die Arbeit begleiten könnte, indem du deinen Körper, während du sprichst, auf eine der sieben vorgeschlagenen Arten ausschüttelst. Du wirst viele der äußerlichen Ergebnisse, die du bisher für ein bestimmtes Stück angestrebt haben magst, opfern müssen. Deine ganze Modulation wird herausgeschüttelt, alle äußere Kontrolle beseitigt. Nütze das aus. Kümmere dich nur um den inneren Gehalt, und laß diesen auf neuen Wegen aus dir kommen, die du überhaupt nicht geplant hast. Du wirst überrascht sein, Bedeutungen und Gefühle zu finden, die aus heiterem Himmel kommen, wenn dein Körper dich von gewohnten Gedankenmustern und ausgefahrenen emotionalen Geleisen befreit.

Zwischenschritt:
Übungsplan für das Material der Kapitel 3 bis 9

Zu diesem Zeitpunkt der Arbeit an dir selbst durch Arbeit an deiner Stimme solltest du in der Lage sein, einen zwanzig- bis dreißigminütigen Ablauf von Übungen zu planen, der regelmäßig gemacht werden sollte, bevor du Neues lernst, vor jeder Probe eines Stückes oder einer Szene, vor einem Schauspielunterricht oder einer Vorstellung. Du hast den Inhalt eines Stimm-Warm-up gespeichert, jetzt zwar noch unvollständig, aber trotzdem wirkungsvoll.

Ich möchte dich daran erinnern, daß diese Bewegungen und Töne dazu entworfen wurden, zur Umkonditionierung/Erneuerung deiner gesamten Kommunikationsweise beizutragen, und diese Erneuerung braucht Zeit und ständige Umprogrammierung, bevor sie hält und der Kommunikationsprozeß verläßliche neue Gewohnheiten formt. Alte Gewohnheiten und tägliche Spannungen kämpfen hart für ihre Erhaltung, und diese Übungen sind für den täglichen Gebrauch, bis der Schauspieler sich zur Ruhe setzt oder sich entschließt, einen Kiosk zu eröffnen oder Schweine zu züchten, anstatt sich mit dem Theater abzumühen.

Hier ist der Überblick für ein empfohlenes Warm-up; alle Übungen wurden in den vorhergehenden Kapiteln ausführlich beschrieben.

Warm-up (30 Minuten)

Körperliche Wahrnehmung (kein Ton)

- *Strecke dich und laß den Oberkörper der Wirbelsäule entlang fallen.*

Richte dich auf.

Rolle Kopf und Nacken.

Lockere mit den Händen den Kiefer.

Strecke und entspanne die Zunge.

Mache den weichen Gaumen geschmeidig.

Gähne und dehne dich durch.

Rolle den Kopf.

Laß den Oberkörper der Wirbelsäule entlang nach unten sinken – und richte dich wieder auf.

(ungefähr 5 Minuten)

Atmung
- *Steh mit dem Bewußtsein von ausgerichteter Wirbelsäule und Gleichgewicht.*

Schließe die Augen und spüre dein Skelett.

Richte deine Aufmerksamkeit nach innen und sei dir deines alltäglichen Atemrhythmus bewußt.

Erlaube dem Atem, auf kleine „fff"s loszulassen.

Wiederhole mehrmals, bis der unwillkürliche Rhythmus übernimmt.

(ungefähr 2 Minuten)

Berührung des Tons
- *Zentrale Wahrnehmung der Vibrationen auf*

   hɐ-hɐ

(ungefähr 1 Minute)

Vibrationen
- *Lippen-Vibrationen*

   hɐ-hɐmmmmmmmɐ

Bewege die Lippen während der Vibrationen.

Blase durch die Lippen aus.

Bewege die Oberlippe auf und ab (grinse).

Bewege die Unterlippe auf und ab.

Dehne sie seitwärts mit den Fingern in den Mundwinkeln. Laß sie los. Blase durch die Lippen auf den Ton βμμμμ aus.

Wiederhole mehrmals und geh dabei jedesmal einen Ton tiefer in der Tonleiter.

Wiederhole

hɐ-hɐmmmmmmɐ

mit absteigenden Tönen.

(ungefähr 4 Minuten)

Rolle den Kopf mit einem Summen.

Ändere die Richtungen, wechsle die Tonhöhen, 6 oder 7 mal.

Laß den Oberkörper die Wirbelsäule entlang mit einem Summen fallen.

Komm hoch und laß den Ton oben los.

Wiederhole mehrmals mit ab- und aufsteigenden Tönen.

hɐ-hɐmmmmmmɐ *(sprich es)*

(ungefähr 4 oder 5 Minuten)

Zunge
• *Seufze vom Zentrum her aus und lockere die Zunge*

hii-jɐ-jɐ-jɐ-jɐ-jɐ

Wiederhole mit auf- und absteigenden Tönen

hii-jɐ-jɐ-jɐ

hii-jɐ-jɐ-jɐ

Wiederhole das mit nach unten hängendem Kopf und beim Wieder-Aufrichten der Wirbelsäule (um die Atemmuskeln zu entspannen)

(ungefähr 1 1/2 Minuten)

Weicher Gaumen
• *Atme ein und aus auf einem geflüsterten „kaa" und weite dabei den weichen Gaumen in einer Gähn-Dehnung.*

Seufze vom Zentrum her über den gedehnten weichen Gaumen mit an- und absteigenden Tönen aus hai-jai-jai-jai

während du den Zungenrücken auf- und niederbewegst, um ihn zu entspannen.

Ruf ein „häi" aus.

(ungefähr 1 1/2 Minuten)

Kehle • Laß den Kopf zurückfallen, um die Kehle zu öffnen, und finde die Verbindung zum Zentrum.

haaaa

(ungefähr 1/2 Minute)

Resonatoren • Gehe durch Brust-, Mund- und Schneidezähne-Vibrationen mit jeweils

Kopf zurückgefallen

haaaa haaa haaa

Nacken gerade, Kopf hoch

he he he

Kopf nach vorne

hiii hiii hiii

Kehre den Vorgang um, dann ändere die Richtung, von vorne nach hinten und umgekehrt.

Wiederhole mit Farben und/oder vorgestellten Szenen.

(ungefähr 3 Minuten)

Freisetzen (Befreien) • Rufe, um dich zu befreien

häääääääääääi

Schüttle das „häi" heraus, indem du springend die Schultern federst, die Knie, den ganzen Körper.

Rolle den Kopf, während du rufst.

Laß den Oberkörper die Wirbelsäule entlang hinunterfallen, während du rufst.

(ungefähr 2 Minuten)

Arbeit auf dem Boden
- *Lege dich auf den Rücken oder auf den Bauch.*

Wiederhole einige der Übungen zur tieferen Entspannung.

10. Die Mitte der Stimme

Wir bewegen uns jetzt zu dem subtilsten, komplexesten und interessantesten Teil der Stimme. Er befindet sich auf halbem Weg die Tonleiter hinauf und im Mittelregister. Dies kann der am meisten aufdeckende Bereich einer Stimme sein, und wird vielleicht aus diesem Grund am wenigsten frei genutzt. Die resonatorischen Durchgänge sind hier labyrinthisch im Vergleich zu den einfachen Räumen in Brust, Pharynx und Mund. Man muß den Schädel wirklich untersuchen, um zu erkennen, wie reichhaltig und variationsreich in der Form die Durchgänge und Räume innerhalb der Maske des Gesichts sind. Manche sind aus festen Knochen beschaffen, andere sind nur 1 mm dick und haben Wände aus durchsichtigen Knorpeln. Durch diese Vielzahl an Formen und Beschaffenheit besteht eine potentiell endlose Vielfalt an Resonanzqualität. Und trotzdem setzen die meisten Menschen, wenn sie ihr Mittelregister benutzen, nur eine oder zwei Noten ein, manchmal schneidend, manchmal nasal, manchmal verhaucht, manchmal singend, aber selten mit mehr als einer übergreifenden Qualität. Selbst wenn sich der Ton sehr angenehm anhört, weil er „gut sitzt" oder „gut moduliert" ist, drückt er nicht mehr aus als eben dies: eine gut trainierte Stimme. Es fällt mir schwer, einer gut trainierten Stimme zu vertrauen, weil sie eine gut trainierte Person andeutet, die weiß, wie sie oder er wahrgenommen werden will, und das erreichen kann, was erwünscht ist. Eine Person, die genug Kontrolle hat, ständig eine „angenehme" Stimme zu präsentieren, versteckt viele Dinge.

Mit der Vielfalt von Resonanzqualitäten, die zur Verfügung stehen, ist es möglich, die subtilsten Gedanken-Nuancen genau aufzudecken. Wie gefährlich das im täglichen menschlichen Umgang sein kann, zeigt sich darin, wie selten sie zu hören sind. Um den am meisten aufdeckenden Teil der Stimme am besten geschützt zu halten, werden früh im Leben leicht auszulösende Abwehrmechanismen entwickelt. Das vokale Abwehrnetzwerk wird durch geistige Gegenströmungen errichtet, die Harmonien aus Tonhöhe und Resonanz und gleichzeitig Spannung in den Gesichtsmuskeln schaffen. Einige dieser Abwehrreaktionen sind instinktiv und spontan, manche instinktiven verhärten sich zu gewohnheitsmäßigen; manche sind halbbewußte Wahl des persönlichen Charakters, einige imitierend. Alle resultieren in Muskelreaktionen, die den Zugang zu bestimmten Resonanzräumen blockieren und die Vibrationen in andere umleiten. Die primäre Resonanzreaktion wird kontrolliert, und die sekundäre vermittelt eine verschleierte Botschaft.

Ich möchte ein Beispiel dafür geben: In einer Bemerkung wie „Liebling, ich finde, du fährst zu schnell" kann ein primärer Gefühlsimpuls von Angst liegen, der durch ein charakteristisches Ruhig-Bleiben in einer Krise verändert wird. Die durch Angst stimulierte Energie würde, direkt ausgedrückt, den Atem und die Stimmlippen aktivieren, Vibrationen mit einer relativ hohen Frequenz produzieren, die wiederum eine Vervielfältigung in den Resonatoren im mittleren bis oberen Teil des Gesichts hervorrufen würden. Myriaden winziger Muskeln im inneren Gewebe des oberen Rachens, des weichen Gaumens und der Nasennebenhöhlen würden die Energie des auslösenden Impulses aufnehmen und einen Muskeltonus schaffen, der imstande ist, mehr Vibrationen der gleichen Frequenz zurückzuwerfen, und dadurch genau den primären Angstimpuls weitergeben.

Gesteigerte emotionale Vibrationen erzeugen hoch-gestimmte Ton-Vibrationen, wenn sie nicht durch sekundäre Botschaften von Charakter-Elementen oder äußeren Einflüssen rückgängig gemacht werden. Im Falle des gefährlichen Fahrens könnte die wirkliche Sequenz psycho-physischer Reaktionen des Beifahrers sein:

1. Ein Panik-Reflex im Sonnengeflecht stimuliert ein schnelles Einatmen und ein gleichzeitiges, fast unmerkliches Anspannen im Bereich der Schläfen, Augen, Kopfmuskeln und des oberen Rachens.

2. Konditionierte und daher schnelle Entscheidung, die Panik nicht auszudrücken. Gewohnheitsmäßiges Herunterdrücken der hinteren Zunge und des Kehlkopfs, um einen Durchgang in die tiefen, ruhigen Resonanzräume der Brust zu schaffen.

3. Manipulation der Kehlkopfmuskulatur und unteren Register, um in einem warmen, tiefen Ton den freundlichen Vorschlag zu machen, daß sicher sein besser ist als zu bereuen, zu spät kommen besser als tot zu sein – irgendwas, das helfen kann, die Geschwindigkeit zu verringern.

Eine andere Art von Charakterprägung kann genauso leicht den Angstimpuls in Lachen umkehren; möglicherweise ein ziemlich hohes, kicherndes Lachen, da diese besonderen Charaktereinflüsse Impulse hinzufügen, die die Spannung in den Muskeln erhöhen und alles, auch den Ton, nach oben schrauben.

Unzählige Variationen können mit diesem einfachen Beispiel durch das Hinzufügen anderer Bestandteile durchgespielt werden. Die Verfassung des Fahrers, die Beziehung zwischen den beiden, die Häufigkeit des Vorfalls, die tatsächliche Gefahr und so fort. Sie lassen sich alle leichter ausdrücken als die grundlegenden, einfachen (im Gegensatz zu komplexen) Angst-Impulse. Solange die Stimme des Schauspielers nicht reine, unverfälschte Gefühle ausdrücken kann, kann er sich nicht darauf verlassen, Kompliziertes mit einiger Genauigkeit auszudrücken. Die Komplexität, die der Schauspieler wählt oder die die Rolle verlangt, wird durch ungewollte Beimischung gewohnheitsmäßiger Abwehr und individueller Charakteristik gefiltert, und der Ton kommt völlig anders heraus, als man ihn sich im Geist vorgestellt hat.

Zusammengefaßt heißt das, ein Konzept reiner Verbindung von Gedanken- und Gefühlsenergie mit Atem, Vibration und Resonanzreaktion unterliegt dieser Erforschung des Stimmumfangs. Du kannst das tun, indem du die Stimme wie ein Musikinstrument behandelst, nur Ton, geschieden vom Gefühl, aber du kannst auch deinen Geist öffnen zu einer Heirat von Gefühl und Ton und ihnen erlauben, sich gegenseitig zu stimulieren.

Die folgenden Übungen werden einige Anhaltungspunkte liefern, wie man die gesamten Masken-Resonatoren verfügbar machen kann. Stell dir die Maske nicht als Faschings- oder Theatermaske vor, mit nur der Dimension, die du siehst, wenn du in den Spiegel schaust. Meditiere etwas über ihre inneren Dimensionen, ihre Tiefe hinter der Nase und die knochigen, durch die Haut verborgenen Katakomben.

Zuerst mußt du die gesamten Gesichtsmuskeln, die vertikal, horizontal und diagonal verlaufen, aktivieren und geschmeidig machen. Diese können sowohl mobilisiert werden, um der Kommunikation zu dienen, als auch immobilisiert, um sie zu blockieren.

Körperliche Vorbereitung für die Arbeit an der Mittellage der Stimme

Gesichts-Isolationen
- *Hebe und senke die rechte Augenbraue mehrmals.*
  Hebe und senke die linke Augenbraue mehrmals.
  Hebe und senke die rechte Wange mehrmals.

Hebe und senke die linke Wange mehrmals.

Hebe und senke die Oberlippe mehrmals.

Hebe und senke die Unterlippe mehrmals.

Dehne den rechten Mundwinkel seitwärts und laß ihn los.

Dehne den linken Mundwinkel seitwärts und laß ihn los.

Wechsle ab, den rechten und linken Mundwinkel zu dehnen.

Kräusle die Nase hoch und laß sie los.

Bewege die Nase auf und nieder.

Kneife das rechte Auge zu.

Reiß das rechte Auge auf.

Kneife das linke Auge zu.

Reiß das linke Auge auf.

Schließe und öffne wechselseitig kräftig rechtes und linkes Auge.

- *Hebe die linke Augenbraue hoch und dehne den rechten Mundwinkel gleichzeitig seitwärts.*

Laß los.

Hebe die rechte Augenbraue hoch und dehne den linken Mundwinkel gleichzeitig seitwärts.

Laß los.

- *Erfinde alle möglichen Bewegungs-Kombinationen, um das Gesicht vertikal, horizontal und diagonal zu dehnen. Mache bewußte Bewegungen und überprüfe im Spiegel, ob sie so aussehen, wie du sie dir vorstellst.*

- *Kneife schließlich das gesamte Gesicht zu einem festen Ball zusammen.*

Dehne das Gesicht, soweit es geht (Augen und Mund weit offen). Schüttle die Haut des Gesichts von den Knochen.

Massiere dein Gesicht mit den Händen.

146   Teil II: Der Entwicklungsprozeß: die Resonanzleiter

Die mittleren Nebenhöhlen(Sinus)-Resonatoren

Sinus bedeutet Nische, Aussparung oder Hohlraum. Ein aus den Knochen herausgegrabener Hohlraum ist eine perfekte Resonanzhöhle, und die folgende Arbeit wird sich auf die beiden bekanntesten Paare von Hohlräumen konzentrieren – diejenigen, die sich auf beiden Seiten der Nase befinden und die ich die mittleren Nebenhöhlen nennen werde, und diejenigen, die über der Nase und den Augenbrauen liegen, die oberen Nebenhöhlen.

Schritt 1
• *Fühle mit deinen Fingern die Form deines Gesichts von der Nase in Richtung Backenknochen. Du wirst eine leichte Vertiefung zwischen den beiden knochigen Hügeln von Nase und Backen finden, die weich und schwammig ist und manchmal empfindlich. Massiere diese vorsichtig mit den Fingerspitzen in kleinen Kreisen an den Nasenflügeln auf und ab.*

• *Bewege jetzt den Bereich der mittleren Nebenhöhlen mit dessen eigenen Muskeln auf und ab. Das ist die Bewegung, mit der du eine rutschende Brille auf dem Nasenrücken hochschieben würdest.*

Schritt 2
• *Laß deinen Mund gerade weit genug für ein geflüstertes „hiiii" auffallen, das automatisch geformt wird, wenn du den Atem durch den engen Raum entweichen läßt. Die Zunge muß locker sein und ziemlich weit nach vorne hängen, damit dies spontan geschehen kann.*

• *Seufze ein anhaltendes „hiiii" durch deinen Mund auf einem mittleren Ton (ungefähr ein F über mittlerem C) und massiere zur gleichen Zeit die mittleren Nebenhöhlen mit deinen Fingerspitzen.*

Laß den Atem wieder ins Zentrum einfallen und entlasse ein weiteres „hiiii" auf einem höheren Ton. Massiere den Nebenhöhlen-Bereich. Wiederhole das Ganze auf mehreren ansteigenden Tönen.

• *Seufze ein weiteres „hiiii" (und gehe dabei höher, bis du merkst, daß du drücken mußt, dann geh wieder nach unten),*

und diesmal bewege die Sinus-Haut mit deren eigenen Muskeln auf und ab. (Das ist die Brillen-Hochschieb-Bewegung, bei der der Nasenrücken sich ähnlich kräuselt wie bei der Nasen-Rümpf-Reaktion auf einen unangenehmen Geruch.)
Kräusle, entspanne; kräusle, entspanne auf einem anhaltenden „hiiii".

- *Wechsle ab mit der Massage der Nebenhöhlen und dem Durcharbeiten der Muskeln durch Kräuseln der Nase und wieder Loslassen, während du dir den Ton jedesmal etwas höher vorstellst und wieder nach unten gehst, entweder wenn die Atmung schwierig oder die Kehle eng wird.*

Du mußt mit dem „hiiii" sehr bewußt zum Mund hinaus zielen. Plaziere den Ton nicht in die Nebenhöhlen, obwohl du Vibrationen in dieser Gegend weckst. Wenn du mit dem Ton dorthin zielst, wird der Ton in der Nase landen, was eigentlich nichts schadet, was jedoch die Erforschung der vielen anderen Qualitäten der Vibrationen, die in diesem Bereich entstehen können, verhindert.

Ein entscheidender Punkt der Aufmerksamkeit in dieser Übung ist die Zunge. Der Zungengrund spannt sich – wie oben erklärt – gewöhnlich an, wenn die Stimme höher wird, und ersetzt mit seiner Stärke die Unterstützung durch den Atem. Wenn die Nebenhöhlen-Resonatoren sich zu öffnen beginnen, werden sie der Stimme resonatorische Kraft verschaffen, die somit anfangen kann, ihre Abhängigkeit vom Zungengrund auf ihre wirkliche Kraft im Atem und in den Resonatoren zu übertragen. Je mehr du die Zunge entspannst, um so mehr wird die Stimme Unterstützung vom Atem fordern und ihre wahren Resonatoren finden. Die Schlußfolgerung daraus ist: Je mehr die Stimme ihre wirkliche resonatorische Kraft findet, um so mehr kannst du die Zunge entspannen.

- *Um zu beweisen, daß du die Zunge nicht brauchst, um die Stimme die Tonleiter hochzutreiben, führe die Übung von Schritt 3 durch, mit der Zungenspitze locker auf die Unterlippe gelegt.*

Lege deinen Daumen auf die weiche Unterseite des Kiefers und achte darauf, daß keinerlei Verhärtung im Zungengrund entsteht, während du höher gehst.

Schritt 3
- *Laß die Zunge dick und entspannt nach vorne und aus dem Mund gleiten. (Wenn sie wirklich entspannt ist, wird sie breit sein und die Mundwinkel berühren, dick und unbeweglich. Wenn sie sich irgendwo auf ihrer Länge spannt, wird sie versuchen, sich wieder in den Mund zurückzuziehen, spitz werden oder dünn und flach.)*

- *Seufze das „hiiii" durch deinen Mund und über die Zunge durch den jetzt sehr engen Raum zwischen der Oberfläche der Zunge und den oberen Schneidezähnen aus.*

- *Bewege den Nebenhöhlenbereich bei höher werdenden „hiiii"s auf und ab und achte darauf, daß die Zunge während der ganzen Zeit völlig entspannt bleibt. Entspanne für einen neuen Atem.*

- *Benütze diese Serie von ansteigenden „hiiii"s, um die Wechselbeziehung zwischen Zunge und Atem kennenzulernen. Massiere die Zunge auf der Unterseite des Kiefers mit den Fingerspitzen wieder weich, falls sie fest sein sollte, und fahre mit dem Ton dabei fort. Du kannst recht kräftig nach oben in diese Stelle hineindrücken, da sie unempfindlich ist. Es sollte dort ohne Rücksicht auf die Tonhöhe der gleiche weiche Zustand sein, wie wenn du still bist. Achte immer, wenn sich die Zunge anspannt, auf deine Atmung und seufze mit mehr Entspannung, mehr Freiheit von tiefer innen aus.*

Für das grundsätzliche Befreien der Stimme gilt die allgemeine Regel: Seufze tiefer, je höher du gehst.

- *Vergiß den speziellen Fokus der vorhergehenden Arbeit und rufe ein ungehemmtes, langes, freies „hääääääi". Schüttle den Ton heraus – lockere deinen gesamten Körper mit dem Ton.*

Daß du mehr seufzen mußt, wenn du höher gehst, liegt daran, daß damit ein gewohnheitsmäßiger konditionierter Reflex, für die hohen Noten zu drücken, unterbrochen wird. Ausstrecken, stützen, härter arbeiten oder einfach verweigern sind alles häufige psycho-physische Reaktionen bei ansteigenden Tönen. Wenn du dich bewußt entscheidest, mit zunehmender Erleichterung zu seufzen, während du höher gehst, tust du drei Dinge: (a) du löst Spannungen, die automatisch die Atmungsmuskulatur in Vorbereitung für die bevorstehende harte Arbeit ergreifen, denn du kannst nicht gespannt seufzen; (b) du schaffst einen stark gesteigerten Atemstoß, um die Tonhöhe anzutreiben und zu stützen; (c) du unterläufst das Drücken, Arbeiten und Leiden und/oder „Ich kann nicht"-Syndrom und ersetzt es durch eine fühlbare Empfindung der Erleichterung, die mit Freude in Verbindung gebracht werden muß. Wenn du dich entschließen kannst, daß es ein Seufzer freudiger Erleichterung ist und daß jeder ansteigende Ton sich mit stärkerer und tieferer freudiger Erleichterung verbindet, dann wirst du enorme Energie schaffen, enorme Atemmengen und eine neue Haltung gegenüber hohen Tönen, die dadurch viel leichter zu erreichen sind.

Sei nicht beunruhigt, wenn die Qualität des Tons in diesem Stadium ästhetisch nicht befriedigend ist. Sei damit zufrieden, dich nur auf ursächliche Dinge zu konzentrieren: Die Freiheit des Atems als Reaktion auf den Gedanken an einen höheren Ton, die Lockerung der Gesichtsmuskeln, die fortgesetzte Freiheit in Kehle, Zunge und Kiefer. Die Ergebnisse können am Anfang sehr fremdartig sein, und es ist oftmals besser, sie sind es, weil deine alten ästhetischen Maßstäbe vielleicht neuen Platz machen müssen. In der befreienden Phase des Trainings ist ästhetische Beurteilung gewöhnlich ein einschränkender Faktor und sollte auf einen viel späteren, verfeinernden Zeitpunkt verschoben werden. Solange du an auditiven Kriterien festhältst und innerlich kommentierst „das ist ein fürchterlicher Ton", „ich klinge viel besser, wenn ich singe" oder „das ist nicht meine Stimme", kannst du sicher sein, daß du nicht deine gesamte Aufmerksamkeit auf die physischen und sensorischen Aspekte der Arbeit richtest – und das Ergebnis wird niemals befriedigend sein.

Die Umgewöhnung, die durch die Anforderung von höher und höher werdenden Tönen entsteht, ist nicht nur dafür bestimmt, deinen Stimmumfang zu erweitern oder deine Singstimme zu entwickeln, obwohl beides geschehen wird. Sie ist auch als grundlegende Umprogrammierung dafür bestimmt, die Reaktion auf alle großen Anforderungen an die Stimme von größerer Anstrengung zu stärkerem Loslassen zu verändern: Den Anforderungen einer kraftvollen Rolle, die du verkörpern sollst, den Anforderungen eines riesigen Theaters, in dem du gehört werden sollst, den Anforderungen eines starken Gefühls, das vermittelt werden soll. Solch eine kraftvolle Kommunikation sollte das Nebenprodukt reichlich vorhandener innerer Energien der richtigen Art sein; offene, freie Kommunikationskanäle in Stimme und Körper; ein starkes, großzügiges Bedürfnis zu kommunizieren und das Versprechen großer Freude als Bestandteil solcher Kommunikation.

11. Die Nasen-Resonanzräume

Es ist wichtig, klar zwischen den Begriffen Nasenresonanz und Nasalität zu unterscheiden. Nasalität ist die Qualität, die man hört, wenn der Stimme der Zugang in den Mund verwehrt wird und sie statt dessen durch die Nase entweicht. Die physischen Gründe für Nasalität sind ein träger weicher Gaumen, der schlaff auf den Zungenrücken hängt, und die Zunge selbst, die sich hinten zusammenzieht und den Ton schneidend in die Nase treibt. Nasalität deutet unmißverständlich träge Atmung an. Nasalität kann man bei tiefen Stimmen hören, bei hohen und bei Stimmen im Mittelregister, und sie bedeutet, daß das Tuch einer einzigen Resonanzqualität über allen Äußerungen hängt. Wenn eine tiefe Stimme nasal ist, neigt sie dazu, reichlich stumpf und monoton zu sein; eine mittlere Stimme neigt dazu, aggressiv schneidend und monoton zu sein, und wenn eine hohe Stimme nasal ist, ist sie durchdringend monoton.

Die Nasenresonanz auf der anderen Seite ist ein lebendiger Teil des gesamten Resonanzsystems. Sie verschafft der Stimme Brillanz und tragende Kraft und ist ein Hauptbestandteil der Maskenresonanz. Ihre Kraft muß im Gleichgewicht abgestimmt sein, weil sie leicht dominieren und das Ganze verformen kann. Viele Schauspieler haben herausgefunden, daß sie sehr leicht in der letzten Reihe des Balkons gehört werden können, wenn sie ihre Stimme hinauf in die Nasen/Backenknochen verlegen. So leicht sogar, daß sie sich sonst auf keine Weise anstrengen müssen. Gehört zu werden – damit ist nur ein Teil gewonnen, und klare, leere Stimmen segeln oft hinauf zu Ohren, die die Worte hören und sich wundern, was das Ganze soll. Diejenigen, deren Ziel es ist, ihre Gefühle mit den Zuschauern zu teilen, werden der emotionalen Energie erlauben, den Atem zu aktivieren und Vibrationen zu erschaffen. Diese Vibrationen, durch alle möglichen Resonanzräume verstärkt, werden durch den Körper hinausfließen und eine Mischung aus Masken- und Nasenresonanz ansammeln, während sie durch das Gesicht wandern und Schallwellen mit tragender Kraft produzieren, die dem ursprünglichen Ziel angemessen sind. Kommunikation ist ein Nebenprodukt von Absicht und Freiheit.

Die Nasen-Hohlräume sollten wie die anderen Resonanzräume entdeckt, isoliert, entwickelt werden und dann dem automatischen Reagieren auf das allgemeine Zusammenspiel der Sprache überlassen werden.

Sei dir zunächst der Form des Nasenbeins bewußt und nimm wahr, daß Vibrationen, die in dieser stark konkaven Struktur ankommen, mit großer Intensität widerhallen. (Wenn du z.B. nahe an der Ecke eines Raumes stehst und Töne in diesen Winkel schickst, bekommst du einen viel stärkeren Resonanz-Widerhall, als wenn du gegen eine flache Wand sprichst.)

Schritt 1
- *Drücke mit deinem Finger gegen die rechte Seite deiner Nase, um das Nasenloch zu schließen. Atme durch das andere Nasenloch mit kurzem, scharfem, schnellem Schnüffeln (Schniefen) ein. Fünf oder sechs Schnüffler sollten dich auffüllen; dann atme auf „ffff" durch den Mund aus.*

- *Schließe das linke Nasenloch mit dem Finger und schnüffle scharf durch das rechte Nasenloch hoch, fünf- oder sechsmal, dann laß den Atem durch den Mund hinaus.*

- *Wiederhole dies einige Male für jedes Nasenloch und registriere dabei die Empfindung der kalten Luft in den Nasendurchgängen und im Rachen hinter dem weichen Gaumen.*

Schritt 2
- *Ruhe dich aus, nachdem du durch jedes Nasenloch einige Male hochgeschnieft hast, und sei dir der kühlen Stellen bewußt, durch die der Atem gestreift ist. Dann: Schließe das rechte Nasenloch und summe in einer mittleren Tonlage und stelle dir dabei vor, daß die summenden Vibrationen ausschließlich durch das linke Nasenloch fließen und die kühlen Stellen wärmen.*

Schließe das linke Nasenloch, summe und fühle dabei die Vibrationen durch das rechte Nasenloch fließen.

Wiederhole mehrmals in aufsteigenden Tonhöhen.

- *Wiederhole das Ganze, aber konzentriere dabei den Ton mehr in den Nasenrücken, indem du die Nase hochrümpfst, während du summst.*

Rümpfe den Nasenrücken hoch und atme durch beide Nasenlöcher ein und aus, während dieser hochgekräuselt ist.

Ziele mit einem Summen dorthin, wo die Falte ist, und massiere, während du summst, mit deinen Fingerspitzen von den Nasenflügeln aus in kleinen Kreisen nach außen. Wiederhole mit aufsteigenden Tönen, jeweils mit einem neuen Atemzug dazwischen, wobei das Summen stärker und mehr in die Nase konzentriert wird, während du massierst.

- *Laß jetzt, während du den Ton hundertprozentig in die Nase schickst, das Summen von einem konzentrierten „mmmmmmmm" zu einem engen „miiii" werden, wobei das „iiii" ausschließlich durch die Nase kommt.*

Wiederhole „mii-mii-mii" und ziele dabei in den gekräuselten Nasenrücken; achte darauf, daß der Ton von hinter dem weichen Gaumen in die Nase hochkommt und nichts davon durch den Mund entweicht.

Entspanne dich. Laß dich die Wirbelsäule entlang hinunter fallen. Rolle deinen Kopf.

- *Wiederhole die „mii"s in die Nase mit aufsteigenden Tönen und gehe dabei mindestens von A oberhalb mittlerem C zum E darüber.*

Sprich die „mii-mii-mii" auf einem ziemlich hohen Sprechton in die Nase. Spüre die Vibrationen in die Nase hineinschwirren.

- *Entspanne dich. Laß den Oberkörper die Wirbelsäule entlang hinunter fallen. Richte dich auf. Dehne und entspanne die Zunge. Atme ein und aus auf ein geflüstertes „kaa", um den weichen Gaumen loszulassen.*

Dann vergiß die Konzentration der vorhergehenden Übung und rufe ein langes und freies „häääääi" vom Zentrum aus. Schüttle deinen Körper während des Tons aus.

Erinnere dich, daß ein Zusammenhang zwischen ansteigender innerer Energie und ansteigendem Ton besteht, und ziehe dich nicht von den starken, klingenden Vibrationen zurück, die das Nasenbein produziert. Am Anfang wirst du das Gefühl haben, daß du in der Kehle leicht drücken mußt, um den Ton scharf genug auszurichten. Aber allmählich solltest du herausfinden, daß du diese Anstrengung vom Körper auf den Geist übertragen kannst. Das geistige Bild des Weges zu den Nasen-Hohlräumen wird stärker, die Kraft des Gedankens vom Ton steigert sich und die Fähigkeit, die Kehle völlig zu umgehen, entwickelt sich.

Ich möchte hier auf einen wichtigen Punkt eingehen, den ich später in anderem Zusammenhang wiederholen werde. Die menschliche Stimme ist sehr widerstandsfähig. Wenn du sie vorsichtig behandelst, immer in Angst vor Anstrengung, wirst du sie niemals ausdehnen oder ihr unbekanntes Potential antippen, denn du wirst immer bei dem bleiben, das sicher und bekannt ist. Wenn du vorsichtig bist, magst du denken, daß du nur körperlich vorsichtig bist; aber du wirst auch wesentliche Energien zurückhalten, die der eigentliche Brennstoff sind, den die Stimme braucht. Vorsicht der falschen Art kann einen Teufelskreis schaffen. Von jetzt ab ist es der Mühe wert, das Risiko einzugehen, gelegentlich deine Kehle anzukratzen oder etwas heiser zu werden, um neue Möglichkeiten zu finden. Du weißt jetzt genug, um deine Stimme wieder in einen guten Zustand zu bringen, falls du sie überanstrengt hast. Wenn das passieren sollte (und ich muß betonen, daß das natürlich nicht passieren muß), wiederhole alle die grundlegenden Entspannungsübungen mit spezieller Betonung der Zungen- und Kehl-Lockerung. Dann summe leicht, rolle deinen Kopf, laß dich der Wirbelsäule entlang hinunter fallen, massiere dein Gesicht, usw. Summen ist eine natürliche Massage für die Stimmlippen, und diese Behandlung ist – wenn sie so bald wie möglich nach der Überanstrengung ausgeführt wird – viel besser für deine Stimme, als sie durch Schweigen auszuruhen. Es ist auch psychologisch gesünder, die Angst, „deine Stimme zu verlieren", zu beseitigen, die eine Art Energie-Leck darstellt, das am meisten zu diesem Zustand beiträgt.

Schritt 3   *Kräusle den Nasenrücken und bereite den Weg wieder durch Ein- und Ausschniefen vor.*

Schicke die „mii-mii-mii" pfeifend in die Nase.

Lege deine Fingerspitzen an den Nasenrücken und stell dir vor, daß du mit deinen Fingerspitzen die Vibrationen vom Nasenrücken weg quer über die Backenknochen ziehen kannst. Laß den Ton sich leicht von „mii-mii-mii" zu einem sehr engen „mäi-

mäi-mäi" ausdehnen. Der Ton soll weiterhin durch die Nase gehen, er wird aber jetzt von einer erweiterten Resonanzoberfläche beeinflußt. Er breitet sich von einem Punkt am oberen Ende des Nasenrückens nach beiden Seiten über den Wulst der oberen Backenknochen aus.

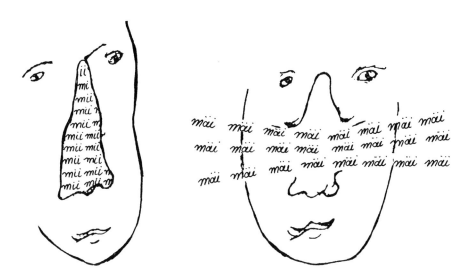

Entspanne den Hals, den weichen Gaumen und die Zunge und schüttle den Ton aus dem gesamten Körper heraus.

Schritt 4 Du wirst jetzt die Vibrationen aus der Nase wieder zurück in den Mund leiten. Die Idee, mit der es zu arbeiten gilt, ist, daß du die Vibrationen, nachdem du sie in deiner Nase zu einer intensiv geballten Ansammlung von Vibrationen entwickelt hast, durch den Mund freiläßt. Sie werden immer noch nasale Vibrationen sein, aber werden durch den Mund gehen anstatt durch die Nase. Damit dies geschehen kann, muß die Falltür weicher Gaumen – die sich als Reaktion auf deine Anweisung, daß der Ton in die Nase umgeleitet werden soll, geschlossen hat – zum richtigen Zeitpunkt auffliegen und den Mundkanal wieder herstellen (dies gilt nicht anatomisch, sondern nur als Bild. *Anm. d. Übers.*)

- *Schicke die „mii"s wie vorher in den Nasenrücken. Breite die Vibrationen wie vorher mit „mäi"s über die Backenknochen aus.*

   Dann (und das ist der Moment, in dem der weichen Gaumen aufﬂiegt) schicke die Vibrationen auf „ma-ma-ma" bewußt durch den Mund

   Entspanne – atme.

- *Wiederhole die ganze Sequenz auf einem Atem mit ansteigender Tonhöhe*

   mii-mii-mii-mäi-mäI-mÄI-MA-MA-MAAAA
   (Nase)   (Backenknochen)   (Mund)

   Finde die Tonhöhe heraus, die die stärkste Resonanzentwicklung in jedem Bereich weckt – sie wird ziemlich hoch sein.

- *Sprich die ganze Sequenz in einem hohen Sprechton und benütze dabei die gleiche Resonanz, wie du sie beim Singen gefunden hast. Das wird vielleicht etwas höher sein, wenn es in der Nase ist und etwas tiefer im Mund, aber achte darauf, daß du auf einer Tonhöhe bleibst, die die optimale Resonanzentwicklung in der Nase bringt. Finde die entsprechende Tonhöhe für diesen speziellen Resonanzraum und laß diesen Ton und diese Resonanz durch den Mund frei. Man macht leicht den Fehler, in die für den Mund angemessene Tonhöhe der Mundresonanz oder tiefer zu fallen.*

   Entspanne – atme – schüttle aus.

Dieser Teil der Stimme ist schwer zu entdecken und – einmal verfügbar – schwer zu verstehen. Er liegt auf dem Weg vom mittleren, meistgenutzten Teil des Registers zum sehr hohen, erregten Teil im Schädel, dessen Gebrauch mit dem Ausdruck hoher Energiezustände und offensichtlich hysterischer Zustände zusammenhängt. Die Sprossen der Resonanzleiter, die vom Nasenrücken zur Stirn führen, werden in der Stimmentwicklung oft völlig übersprungen; und hier entsteht gewöhnlich der berühmte Bruch in der Singstimme, nach dem jeder früher oder später fragt.

Nach meiner Beobachtung scheint das der verletzlichste Teil der Stimme zu sein. Ich meine damit nicht, der schwächste. Er drückt die aufrichtigsten, offensten und verletzlichsten Gefühle und Gedanken aus. Es gibt ihn, um auf zitternde, nackte Angst, auf unschuldige Überraschung, auf plötzliche, überraschte Freude und auf naive, offene Fragen, die am Ende hochgehen, zu reagieren. (Es ist überraschend, wie wenige Fragen mit einer einfachen, hebenden Betonung gefragt werden. Höre genau hin und du wirst merken, wieviele eine vorweggenommene Antwort enthalten, die die Modulation von der Verletzlichkeit abwendet.) Dieser Teil des Stimmregisters ist, wie es mit verletzlichen Bereichen der Fall ist, gut geschützt. Hochgeladene Energie-Impulse werden umgeleitet, und obwohl solche Impulse den Ton in das obere Register schicken mögen, wird die Resonanzreaktion mit größerer Sicherheit in der Nase gefunden, oder sie wird durch einen übermäßigen Atemstrom auf die Hälfte reduziert. Wenn solche Energieimpulse in der Nase enden, sind sie äußerst durchdringend und unerträglich: Die Attrappe des übermäßigen Volumens ist eine interessante Abwehr gegen die direkte Reaktion. Die andere Methode ist die verhauchte Reaktion, bei der die Wörter durch einen nebligen Filter gehört werden und die Abwehr durch Beschwichtigung angedeutet wird. „Schau, wie schwach und ungeschützt ich bin – ich wage nicht einmal, meine Gedanken einer ganzen Stimme anzuvertrauen. Eigentlich hoffe ich, daß du gar nicht genau hörst, was ich sage, für den Fall, daß ich nicht recht habe."

Um an einem Beispiel zu zeigen, was ich meine, hier drei Versionen derselben Szene:

Zwei Menschen, die sich vor zehn Jahren geliebt und seither nicht mehr getroffen haben, treffen sich plötzlich zufällig. Benütze diesen einen Satz als Beispiel, um drei mögliche Reaktionen zu vermitteln:

„Wie wundervoll, dich zu sehen; hast du gewußt, daß ich hier sein würde?"

Unter Anwendung der oben angedeuteten Abwehrhaltungen hier nun zwei mögliche Sequenzen psycho-physischer Ereignisse.

Erste Sequenz

1. Beim Anblick des früheren Geliebten schießt Adrenalin ins Blut, die Knie werden weich, Atem und Herz pumpen schneller.

2. Denkt: „Ich kann ihm/ihr nicht zeigen, wie nah mir das geht."

3. Methode: Füge soziale Energie hinzu, um eine leicht übertriebene und unpassend extravertierte Freude daraus zu machen, die die Muskeln in Kehle und Gesicht stärker aktiviert als den Atem.

4. Ergebnis: Die Muskeln des Ansatzrohres treiben den Ton in die Nase und schaffen einen hohen Ton des Entzückens, der die ursprüngliche Verletzlichkeit in einem sozialen Geräusch erstickt:

Wie $^{WUN\text{-}}$dervoll, dich $_{zu}$ ^{SEHEN,} hast du $_{GEWUSST,}$ daß ich $_{HIER}$ bin?

(Übertriebene Überraschung und Entzücken: Die Frage setzt sicher die Antwort „ja" voraus.)

Zweite Sequenz

1. Beim Anblick des früheren Geliebten schießt Adrenalin ins Blut, die Knie werden weich, Atem und Herz pumpen schneller.

2. Denkt: „Ich möchte wissen, ob er/sie das gleiche fühlt wie ich. Solange ich das nicht weiß, wage ich nicht klar auszudrücken, was ich fühle, sonst könnte ich verletzt werden."

3. Methode: Laß die ganze Luft in einem Stoß heraus und halte das Gefühl drinnen. Leerer Atem strömt über die Stimmlippen, die durch den zurückgehaltenen Gefühlsimpuls schlaff gelassen wurden und jetzt halb Stimme, halb Flüstern produzieren, dem die Vibrationsenergie fehlt, um resonatorisches Feedback oder lebendige Betonung zu stimulieren.

4. Ergebnis: ein halb geflüstertes „Wie wundervoll, dich zu sehen. Hast du gewußt, daß ich hier sein würde."

(Monotonie überträgt dem Hörer die Verantwortung zu projizieren, was er oder sie glauben will, daß er oder sie in diesem nicht offenbarenden Satz gehört hat und somit als erste/r die Karten auf den Tisch legt.)

Dritte Sequenz

Im Falle einer offenen Äußerung von Gefühlen könnte die psycho-physische Sequenz so sein:

1. Beim Anblick des früheren Geliebten schießt Adrenalin ins Blut, die Knie werden weich, Atem und Herz pumpen schneller.

2. Die Aufregung energetisiert die Kehlkopfmuskulatur, die die Stimmlippen steuert, so daß erregter Atem/erregte Stimmlippen hochfrequente Vibrationen schaffen, die durch das gleichzeitig

eingestimmte Muskelgewebe im oberen Rachen und oberen Gesichtsbereich aufgenommen und vervielfältigt werden.

3. Die Tonhöhe springt nach oben: Leichte, hochresonante Qualität entsteht, und der Ex-Geliebte hört die überraschte, halb ängstliche Freude und das echte Bedürfnis zu erfahren, ob er/sie ihn/sie gesucht hat oder nur zufällig hierher gekommen ist.

Schritt 5
- *Wiederhole Schritt 1 und 2 vollständig mit dem Bewußtsein, den Teil des Stimmumfangs aufzufüllen, der von mittel bis hoch geht.*

Beginne mit den „mii-mii-mii"s, geh weiter zu „mäi-mäi-mäi", aber entlasse diesmal den Ton auf „mai-mai-mai-mai" in den Mund.

Wiederhole es und ende mit einem langen, ansteigend betonten „maiiiiiii" wie mit einer unbefangenen Frage.

mii-mii-mii mäi-mäI-mÄI-MAI-I-I-I-I?

Versuche, nicht ins Falsett zu gehen.

Achte darauf, daß deine Augenbrauen bei dem Gedanken an eine Frage nicht automatisch hochgehen. Wenn sie hochgehen, wird deine Stimme nicht so hoch gehen, wie sie könnte. (Die Augenbrauen tendieren dazu, den weichen Gaumen zu ersetzen.)

- *Wiederhole; und am Ende des fragenden „maiiiii?" sag mit dem gleichen Atem, mit der gleichen Resonanz, mit dem gleichen ansteigenden Ton „why" (englische Aussprache)*

miimiimiimäimÄImAIII^{I}WHY^{YY}?

Streiche das whyyyyyy über deine Backenknochen aus.

Wiederhole „miimiimiimmäimäimai?why?" und dann füge dazu

„why fly" (atme) „why fly so high?"

mit der angesammelten Energie von Tonhöhe, Resonatoren, Frage und Dringlichkeit des Bedürfnisses, die Antwort zu erfahren.

Schritt 6

• *Stelle dir vor, du stehst auf der Spitze eines Berges. Zwischen ihm und einem anderen Berg ist ein schmaler, tiefer Graben. Der Himmel ist blau, die Luft ist klar und frisch. Auf der anderen Bergspitze steht ein Freund.*

Laß die Szene dich innerlich ergreifen. Rufe von einem angeregten Zentrum aus ein langes, hohes, geschwungenes „haiiiiii" hinüber zu der gegenüberliegenden Bergspitze.

• *Nochmals die gleiche Szene. Die gleichen Gefühle. Das gleiche Bedürfnis zu rufen. Diesmal flüstere den Ruf – nur der Impuls vom Zentrum her, und der Atem fliegt durch das weite Rohr deiner Kehle. Ein geflüstertes „haiiiiiiii".*

Dann wieder stimmhaft.

Hier versorgst du dich mit dem Typ von Szene, die die Art von Energie stimuliert, die für die oberen bis hohen Teile des Stimmumfangs und der Resonanzleiter notwendig ist, um sich befriedigend auszudrücken. All der technischen Arbeit muß vertraut werden, damit sie sich ganz automatisch auszahlen kann. Der Rufimpuls sollte ganz natürlich zum Zwerchfell wandern, ohne von den Kehlmuskeln aufgehalten zu werden; das Zwerchfell sollte spontan genug Luft hineinziehen, um diesen Impuls zu versorgen, und willig Atem und Impuls mit genügend Energie für diese Anforderung entlassen. Bis zu diesem Zeitpunkt sollten die Kehle, der weiche Gaumen und der Kiefer natürlich geschmeidig und beweglich genug sein, um dem Ruf aus dem Wege zu gehen, der in hohe, tragende Resonatoren getrieben wird, die in der Lage sind, die Vibrationen ausreichend zu vervielfältigen, um das Ziel der Kommunikation mit deinem Freund auf der gegenüberliegenden Bergspitze zu erreichen.

Es ist jetzt wichtig, daß du anfängst, deine eigenen einfachen Szenen zu schaffen, so daß du zwischen technischer bewußter Arbeit, die ein gut abgestimmtes, wohlgespanntes, flexibles Stimminstrument entwickelt, und der imaginativen Arbeit, die weiß, daß die Stimme unwillkürlich funktionieren muß (wenn sie echt sein soll), abwechseln kannst. In der technischen Arbeit gräbst du Wege vom Geist zu den gewählten Muskeln; in der imaginativen Arbeit weißt du, daß diese Wege da sind und du durch sie entlanglaufen kannst. Du rekonditionierst den Gebrauch deiner selbst, nicht nur etwas, das „deine Stimme" genannt wird. Schicke also, bevor du beginnst, eine Szene ablaufen zu lassen, den auslösenden Impuls des Bildes an die Stelle, an der der Weg beginnt. Beginne vom Zentrum aus, sprich das Zentrum an, laß vom Zentrum aus los und beobachte, was passiert. Gehe zurück, wenn du stolperst oder fällst, und grabe im technischen Teil noch ein bißchen weiter. Dann überlaß dich wieder dem kreativen Selbst. Vom Technischen zum Kreativen und wieder zurück – aber versuche in diesem Stadium nicht, diese beiden zu kombinieren, weil sich dann deine Energien spalten und ihre Kraft verlieren werden.

12. Stimmumfang

Innerhalb des Systems der Resonanzleiter bleibt nur noch das gewölbte Oberteil des Kopfes zu entdecken. Die Spitze der Resonanzleiter hat eine perfekte akustische Form und Beschaffenheit. Sie reagiert einfach und stark auf hochfrequente Töne, die sich dort vervielfältigen. Wenn du aber nicht Sopran, Tenor oder Countertenor ausübst oder täglich schreist, bist du vielleicht nicht mit der Empfindung der Schädelresonanz vertraut. Es ist eine intensive Energie in diesem Ton, der zentral erschaffen werden muß, wenn er einem menschlichen Zweck dienen soll, und es ist leichter, von einfacher Arbeit am gesamten Stimmumfang zu Übungen zur Entwicklung der Schädelresonanz hinzuführen (was dieser Energie erlaubt, sich natürlich zu entwickeln), als sie direkt anzugehen. Theoretisch kommt die Arbeit am Schädel vor der Arbeit am Stimmumfang, aber in der Praxis ist es hilfreicher, zuerst an den Übungen zum Stimmumfang zu arbeiten. In den folgenden Übungen wirst du dein sich entwickelndes Bewußtsein für die Resonanzleiter benutzen, um deine Stimme zu ihrem weitestmöglichen Umfang zu befreien.

Schritt 1
- *Stehe locker mit dem Bewußtsein der Skelettunterstützung deines Körpers, schließe deine Augen und richte deine Aufmerksamkeit nach innen.*

Stelle dir vor, dein Körper ist ein Haus. Der Keller ist unterhalb des Brustkorbs, das Erdgeschoß in der Brust, der erste Stock im Mund, der zweite Stock geht vom Mund bis zu den Augen, der dritte Stock von den Augenbrauen bis zum Haaransatz, und der Dachboden/Speicher ist in der Schädeldecke.

- *Stelle dir deine Stimme als einen Aufzug vor, dessen elektrischer Mechanismus im Keller ist, und benutze ein langes „hääääääi" als den Ton, in dem sich deine Stimme/Aufzug ma-*

12. Stimmumfang

nifestiert, um damit vom Keller zum Dachboden zu fahren, und besuche dabei alle Resonanzetagen auf dem Weg.

Ziehe dabei die Tatsache in Betracht, daß ein Haus sich nicht bewegt, wenn der Aufzug fährt (laß den Mund offenfallen, aber sonst weder Schultern, Kiefer, Zunge Lippen noch Augenbrauen auf irgendeine Weise durch Bewegung mithelfen, wenn die Stimme bzw. der Aufzug sich bewegt).

- *Laß den Atem sich erneuern, nachdem du auf dem Dachboden angekommen bist, und wandere, nachdem sich die elektrische Energie im Keller erneuert hat, wieder durch das Haus hinunter, wobei du darauf achtest, daß du kein Stockwerk ausläßt und der Aufzug sich mit der gleichen gleichmäßigen Geschwindigkeit nach unten bewegt. (Es besteht eine Tendenz, auf dem Weg nach unten außer Kontrolle zu rutschen, vom Dachboden ins erste Stockwerk zu hüpfen und einen großen Teil der Zeit im Erdgeschoß zu verbringen.)*
- *Wiederhole die Übung einige Male, bis dir die Idee vertraut ist.*

Punkte, auf die zu achten ist:

Die Kraft, die den Aufzug bewegt, kommt aus dem Keller, ohne Rücksicht darauf, ob du im Keller oder im Dachboden beginnst.

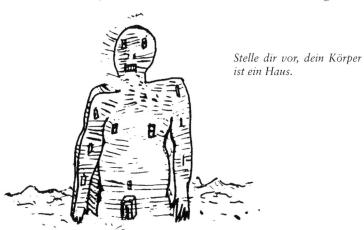

Stelle dir vor, dein Körper ist ein Haus.

Wenn du merkst, daß dir auf halbem Weg auf- oder abwärts die Kraft ausgeht, presse nicht die letzten Volt heraus, hol dir einen frischen Auftrieb von unten. Dies ist keine Übung, bei der du austesten sollst, wie lange du den Atem aushalten kannst.

Richte deine Aufmerksamkeit auf die Genauigkeit des Bildes und die sensorische Wahrnehmung der Resonanz; laß die Tonhöhe ein Nebenprodukt davon sein.

Schritt 2 Gehe jetzt, nachdem du alle Resonanzräume deines Körpers besucht hast, sorglos und frei mit deinem Stimmumfang um.

- *Laß dich sehr schnell der Wirbelsäule entlang nach unten fallen und richte dich genau so schnell wieder auf. Das Fallenlassen geschieht in zwei ungleichen Etappen: ein plötzliches, schweres Fallen des Kopfes und ein schnelles Abrollen der Wirbelsäule. (Achte darauf, daß sich deine Knie leicht beugen, während du das tust, sonst kommst du aus dem Gleichgewicht.) Das Aufrichten beginnt als Zurückprallen aus dem plötzlichen Fallen, geht schnell die Wirbelsäule hoch, dann schwebt auch der Kopf hoch.*

- *Beginne das „häi" am unteren Ende deines Stimmumfangs im Magen, laß den Kopf fallen und fange an, die Tonleiter hoch zu gehen, während du dich der Wirbelsäule entlang hinunter sinken läßt. Laß das Ansteigen der Tonhöhe und das Sinken der Wirbelsäule schneller werden, so daß der plötzliche, holprige Sturz, unten angekommen, den oberen Teil des Stimmumfangs sehr frei durch die Schädeldecke hinauswirft. Neuer Atem. Beginne mit dem „häi" am oberen Ende deines Stimmumfangs. Baue die Wirbelsäule wieder auf, während der Ton die Tonleiter hinunterfährt und in dem Augenblick wieder im Magen ankommt, wenn der Kopf auf die Spitze der Wirbelsäule zurückschwebt.*

- *Gehe mit dem folgenden Bewußtsein die Tonleiter hoch, wenn du die Wirbelsäule fallen läßt, und die Tonleiter hinunter, wenn du die Wirbelsäule aufrichtest:*

Nutze mental die Schwerkraft, um der oberen Grenze deines Stimmumfangs jedesmal, wenn du dich fallen läßt, zu erlauben, höher zu gehen. Stell dir vor, der Ton fällt jedesmal aufwärts zur Schädeldecke hinaus.

Sei locker, frei, unbesorgt; der heftige Stoß sollte, wenn du plötzlich nach unten fällst, den Ton aufwärts schleudern. Halte dich an der obersten Note nicht fest – laß sie wirbelnd hinausfallen.

Nimm der Übung gegenüber keine zu ernsthafte Haltung ein, sonst wird sie ihren Zweck verfehlen.

Ein sinnvolles Bild, mit dem du spielen kannst, ist, daß das „häi", wenn du stehst, in deinem Steißbein beginnt und die Wirbelsäule hoch zu deinem Kopf wandert, wo es durch ein Loch in der Schädeldecke entweicht. Wenn du nach unten hängst, beginnt es unter dem Boden und fließt dann wiederum von deinem Kopf aus die Wirbelsäule hinunter wieder zum Steißbein, wenn du oben angekommen bist.

Schritt 3
- Lege dich auf den Rücken auf den Boden, reise langsam durch den Stimmumfang und untersuche und genieße dabei jede Sprosse der Resonanzleiter. Wieder kann das Bild der Wirbelsäule nützlich sein: Stelle dir diesmal, während du auf dem Rücken liegst, die Wirbelsäule als Eisenbahnschienen vor, und den Ton als Zug, der vom Depot Steißbein zum obersten Wirbel Bahnhof fährt und umgekehrt.

In dieser Position kannst du wirklich überprüfen, ob du dich durch den gesamten Umfang deiner Stimme bewegst und dazu nur deinen Geist und deinen Atem benutzt. Es ist nicht nötig, daß du den Mund weiter öffnest, wenn du höher oder tiefer gehst, es ist nicht nötig, mit den Kehlmuskeln zu drücken, um die hohen Noten zu erreichen, es ist nicht nötig, deinen Kopf zurückzudrücken oder deine Augenbrauen zu heben. Gedanken und Atem sind alles, was du brauchst.

Schritt 4
Stehe auf und wiederhole Schritt 1 und 2 mit dem Bewußtsein von Schritt 3.

13. Die Schädel-Resonatoren

Schritt 1 dieses Kapitels wird den Prozeß der Befreiung des Stimmumfangs mit den Übungen zur Erforschung des Schädels verbinden. Ich werde hier ein Konzept einführen, das sehr nützlich sein kann, wenn es klar begriffen ist. In Schritt 2 des vorhergehenden Kapitels hat der körperliche Vorgang, deinen Körper plötzlich kopfüber fallen zu lassen, den Ton ohne offensichtliche muskuläre Anstrengung nach oben getrieben. Deine gesamte Bauchmuskulatur sollte sich an diesem Punkt völlig entspannt angefühlt haben, du brauchst also nicht viel extra Muskelkraft, um einen hohen Ton zu unterstützen. Aber extra Energie muß entwickelt werden. Versuche diesen Schritt noch einmal, wenn du aufrecht stehst: Wiederhole den Ton sofort, stehe still dabei und verwandle bewußt die körperliche Energie in geistige Energie.

Die körperliche Energie, die sich beim Fallen eines Körpers durch den Raum als Reaktion auf die Schwerkraft entwickelt, ist groß. Der Geist kann die Erfahrung eines solchen Loslassens nutzen, um mentale Energie zu entwickeln, die so groß, wenn nicht größer als körperliche Energie ist.

Das bedeutet, daß hohe Töne mit sehr wenig extra Energie in den beobachtbaren Muskeln produziert werden können. Hohe Töne werden durch ansteigenden aerodynamischen Druck zwischen dem Atem und den Stimmlippen produziert, der durch größere Spannung in der Atmungsmuskulatur und den Kehlkopfmuskeln geschaffen wird. Die Gefahr ist, daß dieses Wissen noch mehr Spannung in Form bewußter Bauchstütze hinzufügt und damit ein empfindliches Gleichgewicht der Energien stört, das nur auf der unwillkürlichen Ebene der neuro-physischen Reaktion verstehbar ist. Ökonomie der Anstrengung ist wesentlich für ein wahrhaftiges Ergebnis. Um es mit anderen Worten zu sagen, sobald die Bauchmuskeln sich einziehen, herausdrücken oder etwas Bewußtes tun, um den Ton hochzutreiben, ersetzen sie mentale Energie durch körperliche Energie. Mentale Energie deutet im Falle des hohen Teils der Stimme gewöhnlich emotionale Energie an, so daß der Ersatz verhängnisvoll ist.

13. Die Schädelresonatoren

Schritt 1
- *Laß schnell den Oberkörper die Wirbelsäule entlang hinunterfallen und gehe dabei die Tonleiter auf „häi" hoch. Nimm den alleroberstren Ton wahr, der durch den Dachboden hinausfliegt, wenn du kopfüber hängst. Es sollte jetzt sowohl für Frauen als auch für Männer ein hoher Falsett-Ton sein. Erlaube einen neuen Atemzug und laß, immer noch kopfüber hängend, ein hohes falsetto „kiii" auf dem gleichen Ton los, in den deine Stimme auf dem Dachboden gefallen ist. (Das „kiii" kann so etwas ähnliches wie ein Jodler sein und sollte nicht lange auf einer Note ausgehalten werden.)*

Entspanne dich und baue langsam die Wirbelsäule auf. Jodle, wenn du aufgerichtet bist, das hohe falsetto „kiii" wieder hinaus. Du solltest es in das Schädeldach hineinklingen fühlen.

Ein nützliches Muster für den Ton ist dies:

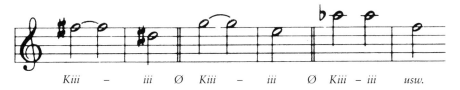

Kiii – iii Ø Kiii – iii Ø Kiii – iii usw.

Männer sollten etwas tiefer beginnen, aber die meisten können so hoch gehen wie die oben vorgeschlagenen Tonhöhen.

Stelle dir als Variation und für größere Flexibilität das folgende Muster im Loslassen des Falsetto als schnelle, leichte Oszillation vor.

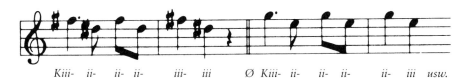

Kiii- ii- ii- ii- iii- iii Ø Kiii- ii- ii- ii- ii- iii usw.

Als Reaktion auf die lebendige geistige Energie, die benötigt wird, um diese Töne zu schaffen, wird eine lebendige Atemreaktion vom Zentrum gefühlt. Laß das geschehen, versuche aber nicht, irgendeinen extra Zug von den äußeren Bauchmuskeln hinzuzufügen. Die Bauchdecke wird sich bewegen, aber passiv und von innen gezogen, wenn sich das Zwerchfell nach oben bewegt, nicht weil sie aktiv den Atem herausdrücken muß. Es ist notwendig, den Unterschied zwischen einer starken körperlichen Bewegung, die auf der willkürlichen, neuro-muskulären Ebene aktiv ist, und einer starken körperlichen Bewegung, die auf der unwillkürlichen Ebene reaktiv ist, zu kennen. Die Muskeln sollten vom Inneren des Körpers her reagieren, und weil alles miteinander verbunden ist, wird sich das Äußere auch bewegen. Die innere Atmungsmuskulatur wird durch kraftvolle Impulse zu kraftvoller Aktivität stimuliert, und die dadurch geschaffene Energie ist von einer anderen Qualität als die, die durch Anstrengung in den großen äußeren Muskeln produziert wird.

Schritt 2
- *Laß den kraftvollen Impuls eines Gedankens an ein hohes, falsetto „kiiii-iii" in dich einströmen, wie du es in Schritt 1 produziert hast, aber flüstere es diesmal. Der starke Gedankenimpuls wird eine starke Reaktion im Zentrum des Zwerchfells wecken und einen starken Atem entlassen, der durch die Vorderzähne zischt.*

- *Flüstere mehrmals „kiiii-iii" und konzentriere dich dabei darauf, den Gedanken eines Falsetto-Tons zu reproduzieren; erlaube deinem Körper, auf den Gedanken mit angemessener Energie zu reagieren. Jedesmal ein neuer Gedanken-Impuls und ein neuer Atem-Impuls.*

- *Dann laß es stimmhaft werden, kümmere dich um Gedanken, Atem und innere Energie und laß den Ton ein Nebenprodukt dieser sein.*

- *Wiederhole dies auf ansteigenden Tönen und wechsle mit den geflüsterten und stimmhaften „kiiii-iii"s ab.*

Wenn du das richtig ausführst, übst du dich darin, die kommunikative Energie der Sache zu widmen.

Schritt 3 • *Laß deine Stimme auf den Boden deines Stimmumfangs fallen und rumple den Ton mit der Entspannung deines Geistes und deines Atems auf „häi" tief in deiner Brustresonanz herum.*

Du magst feststellen, daß der sich ergebende Ton viel tiefer als vorher ist, weil die Stimmlippen sich nach der ungewohnten Dehnung voller entspannen.

Schritt 4 • *Experimentiere mit dem Rufen auf „häi", so hoch wie möglich zu gehen, ohne ins Falsetto zu rutschen. Insbesondere Männer können einen starken, klingenden Ton finden, der eine intensive Existenz ganz oben in der Schädeldecke hat und leicht dort zu halten ist, wenn er von der Kehle befreit und mit angemessen starker Energie vom Zentrum verbunden ist.*

Frauen sollten mit dem hohen falsetto „kiiii-iii" experimentieren und die Stimme in ein mäuse-ähnliches Quietschen erweitern. Mache das leicht und spielerisch, in den Ton hineingleitend; halte niemals an der letzten oder ersten Note fest und laß die Energie wie einen Schachtelteufel vom Zentrum her springen.

Das erste Ziel bei der Arbeit, den alleroberstenTeil des Stimmumfangs zu befreien, ist, Zweifel, Ängste und Ungewohntes zu beseitigen. Die Qualität des Tons ist unbedeutend, obwohl du ausgezeichnetes Rohmaterial für Sopran- und Tenor-Stimme und reichhaltige Countertenor-Qualitäten entwickelst, wenn die Stimmlippen gestärkt sind und die Kehle frei ist. Aber die Schönheit muß warten, bis die Freiheit gesichert ist.

Falsettarbeit verstärkt die Elastizität und Stärke der Stimmlippen und der Atmungsmuskulatur. (Dieser Teil des Stimmumfangs kann als „Dachboden"-Register bezeichnet werden.) Es ist sowohl für Männer- als auch für Frauenstimmen nützlich, weil der gesamte Stimmumfang von solcher Stärkung profitieren wird, wenn es als abschließender Teil einer ausgewogenen Arbeit an der Stimme geschieht. Männer sind kulturell nicht mehr so abgeneigt, mit dem Falsett als einem Teil ihrer Stimme zu experimentieren, wie das früher war – obwohl einige immer noch unbewußt gegen dessen Unmännlichkeit dadurch protestieren, daß sie nicht in der Lage sind, es zu finden. Auf ähnliche Weise scheinen viele Frauen noch unbewußt zu glauben, daß ihnen die Brustresonanz nicht zustehe, und sie ziehen die „feminine" Wirkung der oberen Register vor. Ein Mann kann leicht mit dem weiblichen Sopran-Umfang konkurrieren und wenigstens zwei Oktaven in einem Falsetto erreichen, das weich und unangestrengt ist. Sowohl bei Männern als auch bei Frauen entwickelt die Arbeit an dem hohen, falsetto Schädelresonanz-Bereich die Beweglichkeit und Stärke im Rest der Stimme. Sie entfernt auch Einschränkungen, entläßt kraftvolle Energien und schafft eine Vertrautheit mit intensiven Vibrationen aus Gefühl und Ton. Das erlaubt den Ausdruck von emotionalen Extremen mit Leichtigkeit und Erregung, ohne Trauma und ohne die Stimme anzustrengen.

Wie bei allen bisher vorgeschlagenen Übungen sollten auch diese Schädeldecken-Töne im Zusammenhang durchgeführt werden, und ihr Kontext ist die obere Sprosse der Resonanzleiter. Du solltest dich in keinen der hohen Töne stürzen, bevor du die Stimme nicht durch und durch gelockert hast. Ich empfehle sehr, daß du eine Sequenz von Übungen zusammenstellst, die dich von gewissenhafter körperlicher Entspannung durch alle Schritte von Kapitel 3 bis 13 und in dieser Reihenfolge führt. Ändere den Ablauf nicht oder mache darin willkürliche Sprünge, solange du nicht wirklich weißt, was du tust. Zu Beginn mag es unorganisch scheinen. Dein Körper und deine Stimme scheinen dir zu sagen, daß du diese oder jene Übung nicht brauchst, während genau diese für dich wesentlich ist. Unglücklicherweise kann dein „Instinkt" eine Art verwurzelte, schlaue Gewohnheit sein, die darum kämpft, den Status quo deiner Stimme zu erhalten. Wenn du hartnäckig darauf bestehst, die unbeliebtesten Übungen zusammen mit den anderen zu machen, wirst du regelmäßig jeden Aspekt des Ganzen abdecken. Es ist leicht, dich in deine Brustresonanz, deine Maskenresonanz, ja sogar in dein Falsetto zu verlieben, und wenn du irgendeinem Bereich mehr Zeit widmest als anderen weniger geschätzten Bereichen, wirst du am Ende eine ebenso wenig ausbalancierte und flexible Stimme haben, wie sie vorher durch Gewohnheiten diktiert war.

Teil III
Feingefühl und Kraft

14. Die Kraft der Atmung

Bisher wurde bewußt der Eindruck belassen, daß das Zwerchfell, soweit es die Atmung betrifft, der einzige zu berücksichtigende Muskel sei. Es wurde betont, daß unterhalb des Zwerchfells nicht genügend Platz ist, so daß, wenn du einatmest und es sich nach unten bewegt, der Magen nach unten gedrückt und die Eingeweide bewegt werden, um Platz zu schaffen. Daraus ergibt sich, daß die Magengegend entspannt bleiben muß, um den einströmenden Atem nicht zu behindern. Es ist deshalb günstig sich vorzustellen, daß der Atem selbst bis hinunter in den Bauch geht, so daß zwei geistige Vorgänge zu einem werden können. Obwohl die direkte Auswirkung dieses vorgeschlagenen Bildes die Entspannung einschränkender Kontraktionen im unteren Bauchraum ist, stimuliert es außerdem die innere Bauch-Atmungsmuskulatur, die am vierten Lendenwirbel mit dem Zwerchfell verbunden ist und es nach unten zieht und als Teil des Atmungsvorgangs, der die Luft in die Lungen hineinzieht, abflacht.

Ich habe großen Nachdruck gelegt auf Entspannung im Bereich der Atmung. Es dauert so lange, bis solch tiefe Entspannung vertraut wird und sich als Ergebnis körperliche Wahrnehmung entwickelt, daß es klug ist, Arbeit, die die Atemkapazität vertieft und die Atmungsmuskulatur stärkt, zurückzustellen, bis dies mit Bewußtheit und Sensitivität getan werden kann, um sicherzustellen, daß der Atem bei jeder Anforderung mit den inneren Energie-Impulsen in Verbindung bleibt. Eine größere Atemkapazität und kräftigere Atmungsmuskeln sollten eine größere emotionale Kapazität bedeuten und einen stärkeren Wunsch zu kommunizieren. Sonst entwickelst du Ton und Heftigkeit, die nichts bedeuten. Eine große Lungenkapazität per se ist fast ohne Einfluß auf das Problem, ob der Atem für einen Satz ausreicht. Die Kapazität z. B., die durch Tauchen entwickelt wird, dient keinesfalls den Erfordernissen für eine emotionale langatmige Rede.

Jeder Versuch, den Atem durch Zurückhalten oder Aufsparen zu stützen, schafft Spannung, die dem Ziel entgegenwirkt. Deshalb sind die altmodischen

Übungen für „Rippen-Reserve" nicht produktiv. Die Anstrengung, die damit verbunden ist, die Rippen so lange wie möglich offen zu halten, um einen Reservetank für die Luft zu erhalten, schafft unweigerlich Spannung, die die natürliche Kapazität zusammenzieht. Die interkostalen Atmungsmuskeln dehnen sich im unwillkürlichen Rhythmus der natürlichen Atmung aus und ziehen sich zusammen. Wenn man dort eingreift und sie zu einer solch unnatürlichen Handlung auffordert, wie den Brustkorb offenzuhalten, entsteht eine ernsthafte Störung bei der tiefen, instinktiven Verbindung zwischen Gefühl und Atem. Wenn du muskulär zurückhältst, hältst du auch mental zurück. Elastizität in der Atmungsmuskulatur ist wesentlich für geistige Regsamkeit, und Stärke darf nicht auf Kosten von Feinheit geschaffen werden. Stärke allerdings ist notwendig.

Wir werden uns jetzt vorsichtig in eine Übungsphase hineinbewegen, die dein gesamtes Bewußtsein der Geist-Körper-Einheit daraufhin prüfen wird, was sich lohnt im Interesse von stärkerem Ausdruck, nicht nur größerer Lautstärke.

Es gibt drei Gruppen von Atmungsmuskeln, die den ganzen Atmungsapparat ausmachen: Bauchmuskeln, Zwerchfell und Interkostal-Muskeln. Die „costae" sind die Rippen; die Interkostal-Muskeln sind die Muskeln, die sich zwischen den Rippen befinden, und es sind diese, an denen wir jetzt den Dehn- und Entspannungsprozeß anwenden werden; zuerst, um sie elastisch und flexibel und dann länger zu machen, so daß sie innen einen größeren Hohlraum schaffen, in dem sich die Lungen weiter ausdehnen können. Es ist wichtig, daß du jetzt in der Lage bist, spezifische Botschaften auszusenden, um eine von den Bauchmuskeln isolierte Aktivität der Rippenmuskeln zu stimulieren. Arbeit an einem Teil des Atmungsapparats kann eine unbemerkte negative Auswirkung auf einen anderen haben, so daß der Gewinn auf der einen Ebene durch einen Verlust auf einer anderen ausgeglichen wird.

Du magst bei der bisherigen völligen Aufmerksamkeit für das Zwerchfell und die Bauchatmung den Rippen erlaubt haben, sich den unteren Regionen anzuschließen. Du bist vielleicht in der Brust eingesunken, als du dich mehr und mehr auf den befriedigenden Tiefstand des Magens konzentriert hast. Ohne diesen tiefen Zugang zu verlieren, ist es jetzt Zeit, oben eine Erweiterung hinzuzufügen.

Eine der Aufgaben der Zwischenrippenmuskeln ist es, das direkte Gewicht der Rippenknochen von den Lungen wegzuheben. Stell dir für einen Augenblick das Gewicht der vierundzwanzig Rippen vor, die den Brustkorb ausmachen, und stell dir dieses Gewicht auf zwei Schwämmen liegend vor. Die Lungen sind grob gesagt im Zustand von zwei Schwämmen, wenn die Zwischenrippenmuskeln nicht arbeiten. Der obere Teil der Wirbelsäule ist selbstverständlich das wichtigste Element bei der Unterstützung des Brustkorbs. Die interkostale Stütze ist zweitrangig. Wenn der Teil der Wirbelsäule, der zwischen den Schultern nach oben verläuft, schwach ist, wird es eine von zwei Auswirkungen auf die Haltung der Rippen haben. Entweder sinkt die obere Brust ein und die unteren Rippen verschwinden, wenn die Wirbelsäule sinkt, oder die Rippenmuskeln übernehmen die Aufgabe, die Brust zu stützen. Diese zweite Reaktion benützt die Zwischenrippenmuskeln zur Aufrichtung in dem Ausmaß, daß nichts übrigbleibt, womit die Lungen aufgepumpt werden könnten.

Behalte in Erinnerung, während du langsam mit den folgenden Übungen fortfährst, daß sich die Schicht der Zwischenrippenmuskeln, die direkt die Lungen aufpumpen, auf der Innenwand der Rippen befindet. Dies erfordert stärkere geistige Bilder, um stärkere Bewegungen zu stimulieren; nur durch Vorstellungskraft kannst du die unwillkürliche Muskulatur bewußt trainieren.

Schritt 1
Rippen-
Bewußtsein

- *Stehe und beginne, einen Arm zur Decke zu strecken, und achte dabei besonders auf deinen Rücken. Nimm wahr, daß der Rücken von der Wirbelsäule weggezogen wird, wenn die Ellbogen sich nach vorne und dann aufwärts bewegen. Stell dir den Rücken erst horizontal und dann in einer aufsteigenden Diagonalen gestreckt vor.*

Laß die Arme von den Muskeln auf deren Unterseite, also von unten, angehoben werden. Sei dir des Winkels bewußt, der in der Achselhöhle zwischen Oberarm und seitlichen Rippen entsteht; nimm wahr, wie der Winkel weiter wird, wenn der Arm höher geht.

Bemerke die Verbindung zwischen den Armen und den seitlichen Rippen, die eine Bewegung in den Rippen als Reaktion auf das Strecken des Armes auslöst.

Gähne, während deine Hände sich zum Himmel strecken; fühle deine Hände sich strecken, als ob sie gähnen würden; fühle, wie deine Rachenwand sich dehnt; fühle die Rückenrippen sich mit dem Gähnen dehnen.

Laß die Handgelenke los, laß die Ellbogen fallen, die Arme, den Kopf. Jetzt laß langsam den Teil der Wirbelsäule nach unten sin-

ken, der sich zwischen den Schulterblättern befindet. Es ist nicht so einfach, hier speziellen Kontakt zu den Wirbeln herzustellen, wie mit denen am unteren Rücken oder im Nacken. Aber wenn du dir die Skelettstruktur sehr klar vorstellst und dem Brustkorb erlaubst, zusammenzusacken, während du jeden einzelnen Wirbel wegnimmst, kannst du die Beziehung zwischen Rippen und Wirbelsäule spüren.

Lege, wenn du kopfüber hängst, deine Hände auf den mittleren Rücken und fühle die Reaktion der rückwärtigen Rippen, wenn du tief seufzt. In dieser Haltung sollte es einfach sein zu spüren, wie der Atem in den Rücken geht – eine Empfindung, die im Stehen vernachlässigt wird.

Baue die Wirbelsäule auf, behalte aber das geistige Bild des Atems und der Beweglichkeit deines Rückens.

Vorne und auf den Seiten des Brustkorbs besteht natürlich wegen der falschen Rippen mehr Beweglichkeit, aber diese werden sich von selbst einreihen, wenn der Rücken losgelassen ist. Die seitlichen Rippen übernehmen manchmal zu viel Verantwortung im Atmungsvorgang. Sie pumpen sehr ergiebig, aber auf Kosten der Sensibilität der feinen Verbindung von Zwerchfell/Sonnengeflecht.

Schritt 2
Rippen-
dehnung

• *Taste, während du stehst, mit den Fingerspitzen am unteren Rand der Rippen entlang vom Brustbein bis zur Wirbelsäule. Grabe mit deinen Fingern fest genug unter den Rand der hinteren Rippen, damit ein klarer Eindruck ihrer Lage zurückbleibt.*

Stell dir vor, daß ein kurzes, starkes Stück Gummi zwischen deinen unteren rückwärtigen Rippen und deinen Ellbogen befestigt ist.

Hebe die Ellbogen ein wenig, gerade hoch und seitlich hinaus, und fühle, wie die hinteren Rippen reagieren, wenn der vorgestellte Gummi zieht. Stell diese kraftvolle geistige Verbindung zwischen den Ellbogen und den unteren hinteren Rippen her. Laß die Ellbogen sinken.

Hebe die Ellbogen von der Seite her wieder hoch, diesmal jedoch nimm sie so hoch, bis sie auf der Höhe deiner Schultern sind.

Dies sollte zur Folge haben, daß sich die hinteren und seitlichen Rippen gut hoch und von der Wirbelsäule weg bewegen, so daß die gesamte Rückseite des Brustkorbs gedehnt wird.

Jetzt nimm die Ellbogen in einem weiten Bogen nach vorne und dehne deinen Rücken sogar noch mehr.

Bringe die Ellbogen zurück und erlaube den rückwärtigen Zwischenrippenmuskeln, sich etwas zu entspannen.

Bewege die Ellbogen nach vorne und dehne die rückwärtigen Zwischenrippenmuskeln.

Bringe sie zurück, um die Zwischenrippenmuskeln zu entspannen.

Laß die Arme an ihren seitlichen Platz zurücksinken und laß die Zwischenrippenmuskeln sich völlig entspannen.

- *Wende jetzt denselben Vorgang auf die Vorderseite der Rippen an, um die vorderen Zwischenrippenmuskeln zu dehnen und zu entspannen.*

Stell dir die kurze, starke elastische Verbindung von den Ellbogen zum unteren Rand der vorderen Rippen vor.

Laß die Arme auf Schulterhöhe hochschweben und ziehe dabei den unteren Rand des Brustkorbs unter Betonung der vorderen und falschen Rippen zu den Seiten heraus.

Bewege die Ellbogen leicht zurück, um die Vorderseite des Brustkorbs noch mehr zu dehnen.

Bring die Ellbogen wieder nach vorne, um die Zwischenrippenmuskeln zu entspannen.

Dehne; entspanne.

Laß die Arme an die Seiten sinken und laß dabei die Zwischenrippenmuskeln sich völlig entspannen.

- *Laß die Ellbogen auf Schulterhöhe schweben.*

Bewege sie nach vorne und ziehe dabei die Rückseite des Brustkorbs weit auf.

14. Die Kraft der Atmung   177

Laß die Rückseite des Brustkorbs wie sie ist und bewege die Ellbogen zurück, die jetzt die Vorderseite aufziehen.

Du solltest jetzt einen ziemlich unbequem ausgedehnten Faß-Brustkorb haben.

• *Winde den Brustkorb hoch und mache ihn sogar noch breiter, bis du dir ihn als einen offenen Schirm vorstellen kannst.*

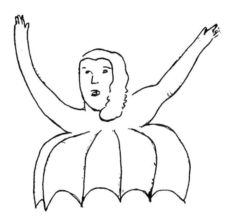

Senke die Arme und entspanne die Schultern, während du den Brustkorb da läßt, wo er ist. (Du solltest dich noch immer in einer grotesken Haltung mit überweiten Rippen, hoch und gestreckt, befinden, in der es schwierig ist, zu atmen.) Jetzt stelle dir vor, die vorderen Rippen loszulassen, um dir das Atmen zu erleichtern, aber laß die Wirbelsäule lang, und laß die hinteren Rippen nicht zusammenfallen. Dann laß den gesamten Brustkorb zusammensinken, so als ob du die Rippenknochen in den Magen fallen lassen würdest.

• *Wiederhole die gesamte Sequenz, aber ohne das abschließende Zusammensinken. Es kann die Tendenz bestehen, nach vorne und in die Schultern hoch zu ziehen, der energisch entgegengewirkt werden muß, indem die Konzentration auf den unteren Teil des Brustkorbs erhöht wird. Die Schultern sollten durchge-*

hend entspannt bleiben; die Dehnung verläuft vom unteren Rand des Rippenkäfigs die Seiten hoch und entlang der Unterseite der Oberarme zu den Ellbogen – eine seitliche Dehnung.

Vergewissere dich, daß du im unteren Rücken nicht ins Hohlkreuz gehst, wenn du dehnst. Eine gute Kontrolle darüber ist, die Knie leicht gebeugt zu lassen. Blockierte Knie und ein überstreckter unterer Rücken gehören fast immer zusammen.

Wenn du die Zwischenrippenmuskeln unabhängig vom Atem dehnen und entspannen kannst, ist es um so besser. Du wirst die Tendenz haben einzuatmen, wenn du den Brustkorb vorne oder hinten öffnest, und auszuatmen, wenn du entspannst. Aber wenn du durch die Vorstellung der Struktur direkten Kontakt mit den eigentlichen Muskeln herstellen kannst, kannst du sie unabhängig von gewohnten Atemmustern trainieren. Wieder vereinigt wird der Atem dann neue Räume finden, eine größere Vielfalt und die Möglichkeit, Muster zu verändern.

Schritt 3
Bewußtwerden des Atmungsapparats als sechsseitigem Kasten

- *Leg dich auf dem Boden auf den Bauch, Gesicht Richtung Boden, Stirn auf den Händen. Nutze als Vorteil, daß dein beweglichster Atmungsbereich unbeweglich ist (Bauch und falsche Rippen gegen den unbeweglichen Boden), und entdecke Möglichkeiten, in deinen Rücken zu atmen.*

Seufze tief hinunter ins untere Ende der Wirbelsäule. Stelle dir vor, du hast Lungen in deinem Gesäß. Laß dich mit Luft füllen vom Gesäß aus über den unteren Rücken zu den rückwärtigen Rippen. Laß sie in der gleichen Reihenfolge entweichen.

- *Rolle dich auf den Rücken und stell dir deinen Torso als rechteckigen Kasten mit sechs Seiten vor: (1) dein Rücken vom Nacken bis zum Steißbein; (2) deine Vorderseite vom Schlüsselbein bis zum Schambein; (3) und (4) deine beiden Seiten von der Achselhöhle bis zum Hüftknochen; (5) dein Schultergürtel; (6) dein Beckengürtel. Stell dir vor, daß der Kasten aus einem elastischen Material besteht, so daß er von innen in jede Richtung bewegt werden kann.*

- *Schicke einen tiefen Seufzer der Erleichterung in den sechsseitigen elastischen Kasten und der Atem / die Erleichterung bewegt:*

  dein Becken gegen die Füße

  deinen Rücken gegen den Boden

  deine Vorderseite gegen die Decke

  deine Seiten seitlich hinaus

  deinen Schultergürtel gegen deinen Kopf

Dann laß Atem/Erleichterung unkontrolliert aus dir herausfallen, wobei die Innenseiten der elastischen Wände des sechsseitigen Kastens nach innen gegeneinander zusammensinken.

- *Rolle auf deine rechte Seite, die durch den Bodenkontakt unbeweglich wird. Seufze in deine linke Seite hinein.*

Rolle auf deine linke Seite und mache sie unbeweglich. Seufze in deine rechte Seite.

Rolle auf deinen Rücken und seufze in den ganzen sechsseitigen Apparat und registriere die Verfügbarkeit deines Torso für einen großen Atem.

Schritt 4 • *Stehe auf. Beobachte deinen gewöhnlichen, alltäglichen, natürlichen Atmungsrhythmus (ein kleiner Austausch von leichten Atemzügen) im Rahmen des sechsseitigen Kastens. Dieser ist für kleine Atemzüge so nützlich wie für große; nur die Bewegungen sind unendlich feiner.*

• *Schicke in diese aufrechte Haltung zunehmend tiefere Seufzer der Erleichterung. Nutze deine Beobachtung des Rückens, der unteren Wirbelsäule und der Seiten, die du auf dem Boden gemacht hast, um dir jetzt im Stehen mehr Raum verfügbar zu machen. Beachte besonders die Verbindung von Atmung und Beckenboden.*

• *Nütze das Konzept des sechsseitigen Kastens als neue Grundlage des Bewußtseins für ein volles Training deiner Stimme.*

Um eine erweiterte Nutzung des Atmungs-Kastens innerhalb des Rahmens gewohnter Übungen zu stimulieren, vergrößere deine Vorstellung davon, wohin der Ton wandert, steigere deine Hingabe an den Ton, verstärke dein Bedürfnis, zu sprechen. Das bedeutet, daß du die Person, zu der du sprichst, weiter weg bewegst, den Satz verlängerst oder mehr Zeit nimmst, ihn zu sprechen. Z. B., anstatt „haa-haa-haa- he-he-he hii-hii-hii", denke: „haaaa-haaaa-haaaa-haaaa-haaaa", schwelge liebevoll in dem Rumpeln in deiner Brust; / „hee-hee-hee-hee-hee-hee" laß die Töne lebhaft um deinen Mund herumspringen; / „hii-hii-hii-hii-hii-hii", schieße die Vibrationen scharf an die Zähne.

Spiele mit dem Gedanken, den inneren Impuls zu verstärken, um die muskulären Übungen so bildhaft wie möglich auszuweiten.

Das Bild des sechsseitigen elastischen Kastens soll dazu dienen, ein Gefühl für eine immense innere Räumlichkeit zu schaffen. Die Atmungskapazität muß im Dienste stärkerer Gefühle vergrößert werden. Wir reagieren auf stärkere Gefühle oft mit größerer Anstrengung, vor allem beim Schauspielen, und größere Anstrengung bedeutet Muskelspannung, was wiederum Kontraktion bedeutet, die zu geringerer Kapazität führt. Dies ist selbstzerstörend. Wenn das gesamte Innere des Torsos fortwährend einen starken emotionalen Impuls mit einer Ausdehnung willkommen heißen kann, sind wir halbwegs auf dem Wege, dieses Gefühl frei ausdrücken zu können.

Wenn du mit der tiefen Erleichterung seufzt, die darauf ausgerichtet ist, den sechsseitigen Kasten zu erweitern, dann stelle dir vor, daß die Erleichterung zuerst zum Beckenboden hinuntergeht und dich dann wie Wasser in einem leeren Krug vom Boden her anfüllt. Das dient nicht so sehr dazu, eine Regel darüber aufzustellen, in welcher Reihenfolge die Atmungsmuskeln reagieren sollten, sondern um sicher zu sein, daß kein Gebiet ausgelassen wird.

Es ist manchmal eine Offenbarung zu erfahren, daß den ganzen Weg hinunter bis zur Leiste Atemverbindungen bestehen. Wenn du in einem Stuhl sitzt, den Bauch und das Gesäß wirklich entspannst und hustest, wirst du eine Bewegung im analen Schließmuskel fühlen. Der Begriff „verkniffen" (tight-assed) benutzt ein genaues physiologisches Phänomen, um ein psychologisches auszudrücken. Wenn du auf einen emotionalen Umstand mit Spannung reagierst, wirst du möglicherweise nicht nur den Bauch anspannen, sondern auch im unteren Rücken starr werden und den Schließmuskel zusammenziehen. Es ist unmöglich für Energie, in einem solchen Zustand frei zu fließen.

Die nächste Übung ist dazu entworfen, den gesamten Atmungsapparat so kräftig wie möglich zu stimulieren, und benutzt dazu starke unwillkürliche Reflexe. Sie heißt „die Lungen durchsaugen": zum Teil, weil es eine Art

Durchreinigen ist, aber hauptsächlich, weil sie die natürliche Kraft eines Vakuums nutzt, um die Atmungsmuskulatur zu einer kraftvollen Handlung zu stimulieren.

Es ist nicht viel Zeit nötig, diese Übung zu machen, aber viel Zeit, sie zu erklären; lies also zuerst die Anweisungen und dann folge dem schnellen Schritt-für-Schritt-Ablauf.

Erklärung Du wirst alle Luft aus deiner Lunge entleeren, so als ob du Wasser aus einem Schwamm ausdrücken würdest. Du wirst das tun, indem du die Luft auf „ffff" schnell ausbläst und dann die letzten Überreste herauspreßt, bis du das Gefühl hast, daß nichts mehr in dir drin ist. (Mache das nicht zu langsam). Schließe dann schnell den Mund und halte dir die Nase mit den Fingern zu, so daß keine Luft hinein kann. Jetzt öffne deinen Brustkorb, so daß innen ein großes Vakuum entsteht. Der beste Weg ist, mit zugehaltener Nase zu versuchen einzuatmen und den Zwischenrippenmuskeln – obwohl kein Atem hinein kann – zu erlauben, auf diese Anforderung durch Ausdehnung des Brustraums zu reagieren. Nimm für einen Augenblick den Zug des Vakuums wahr. Dann laß, mit noch immer geschlossenem Mund, die Nase los. Die Luft wird durch deine Nase hineinstürzen und das Vakuum füllen. Hilf nicht durch Einatmen nach. Laß den Atem durch das Naturgesetz eingesaugt werden, das ein Vakuum verabscheut.

Ablauf • *Stehe aufrecht.*

Leere die Lungen auf „ffffff".

Halte dir die Nase zu; schließe deinen Mund.

Versuche einzuatmen, so daß sich deine Rippen so weit wie möglich ausdehnen (die Offener-Schirm-Position).

Stell dir das Vakuum vor, das du geschaffen hast.

Laß die Nase los, der Mund bleibt geschlossen, und laß die Luft hineinschießen, um das Vakuum zu füllen.

Kehre zur natürlichen Atmung zurück.

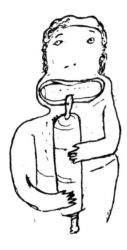

... die Lungen durchsaugen

Manche Menschen geraten für einen Augenblick in Panik, wenn sie das Vakuum spüren. Es ist schließlich ein sehr unnatürlicher Zustand. Aber erinnere dich, daß ohne Luft zu sein nur dann gefährlich werden könnte, wenn der Zustand von irgend jemand anderem als dir selbst kontrolliert würde. Du brauchst nur den Mund zu öffnen und du wirst zum Normalen zurückkehren. Wenn du vertraut bist mit dem Vorgang, kannst du während der Erfahrung deine Aufmerksamkeit erweitern.

Ablauf mit einem Bild:

- *Stell dir vor, daß die Lungen den gesamten Torso ausfüllen, und führe das Durchsaugen mit dem Bild des sechsseitigen Kastens durch.*

Blase alle Luft aus deinem Körper. Fühle alle die elastischen Wände des sechsseitigen Kastens sich aufeinander zu bewegen.

Halte die Nase zu; schließe den Mund.

Dehne den sechsseitigen Kasten in alle Richtungen aus und schaffe in deinem gesamten Torso ein Vakuum.

Laß deine Nase los und fühle die Luft bis zum Beckenboden hinunter, in deine Seiten, deinen Rücken und deine Vorderseite hineinschießen.

Entspanne dich und kehre zur natürlichen Atmung zurück.

Dir wird mit all dem zusätzlichen hineinschießenden Sauerstoff wahrscheinlich schwindlig werden. Wenn das nicht der Fall ist, kann das ein Zeichen dafür sein, daß du die Übung nicht ganz richtig machst. Es kann aber auch bedeuten, daß dein Atmungsapparat bereits in einem guten Zustand ist. Habe keine Angst davor, schwindlig zu werden, aber übertreibe nicht, indem du das Durchsaugen mehrmals zu schnell hintereinander wiederholst. Ruh dich aus, mache andere Übungen und dann geh noch mal zurück. Wenn du deinen Atmungsapparat trainierst, wird der Schwindel verschwinden.

Das Durchsaugen der Lungen paßt sehr gut nach der Arbeit an den Mund- und Brustresonatoren in ein Stimm-Warm-up. Es bringt die Energien in Gang, bevor du zum mittleren und oberen Teil des Stimmumfangs gehst. Durchsauge drei- oder viermal, mal langsam, mal schnell. Es kräftigt das gesamte System und ist eine grundsätzlich gesunde Übung, aber sein Hauptzweck hier ist, die Atmungsmuskulatur durch den Einsatz natürlicher Reflexbewegungen zu stärken. Wenn du „tiefe Atmung" trainierst, um Stärke zu erreichen, baust du muskuläre Kontrolle auf, die nicht der spontanen Kommunikation dienen wird. Die Wichtigkeit der Erhaltung der Verbindung zwischen Impuls und Muskeltätigkeit kann nicht genug betont werden, bevor wir zu den kräftigeren Übungen kommen, die notwendig sind, wenn der Stimmapparat und der emotionale Ausdruck eines Schauspielers gleichzeitig entwickelt werden sollen. Wenn die Stimme unabhängige Stärke entwickelt, kann sie durch den Ton das Gefühl ersetzen. Und es gibt nichts Schädlicheres für die künstlerische Wirkung eines Schauspielers als das Bewußtsein wachsender stimmlicher Energien, die leichter zugänglich sind als die emotionalen Energien. Umgekehrt mag der Schauspieler sein emotionales Instrument schneller als sein stimmliches entwickeln, und der dadurch entstehende Kurzschluß kann alle Sicherungen im Haus durchbrennen lassen. Es ist idealistisch vorzuschlagen, daß ein Schauspieler ein strenges Gleichgewicht halten sollte, während er an Körper, Stimme und Kreativität arbeitet, aber wenn das Ziel idealistisch ist, besteht zumindest die Möglichkeit, auf dem Weg einige Qualität zu erreichen.

Schauspieler, die „gute Stimmen" haben und dafür gelobt wurden, sind manchmal überrascht, wenn nicht gekränkt, wenn ich sie wegen ihrer Gabe bedauere. Es sind meist diese Schauspieler, die die größten Schwierigkeiten haben, ihre emotionalen Ressourcen zu finden. Die, die mit schwachem stimmlichem Instrument beginnen, sind auf lange Sicht besser dran, weil Abhängigkeit von innerem Erleben sich auszahlt und die Stimme allmählich lernt, dem zu dienen.

In der nächsten Übung wirst du das bekannte Bild des sechsseitigen Kastens mit den Zwischenrippenmuskeln und dem Zwerchfell verbinden. Die in dem gesamten Bild gefundene größere Kapazität muß wachsende Flexibilität enthalten, wenn Empfindsamkeit nicht der Kraft geopfert werden soll. Deshalb wird der nächste Punkt der Aufmerksamkeit wieder das Zwerchfell sein.

Schritt 5 Bereite dich darauf durch Dehnen, Entspannen, Kopfrollen usw. vor. Der Erfolg dieser Übung hängt von deiner Fähigkeit ab, von deinem Körper aus in einem neutralen Zustand zu beginnen, so daß du wirklich vom Impuls her arbeiten und den Dingen erlauben kannst, zu geschehen.

- *Du wirst vier tiefe Impulse für Seufzer der Erleichterung – wirkliche, tief empfundene, angenehme Erleichterung – in den sechsseitigen Atmungs-Kasten schicken und zwar einen sofort nach dem anderen. Hetze sie nicht, aber warte nicht dazwischen.*

Laß den Impuls den Atem bewegen und den Atem den Körper. (Behandle die angenehme Erleichterung, wenn nötig, als ob sie eine Schauspiel-Übung wäre. Denke an etwas Schlimmes, das fast passiert wäre, dann aber doch nicht geschehen ist und dich mit einem riesigen Gefühl der Erleichterung zurückgelassen hat. Wenn du das zwei- oder dreimal programmierst, solltest du imstande sein, direkt zu dem Seufzer zu gehen, ohne daß er nur ein tiefer Atemzug ohne Inhalt wird.)

Mache vier tiefe Seufzer nacheinander und dann ruhe dich aus. (Wenn du mehr machst, riskierst du, ohnmächtig zu werden.)

In einem geistigen Bild des Vorgangs sollte das Zwerchfell, das als trampolinartige Platte den Atmungskasten unterteilt, so aussehen, als ob es durch den Sturmwind, hervorgerufen durch die Impulse, hoch- und niedergeblasen würde. Deine Innenseiten werden durch den Tumult völlig durcheinandergewirbelt sein, wenn die Seufzer stürmisch genug sind. Die äußere Bauchwand muß wie Gelee sein, das durch die innere Turbulenz ziemlich heftig bewegt, aber nicht aktiv kontrolliert wird.

Wiederhole die vier großen Seufzer der Erleichterung.

Ruh dich aus.

- Du wirst jetzt sechs wiederholte Impulse für Seufzer der Erleichterung hinunterschicken. Diesmal werden sie jedoch etwas kleiner und schneller sein und sich mehr auf die Mitte der Zwerchfellkuppel auswirken. Erst beim allerletzten wird der gesamte Brustkorb mit einem abschließenden tiefen, sich der ausströmenden Erleichterung überlassenden Seufzer zusammensinken.

Das wird jetzt ziemlich wie hecheln erscheinen; das ist es zwar auch, aber nimm keine Abkürzung, indem du es hecheln nennst. Programmiere die Impuls-Verbindung solange gewissenhaft, bis du darauf vertrauen kannst, daß die Muskelbewegung so sicher den Impuls auslöst, wie der Impuls die Muskelbewegung. Dann kannst du sowohl von innen nach außen als auch von außen nach innen sicher arbeiten.

Trainiere deine Fähigkeit, wiederholte Impulse für Erleichterung zu schaffen, ohne daß sie oberflächlich, gedankenlos oder mechanisch werden.

Wiederhole die vier riesigen, stürmischen Seufzer.

Wiederhole die sechs kleineren, schnelleren, mehr auf das Zwerchfellgebiet beschränkten Seufzer.

- Richte deine Aufmerksamkeit genau auf die Mitte der Zwerchfellkuppel und schicke viele schnelle, lebendige Impulse hinein, um den Atem in dieser Mitte flatternd hinein- und hinauszubewegen. Laß das unter dem Impuls liegende Gefühl sich zu freudiger Erwartung verändern, die imstande ist, schnellere Stimuli zu liefern als Erleichterung. Laß die Erwartung den Atem stimulieren und laß den Atem die Mitte des Zwerchfells zum Flattern bringen, so daß der Atem schnell und locker hinein- und hinausfliegt und dann mit einem abschließenden Seufzer der Erleichterung entweicht.

Laß die äußeren Muskeln des Torsos wirklich locker; sie werden bewegt, aber sie sollten zu keinem Zeitpunkt fest werden. Der Atem geht gleichmäßig rein und raus; das bedeutet, daß du während der Übung weder voller werden solltest noch daß deine

Lungen sich leeren sollten. Theoretisch solltest du in der Lage sein, eine lange Zeit mit diesem so schnell rein- und rausgehenden Atem fortzufahren, denn es geht jedesmal genau so viel hinein wie hinaus. Allerdings werden die Muskeln fester, wenn du schneller wirst; du solltest daher die Übung nur in kurzen Einheiten ausführen.

Die Übung ist deshalb so: Ungefähr zehn schnelle, leichte Erwartungsimpulse, dann Loslassen mit Erleichterung; Erwartung – Erleichterung – Erwartung – Erleichterung. Je schneller, je leichter, je zentrierter, um so besser.

Die Wiederholung der vier großen Seufzer der Erleichterung im ersten Teil der Übung soll dazu dienen, die gesamte Atmungskapazität daran zu gewöhnen, einen großen Bedarf schnell zu versorgen und schnell ohne Kontrolle loszulassen. Im zweiten Teil wird mehr Energie entwickelt und die Behendigkeit der Atmungsmuskeln getestet. Im dritten Teil erhöht sich die Behendigkeit, Beweglichkeit ist wesentlich, und ein wichtiger Umgewöhnungsvorgang wird in Gang gesetzt: frei von Spannung zu bleiben, während die Intensität der emotionalen Energie steigt. Hier wird natürlich das Wort „Spannung" im üblichen Sinn von „Halten" benutzt. Emotionale Energie stimuliert eine Menge Aktivität in den Muskeln, und die Konditionierung, die du erreichen mußt, erlaubt der Energie zu fließen und verweigert jeglichem Muskel, fest zu werden, zu halten oder den Energiefluß aufzuhalten.

Es ist oft notwendig, einen Schauspieler daran zu erinnern, nicht an einem emotionalen Zustand festzuhalten. Es fühlt sich so gut an, wenn das Gefühl plötzlich da ist, daß der Schauspieler es pflegen möchte; wenn er das jedoch tut, stirbt es. Wenn der Schauspieler in solch einem Augenblick den Mut hat, das Gefühl frei auszudrücken, wird mehr Gefühl erzeugt. Muskeln, die ein Gefühl festhalten, töten es; Muskeln jedoch, durch die Gefühle fließen, verstärken diese durch die Wechselseitigkeit der neuro-muskulären Tätigkeit.

Wenn sie mit wirklicher Geist/Körper-Einheit durchgeführt werden, machen die Hechel-Übungen die Atmungsmuskulatur nicht nur fit, um dem emotionalen Instrument zu dienen, sondern sie können auch benutzt werden, um reine Energie zu stimulieren, wenn du körperlich schlapp bist und wenig aufnahmefähig für innere Stimuli.

Du wirst jetzt vielleicht die Wiederholung der Seufzer in Frage stellen. Seufzer der Erleichterung, der angenehmen Erleichterung werden jetzt zu angenehmer Erwartung. Dieses Mittel, den Atem zu stimulieren, wird deshalb gewählt, weil es leichter ist zu lernen, auf zunehmende Energie und Intensität zu reagieren, die mit positivem, optimistischem Inhalt zu tun hat, als mit einem, der unangenehm ist. Das Abgewöhnen schützender Muskelreaktionen und das Umgewöhnen darauf, Energie ohne Hemmung zu geben und zu empfangen, kann unter angenehmen Bedingungen schneller geschehen. Schließlich jedoch muß sich diese Umkonditionierung im Interesse eines Austauschs von menschlicher Erfahrung auszahlen, die Angst, Schmerz, Elend, Wut, Panik, Depression, Zweifel, Haß usw. beinhaltet. Gewöhnlich ist es das beste, sich mit diesen Gefühlen im Zusammenhang mit Sprache oder einer Szene zu befassen, nachdem man sich vorteilhaftere Bedingungen mit positiveren Gefühlen geschaffen hat. Es wäre unverantwortlich, in einem Buch Mittel anzubieten, mit denen der Leser kraftvolle Gefühle nicht positiver Art antippen und entladen könnte. In der Laboratmosphäre eines Studios kann Angst durch die gemeinsame Erfahrung gemildert und die Gefühlsenergie in den Kontext der Bedürfnisse des Schauspielers kanalisiert werden. Alle Gefühle können positiv genannt werden, wenn die Vertrautheit eine natürliche Kontrolle schafft. Aber damit allein an sich selbst zu arbeiten ist schwierig, weil es einen Moment geben muß, an dem du die Kontrolle verlierst und jemand Vertrauenswürdiger da sein muß, der diesen Moment nutzt und die neue Energie in die anliegende Arbeit leitet. Sonst ist es emotionale Selbstbefriedigung und/oder blindes Ausflippen.

Die Antwort auf dieses Problem ist nicht, daß das alles in den Schauspielunterricht oder die Therapie gehört, sondern zu akzeptieren, daß Stimmarbeit Schauspielarbeit sein muß und umgekehrt.

Hier jetzt eine kleine Geschichte, die mit der Hechel-Übung benutzt werden kann, um Wege aufzuzeigen, auf denen du ohne Schwierigkeiten unterschiedlichen Inhalt in jegliche Übung einführen kannst. Wenn du jemand finden kannst, der sie dir Schritt für Schritt erzählt, um so besser. Ansonsten übe dich darin, eine Sequenz von Ereignissen genau, aber ohne Erwartung zu visualisieren, obwohl du die Geschichte kennst.

Einleitung: Du hast heute morgen mit der Post einen anonymen Brief erhalten mit dem Inhalt, daß du heute abend um 5 Uhr den nächstliegenden Zug (oder Bus oder U-Bahn) zu einer bestimmten Station außerhalb der City (oder der Stadt) nehmen sollst. Dort sollst du die Station verlassen, nach links gehen und die Straße hinunter bis zum Ende gehen, wo sich ein etwas von der Straße zurückliegendes Haus mit Garten befinden wird. Du wurdest informiert, daß das Haus leer sein würde, die Tür nicht verschlossen, und du solltest in das

Haus hineingehen, die Treppen hinauf, links einen langen Korridor entlang und an dessen Ende in ein Zimmer, in dem du warten solltest.

All das hast du getan. Du wartest jetzt in einem leeren Zimmer, in einem leeren Haus, und es beginnt zu dämmern.

Die Übung: Laß uns annehmen, daß du in einem Zustand von Erwartung bist. Laß die Erwartung deine Atmung ganz willkürlich zu einem lockeren Hechel-Rhythmus stimulieren, wie du es eben erforscht hast. Schicke alles, was von jetzt an geschieht, direkt in das Zentrum des Hechelns.

Du stehst in der Mitte des Zimmers und horchst. Plötzlich hörst du, wie sich unten die Haustür öffnet und schließt. / *Höre das mit deiner Atmung.*

Du hörst Fußschritte unten langsam durch die Halle gehen. / *Laß es sich auf dein Atmungszentrum auswirken – laß die Muskeln nicht fest werden – laß nur die Atmung sich beschleunigen.*

Die Schritte kommen langsam die Treppe hoch und den Gang entlang. / *Das Hecheln sollte schneller werden – aber immer noch zentriert bleiben.* / *Laß die äußeren Muskeln locker.*

Die Schritte kommen langsam näher und näher auf dein Zimmer zu und halten vor der Tür an. / *Sehr schnelles, freies Hecheln.*

Die Tür öffnet sich und es ist dein liebster Freund. / *Laß den Atem mit einem großen angenehmen Seufzer der Erleichterung los.*

Sei dieser einfachen Geschichte gegenüber nicht zu kritisch, sondern nutze die atmosphärischen Elemente, um Sinnesreize in einem Teil deines Körpers zu ermöglichen, in dem sie Gefühle wecken können, die sich verstärken und schließlich als Reaktion auf einen neuen Sinnesreiz eine Veränderung erfahren. Das Hecheln verhindert das Zusammenziehen der Muskeln, das eine produktive Reaktion auf verschiedenen Ebenen des Weges einschränkt, und stellt sicher, daß ständig Atem den Körper verläßt, der Gefühle trägt. Das ist spontane Kommunikation.

Vergewissere dich, daß du wirklich den emotionalen Übergang von Erwartung zu Erleichterung fühlst, wenn du deinen Freund siehst. (Du kannst natürlich verschiedene Reaktionen auf solch eine Szene haben. Reagiere, wie du willst, aber laß es durch Hecheln geschehen und durch einen Seufzer mit einem Übergang zwischen den beiden.)

Der springende Punkt hier ist, einen neuro-muskulären Prozeß umzuprogrammieren, der als Reaktion auf Intensität Spannung erzeugt, und die neuromuskuläre Reaktion auf Loslassen umzustellen. Mit anderen Worten, in der Lage zu sein, geistige Intensität ohne körperliche Spannung zu entwickeln.

Schritt 6 • *Übe das schnelle, zentrale, erwartungsvolle Atmen auf Ton.*

Stelle dir das Zwerchfell als Trampolin vor, das am unteren Rand des Brustkorbes aufgehängt ist. Stelle dir den Ton als kleine Person vor, die in der Mitte des Trampolins auf und ab federt. (Der Atem geht zwischen jedem „hɐ" hinein, ohne Rücksicht darauf, wie schnell die Person springt.)

Laß ihn/sie sechs- oder siebenmal federn, dann laß die Person aus deinem Mund heraus und quer durch den Raum einen Salto schlagen.

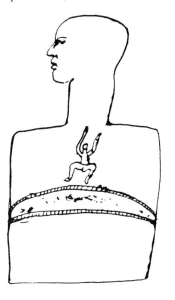

hɐØhɐØhɐØhɐ

ØhɐØhɐØ

hɐɐɐɐɐɐɐɐ

Schritt 7 • Wiederhole die Geschichte des einsamen Hauses mit Ton.

15. Das Zentrum

Das Verbindungsglied zwischen Atem und innerer Energie ist aus Sensitivität geschmiedet, und von diesem Feingefühl hängt die Weiterführung zum größten Ausdruck ab. Auf die Aufforderung, die wesentlichen Bestandteile einer Schauspieler-Stimme aufzuzählen, könnte die Antwort lauten: Stimmumfang, Vielfalt, Schönheit, Klarheit, Kraft, Volumen. Ihre Sensitivität ist jedoch die Qualität, die alle die anderen erst wirksam werden läßt. Denn diese anderen sind fade Attribute, solange sie nicht das Spektrum der Empfindungen, die Vielfalt des Geistes, die Schönheit des Inhalts, die Klarheit der Vorstellungskraft, die Kraft des Gefühls und den Umfang des Bedürfnisses zur Kommunikation widerspiegeln. Die Energien, die die Stimm-Muskeln versorgen, müssen mit großem Feingefühl auf die noch feineren Energien psychologischer Gestaltung abgestimmt werden, wenn die Kommunikation von innen nach außen durchscheinend wahr sein soll. Wenn die Energie des Inhalts kraftvoll ist, kann dieser, je ökonomischer er vermittelt wird, um so wahrhaftiger offenbart werden.

Das Konzept, von innen her zu arbeiten, wurde bei dieser Methode von Anfang an angewandt, und damit wurde ständig Ökonomie der Anstrengung/Kräfte geübt. In dem Maße, in dem sich das körperliche Bewußtsein verfeinert, kann größere Feinheit eingesetzt werden, und der nächste Schritt wird sein, herauszufinden, wie das Arbeitskonzept eines Zentrums verfeinert werden kann, um größere Ökonomie zu erreichen.

Die Vorstellung eines zentralen Punktes in der Kuppel des Zwerchfells, der den Ton berührt, wurde in Kapitel 5 eingeführt. Danach wurde das Wort Zentrum häufiger benutzt, wie in Gefühls-Zentrum, Atem-Zentrum, Energie-Zentrum, Zentrum des Torsos. In diesem Kapitel schlage ich zwei paradoxe Annäherungen an das Zentrum vor. Eine ist, genauer zu definieren, wo es ist, und die andere ist zu sagen, daß es überall sein kann.

Wenn „Zentrum" zum Jargon, zum Fachausdruck wird, gehen wir in die Falle, die uns Wörter dadurch stellen, daß wir glauben, etwas erfahren zu haben, weil wir uns an das Wort erinnern, das das Ding beschreibt. „Zentrum" hat für Martha Graham die eine Bedeutung, für Michael Chekov jedoch eine andere und wieder eine andere für Dritte und für mich. Es ist ein praktisches Wort, aber nur, wenn man es nicht bis zu dem Punkt vergöttlicht, danach zu suchen wie nach dem Heiligen Gral, der die absolute Wahrheit enthält. Der wesentliche Wert dieses Wortes ist, daß wo immer *Das Zentrum* im Körper sein mag, die reine Tatsache, danach zu suchen und von dort aus zu arbeiten, den Geist klärt und die Energie fokussiert. Der Seinszustand verbessert sich und dadurch natürlich auch die Darstellung der aktuellen Rolle. Der genaue, körperliche Vorteil davon, die Stimme zu zentrieren, ist, daß der Ton um so besser ist, je ökonomischer der Atem an den Stimmlippen spielt. Zuviel Atem bläst die Stimmlippen auseinander und produziert eine „verhauchte" Stimme. Auf der anderen Seite darf Ökonomie nicht bedeuten, zurückzuhalten. Der Einsatz eines Seufzers der Erleichterung in fast all den Atmungsübungen bis hierher hatte zum Ziel, den Geist von jeglicher Tendenz des Zurückhaltens zu befreien. Jetzt, nachdem wir davon ausgehen können, daß die geistigen Voraussetzungen geschaffen sind, können wir nun nach mehr Ökonomie beim Einsatz des Atems suchen, ohne die Gefahr des Zurückzuhaltens.

Am Ende des vorhergehenden Kapitels geschah das schnelle, erwartungsvolle Hecheln in der Mitte des Zwerchfells. Wenn du beginnst, Ton einzusetzen mit einer Bewußtheit für das Zentrum der Hechel-Bewegung, wirst du feststellen, daß du weniger Luft brauchst und daß sich das, was du verbrauchst, leichter ersetzt als vorher. Alle Bewegungen, die den Ton hervorbringen, können sich verringern, während der Ton so kräftig bleibt, wie der Geist ihn denkt.

Die nächste Übung ist eine mentale, die den Einsatz des Zentrums weiter verfeinern soll, indem noch mehr Verantwortung für die Tonproduktion vom Körper auf den Geist übertragen wird.

Schritt 1 • *Laß das schnelle Hecheln im Zentrum auf eine solche Weise geschehen, daß du den raus- und reingehenden Atem klar hörst. Achte besonders auf die reingehenden Atemzüge, da sie dazu neigen, mit der Geschwindigkeit zu verschwinden, was anzeigt, daß das Zwerchfell Spannung aufbaut.*

• *Schließe jetzt den Mund und laß ganz leicht das Hecheln so schnell geschehen, daß es nur noch ein Zittern im Zentrum ist und den Atem kaum noch stört. Dann laß gehen.*

Zittere – laß gehen – zittere – laß gehen.

(Stelle dir deinen Brustkorb als Vogelkäfig mit einem Kolibri darin vor. Die Geschwindigkeit des Zitter-Hechelns hat die Qualität des schnellen Flatterns der Kolibri-Flügel. Wenn du nach dem Zittern losläßt, fliegt der Vogel weg.)

- *Öffne den Mund und mache das gleiche Zittern. Versuche es kopfüber hängend, so daß das Zwerchfell ganz entspannt ist. Richte dann, während du diese freie Beweglichkeit erhältst, die Wirbelsäule wieder auf.*

- *Berühre den Ton in diesem Zitter-Zentrum. Ein sehr spezifischer Kontakt.*

Jetzt gehst du von diesem Zentrum zu einem inneren Zentrum. Diese Übung wird dich zu einem Ort führen, der tiefer innen zu sein scheint als der Atem. Wenn du den an die Vorstellungskraft gerichteten Anweisungen folgst, wirst du den optimalen ökonomischen und körperlich empfindsamen Gebrauch deiner Stimme erreichen. – Lies diese Schritte, bevor du sie ausführst.

- *Laß zuerst das leichte Zittern im Zentrum wie einen elektrischen Strom geschehen, dann gib nach, laß los, so daß fast aller Atem deinen Körper verläßt (drücke oder presse jedoch nicht wie bei dem Vakuum). An diesem Punkt mag es scheinen, als sei nichts übrig, um einen Ton zu machen. Stelle dir vor, ohne neu einzuatmen, noch tiefer ins Innere hinein zu entspannen und sinke zu einem Ton „hɐ", der tiefer innen ist als der Atem.*

- *Mache die Sequenz: Zittern / loslassen / zum Ton tiefer innen als der Atem fallen; / entspanne und erlaube dem Atem einzufallen und das Zentrum wieder zu füllen.*

Wiederhole die Sequenz.

- *Markiere mit deiner Aufmerksamkeit den Platz tief innen in deinem Körper, wo der Ton sich findet. Es mag scheinen, daß er in Richtung der Wirbelsäule hinter dem Sonnengeflecht ist. Regi-*

striere ihn als eine bestimmte körperliche Stelle und nenne sie das innere Zentrum.

Wiederhole die Sequenz wie folgt: Zittern / gehen lassen / gib tiefer innen nach und finde einen Ton im inneren Zentrum „hɐ" / entspanne das Zwerchfell und laß den Atem sich erneuern. / Nun berühre den Ton wieder im inneren Zentrum, ohne den neuen Atem zu benutzen, der gerade ersetzt wurde.

Es sollte so aussehen, als wäre kein Atem nötig, um den Ton zu formen, wenn du den Ton im inneren Zentrum berührst. Nur wenn du entspannst, nachdem der Ton vorbei ist, kann sich etwas Atem erneuern, was zeigt, daß etwas Atem verbraucht wurde.

- *Versuche es noch einmal. Zittern / loslassen / für den Ton noch mehr loslassen – loslassen, damit der Atem sich erneuern kann – benütze diesen Atem nicht. Sprich wieder vom inneren Zentrum „hɐ-hɐ" / laß los und nimm wahr, daß etwas Atem verbraucht wurde, obwohl du ihn nicht benutzt hast. / Sprich wieder vom inneren Zentrum aus. / Entspanne und der Atem geht rein.*

Die Konditionierung, die hier geschieht, ist, körperliche Anstrengung in geistige Energie zu übersetzen. Um einen größeren Inhalt frei mitzuteilen, genügt es, mit dem inneren Zentrum in Verbindung zu bleiben und mehr Spannung vom Geist zu liefern.

Schritt 2 *Finde auf „hɐ" die Verbindung zum inneren Zentrum, dann verändere den Ton zu „häi". Wiederhole „häi-häi-häi".*

Laß den Atem wieder einfallen und entscheide dich, diesen Atem nicht zu nutzen, sondern laß die „häi"s im inneren Zentrum wieder geschehen. Laß nach jedem Satz „häi"s innen los und der Atem wird sich erneuern. Mach dich mit dem geistigen Prozeß vertraut, der sagt „Ich werde nichts von dem Atem für den Ton benützen, aber ich werde den Atem sich nach dem Ton erneuern lassen".

Hier beginnst du direkt mit der Einheit Geist/Stimme zu arbeiten und den Mittelsmann Atem auszulassen.

• *Gehe nochmal durch die vorbereitende Sequenz für das innere Zentrum. Fahre dann fort, nachdem du mit dem Ton „häi" begonnen hast, Kraft und Volumen im Ton aufzubauen, die ausschließlich von geistiger, nicht muskulärer Intensivierung abhängen. Entspanne, um den Atem sich erneuern zu lassen. Die Zunahme der Intensität des Tons sollte von innerer Stärke kommen und die äußeren Muskeln fast völlig entspannt lassen.*

• *Versuche diese Kontrastübung, um den Unterschied zwischen äußerer und innerer Stärke klar zu machen. Rufe „HÄI" und ziehe dabei die Bauchmuskeln so hart wie möglich ein. Laß die großen, äußeren Bauchmuskeln eine starke Einwärtsbewegung machen und ein lautes „HÄI" herausstoßen.*

• *Jetzt laß die äußeren Muskeln locker und sende den gleichen starken Rufimpuls zum inneren Zentrum auf „HÄI".*

• *Gehe mehrmals von äußerer Muskelstärke zu innerer mentaler Stärke, um den wechselnden Vorgang und die unterschiedlichen Ergebnisse zu erfahren.*

Schritt 3

• *Mache einen vollen Durchgang aller Übungen zum Thema inneres Zentrum und wechsle dabei die Intensitäten von Kraft und Volumen.*

Schritt 4
Erforschung von Feingefühl und Kraft durch Imagination

• *Stehe ungefähr 4 m von einer Wand entfernt und stelle dir vor, die Wand ist eine große Leinwand (mindestens 6 m breit), auf die du eine Seelandschaft malen wirst. Lies zuerst die Anleitung.*

Male eine horizontale Linie hellblauer Wellen quer über die Leinwand.

Male ein großes, einfaches Schiff. Rot.

Male einen Mast und zwei große weiße Segel auf das Schiff.

Male eine große gelbe Sonne.

Male die Strahlen der Sonne.

Male weiße, flockige Wolken unterschiedlicher Größe.

Male kleine Möwen, die um das Schiff fliegen.

Signiere das Bild über den ganzen unteren Rand entlang mit deinem Namen.

Die Farbe ist dein Atem „ffff". Jede neue Vorstellung erschafft einen neuen Atemimpuls. Da sind große Teile, die großen Atem benötigen (der Horizont, das Schiff); da sind mittlere Bildteile, die mittelgroßen Atem brauchen (die Segel, die Sonne, vielleicht einige der Wolken); da sind kleine Anteile, die mit kurzem Atem auskommen (die Möwen, jeder Sonnenstrahl, die i-Tüpfchen oder t-Striche in deinem Namen). Alle Impulse verbinden sich mit dem Atem im inneren Zentrum und reisen durch den Torso hinaus auf „ffff".

- *Letzte Anweisung, bevor du beginnst: Sei von einer plötzlichen Inspiration und dem Bedürfnis gepackt, das Bild schnell zu malen. Fange an.*

Zwei Dinge sind zu beachten, bevor du es noch einmal versuchst oder deine eigene Landschaft, Portraits oder Stilleben malst. Zuerst sei dir bewußt, daß dein Atmungsapparat durch all die Phasen geführt wird, die du in Bezug auf den sechsseitigen Kasten und das innere Zentrum durchlaufen hast. Wenn du mit starker Inspiration auf die Größe der Leinwand und das Blau der Wellen reagierst, wirst du fast allen Atem im Torso benutzen, um die Horizontlinie zu malen. Erlaube einem schnellen Impuls, dich zum Bild des Schiffes zu führen, sobald du das Ende des Horizonts erreicht hast – und Atem wird einfallen, um diesem Impuls fast so zu dienen, wie wenn du die Lungen durchsaugst. Ein Atemzug pro Bild. Wenn du schnell von Wolke zu Wolke und von Möwe zu Möwe gehst, sollten die Impulse die Muskeln ungefähr so aktivieren wie bei dem mittelgroßen Hecheln; wenn du Lust hast, einen pointillistischen Effekt für das Spritzen der Wellen hinzuzufügen, kannst du ein schnelles Hechel-Sprühen entstehen lassen. Das innere Zentrum ist der elektrische Sockel, in dem der Bild-Impuls steckt.

Stelle zweitens fest, daß dies das Grundmuster für die Atem/Gedanken-Impulse beim Sprechen ist. Es sollte es zumindest sein, wenn die Geist/Stimm-Verbindung hergestellt ist. Jeder Wechsel der Gedanken bringt einen Wechsel des Atems mit sich. Kurze Gedanken haben einen kurzen Atem, mittellange Gedanken haben einen mittellangen Atem und lange Gedanken haben einen langen Atem. Wenn Gedanken und Atem gemeinsam wechseln, beginnt die Stimme unweigerlich bei jedem neuen Gedanken mit einer neuen Tonhöhe, und so entsteht eine natürliche Vielfalt, wenn die Stimme frei und mit wechselnder Gedanken-Modulation verbunden ist. Diese zentrale Verbindung ist wesentlich für volle Kommunikation. Ein Wechsel der Gedanken, der nur im Kopf geschieht, ist zu flach; nur wenn der Atem tief im Körper verankert ist, ist der Gedanke organisch – und nur dann ist der Schauspieler intensiv genug beteiligt, um Kommunikation lohnenswert zu machen. Die Intensität, mit der ein Schauspieler am Text beteiligt ist, ist stets an der Intensität zu erkennen, mit der der Atem den Körper bewegt.

- *Versuche nochmals, das Bild zu malen, und finde heraus, wie du dich bei jedem Bilddetail fühlst. Denke nicht darüber nach, wie du dich fühlst. Laß das Bild sich direkt auf das Zentrum auswirken. Da mag nicht viel vorgehen, aber es besteht ein Unterschied zwischen der Sonne und einer Möwe, der einen Wechsel der Empfindung wert ist.*

Die leere Leinwand wirkt auf den Geist. Der Geist produziert Bilder, die den Atem und die Empfindungsenergien stimulieren. Diese Energien werden im Körper freigesetzt und malen die Bilder auf die Leinwand.

Dies ist der Entwurf für einen Dialog, vereinfacht, aber genau. Herr A. wirkt auf den Geist von Frau B. ein, entweder einfach durch sein Bild oder mit Worten und Taten. Frau B.s Geist stimuliert Atem/Gefühls-Energien, die Worte finden, um diese Gefühle auszudrücken, die dann aus dem Körper entweichen, um auf Herrn A.s Geist/Körper einzuwirken. Ein Dialog kann beginnen. In einem Monolog kann es eine äußere Situation sein oder ein innerer Zustand, der für den auslösenden Impuls sorgt. Worte sind der zusätzliche Bestandteil, die den Arbeitsvorgang des ursprünglichen Entwurfs komplizieren, aber nicht umstoßen.

• *Male die Seelandschaft noch einmal mit genauer Vorstellungskraft und füge in deinem Geist eine Beschreibung hinzu, die solange wie jedes Bild und jeder Atem andauert. Zum Beispiel:*

• *Gedanke: „Ein langer Horizont mit blauen Meereswellen."*

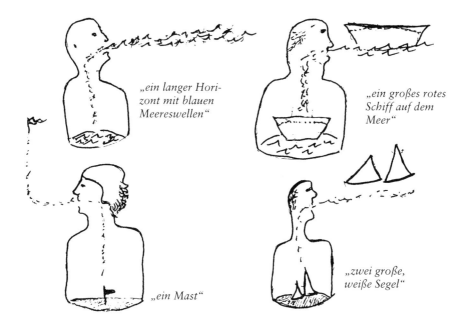

„ein langer Horizont mit blauen Meereswellen"

„ein großes rotes Schiff auf dem Meer"

„ein Mast"

„zwei große, weiße Segel"

Dies ist nur interessant, wenn du weiter nach dieser Gefühlsreaktion auf die Bilder suchst und damit spielst und erlaubst, daß die Worte davon beeinflußt werden. Wenn du dir nichts aus dem Meer, aus Schiffen und Möwen machst, dann male ein Bild, das dir etwas bedeutet. Wenn dich die Bilder deprimieren, dann laß die Depression mit dem Atem herauskommen und die Worte in deinem Geist beeinflussen. Wenn du dich albern fühlst, dann laß die Albernheit mit dem Atem herauskommen und die Worte in deinem Geist beeinflussen. Es ist nicht von Bedeutung, was du fühlst, solange du es nach außen kommen läßt. Beachte dies: Wenn du so weit gekommen bist und dies gelesen hast, ist es unmöglich für dich, nichts zu fühlen.

Schritt 5 Wenn du dein eigenes Bild schaffst, kannst du erst das Bild machen und dann Worte hinzufügen, wie bei der letzten Übung. Gefühle reagieren schneller auf ein Bild als Worte. Wenn du etwas von einem Blatt abliest, beginnst du bei Worten. Hier ist ein sehr einfacher Weg, diese Worte mit dem Atmungs/Gefühls-Vorgang zu verbinden.

Jack und Jill gingen hoch den Berg
einen Eimer Wasser zu holen
Jack fiel hin
und zerbrach seine Krone
und Jill fiel hinterher.

• *Mache daraus mit deinem Atem einen kurzen, deutlichen Film, indem du die folgenden fünf Szenen mit „ffff" auf die Filmleinwand vor dir ausstrahlst.*

Ein kleiner Junge und ein kleines Mädchen gehen einen Berg hoch Ø

Sie füllen einen Eimer Wasser an einem Brunnen Ø

Der kleine Junge stolpert, als sie den Berg wieder hinuntergehen Ø

Er fällt den Berg hinunter und verletzt sich am Kopf Ø

Auch das kleine Mädchen fällt und purzelt den Berg hinunter Ø

• *Erlaube dem Atem, sich von den Bildern beeinflussen zu lassen, nicht von den Worten, die die Bilder hervorrufen.*

> • *Laß den Film wieder ablaufen und erlaube den Worten, in deinem Geist aufzutauchen, wobei jede Zeile so lange dauert wie jede Szene und der Atem. Laß nicht die Worte dominieren, laß sie die Gefühle aus den Bildern aufnehmen und davon beeinflußt werden. Deine Gefühle sollten durch die Bilder beeinflußt werden, nicht durch die Worte.*
>
> • *Laß den Film wieder ablaufen. Beschäftige dich weiter mit den Bildern und den Gefühlen und dann laß vorsichtig das entfliehende Atem/Gefühl durch deinen Mund in geflüsterte Worte geformt werden, die so lange andauern, wie jedes Bild dauert. Laß die Worte den Bildern und Gefühlen dienen.*
>
> • *Laß den Film noch einmal ablaufen und laß diesmal die Gefühle und die Bilder sich mit dem Ton verbinden, der in deinem Mund zu gesprochenen Worten geformt wird, die den Bildern und Gefühlen dienen.*

Dieser Text stellt keine großen Anforderungen in Bezug auf emotionalen Gehalt, aber ich hoffe, du hast herausgefunden, daß du, wenn du dem Bild – wie trivial es auch sein mag – vertraust und es ins Zentrum schickst, es eine Reaktion auf der Gefühlsebene hervorruft, die das Sprechen des Textes interessanter macht.

Wende diesen Vorgang auf wesentlichere, anspruchsvollere und befriedigendere Texte an: zum Beispiel eine beschreibende Dichtung, ein japanisches Haiku oder die Chöre aus Heinrich V.

Unterschiedlichen Texten entsprechend wirst du nicht nur dein geistiges Auge, sondern auch dein geistiges Ohr und andere geistige Sinne einsetzen. Laß deine Leinwand um dich herum sein und laß deine geistigen Eindrücke wie vorher in dir spielen. Sie fallen vom Geist ins innere Zentrum; von dort dehnen sie ihren Einfluß durch die Nervenenden aus und werden zu Gefühlen. Die Gefühle stimulieren den Atem, der durch den Körper entweicht und dabei die Gefühle transportiert, die, während sie den Mund passieren, wieder in Worte umgewandelt werden, um auf der äußeren Leinwand die Szene zu kreieren, die du innerlich gesehen, gehört und gefühlt hast.

Nachdem ich vorgeschlagen habe, an den Chören aus Heinrich V. zu arbeiten, möchte ich an diesem Punkt einen alten Geist begraben, der behauptet, daß es, wenn man Shakespeare spielen will, notwendig sei, zwölf Zeilen auf einem Atem zu sprechen. Dem ist nicht so. Manchmal mag es notwendig sein, ein emotionales Durchhaltevermögen zu haben, das es ermöglicht, zwölf, sechzehn oder dreißig Zeilen lang einen ungebrochenen emotionalen Schwung zu halten, aber währenddessen gibt es Myriaden von wechselnden Gedanken, und der Atem muß ihnen dienen, indem er sich ebenfalls verändert. In einer emotional schwungvollen, anspruchsvollen Rede muß die Atmungsmuskulatur fit sein und schnelle, subtile Wechsel ermöglichen, um den gedanklichen Inhalt lebendig zu halten und zu verdichten, wenn die Gefühle intensiver werden, die durchgehende Linie aber intellektuell ist. Emotional bedeutet es nichts, ohne Punkt und Komma in einem Atemzug sagen zu können: „Im Frieden kann sowohl nichts einen Mann als Milde und bescheidne Stille kleiden doch bläst des Krieges Wetter euch ins Ohr dann ahmt dem Tiger nach in seinem Tun spannt eure Sehnen ruft das Blut herbei entstellt die liebliche Natur und Wut dann leiht dem Auge einen Schreckensblick und laßt es durch des Hauptes Bollwerk spähn wie ehernes Geschütz die Braue schatt' es so fürchterlich wie ein zerfressner Fels weit vorhängt über seinen schwachen Fuß vom wilden wüsten Ozean umwühlt." (Heinrich V., Akt III, 1. Szene)

Das ist keine unmögliche körperliche Leistung, aber das Ergebnis gehört einem Stil an, der vor vierzig Jahren populär war und der für moderne Ohren bedeutungslos ist. Ich erwähne das, weil junge Schauspieler immer noch manchmal um Hilfe bitten, um diese thespische Bergspitze unter dem Einfluß des berühmten Geistes zu erklimmen.

Die Erfahrung eines inneren Zentrums für den Ton kann dabei helfen, die Stimme in einen befriedigenderen Kontakt mit dem Gefühl zu bringen. Es ist eine Erfahrung, von der du von Anfang an bei der Arbeit an jeder Rolle, jeder Szene profitieren kannst, um den tiefsten und wahrhaftigsten Teil deines Selbst zu berühren, den du anzapfst, um darauf aufzubauen. Wenn du weitermachst, wirst du möglicherweise feststellen, daß es ex-zentrierende Aspekte von Gefühlen oder der Rolle gibt, die dich vom exakten Kontakt wegführen, den du mit deinem Zentrum hast, und daß du dadurch weiter unten oder weiter oben in deinem Torso „zentriert" wirst. Du bewegst dich und sprichst von den Genitalien oder vom Gehirn aus, wenn ein bestimmter Rollen-Charakter sich mit seinen Eigenheiten in den einen oder anderen Teil deiner Anatomie einnistet. Die Muster aus Spannungen, Hemmungen und Gewohnheiten, die du so gewissenhaft vertrieben hast, schaffen Platz für die Muster, die die Person charakterisieren, die du darstellen sollst. Es kann auch sein, daß du an einer bestimmten Stelle in der Szene einen Energieschub spürst, der von den Fußsohlen aus deinen gesamten Körper mit Wärme durchflutet, wenn du in die Handlung einsteigst, und zum Schluß bist du hinter den Augen kältestarr und vom Nacken abwärts ist alles tot. Die Zentren haben sich völlig verändert und sie werden sich ständig verändern, wenn dein Bewußtsein wechselnde Energie-Konzentrationen wahrnimmt. Es kann also pragmatisch festgestellt werden, daß das Zentrum bewegbar ist. Dennoch möchte ich als Purist behaupten, daß es ein unveränderliches Zentrum gibt, ein ursprüngliches Energiezentrum, aus dem jede Bewegung und jeder Ton entspringt. Alle anderen scheinbaren Zentren sind Stellen, an denen sich Energie im Verlauf ihrer Reise durch den Körper konzentriert oder durch sekundäre Impuls-Aufforderungen kurzgeschlossen wird.

16. Artikulation

Das Wort Artikulation bedeutet „Gegliedert-heit"; artikuliert ist „gegliedert", „Glieder haben". Solch eine Definition ist die am wenigsten zweideutige Art, den Prozeß zu beschreiben, durch den die durch den Mund hinausfließenden Vibrationen in Worte geschnitten und zu Sprache werden. Es ist eine über-vereinfachte Beschreibung einer komplexen Handlung, die Gedanken in Sprache verwandelt. Aber die einfachste Definition ist die sicherste hier, wenn wir uns in das Reich der Worte bewegen und uns mit der Individualität derer befassen, die sie verwenden. Da reichhaltige und kreative Beiträge aus deren Einzigartigkeit kommen, sollten die weitestmöglichen Grenzen in bezug auf das *Wie* dieser Beiträge erlaubt werden, um nicht zu beschneiden, was beigetragen wird. Reden ist „der Akt des Sprechens; der natürliche Gebrauch des Stimmapparats; die Äußerung von Worten oder Sätzen; mündlicher Ausdruck von Gedanken und Gefühlen" (Oxford English Dictionary). Regeln des Sprechens haben in der freien Entwicklung solch einer natürlichen Fähigkeit keinerlei Platz. Solange eine sensitive Verbindung zwischen dem Geist und den Sprechorganen besteht, entwickelt sich die natürliche Fähigkeit so, wie der Geist sich entwickelt. Die Übungen in diesem Kapitel werden sich mit Sprechen nur unter diesem Gesichtspunkt befassen. Die Muskeln, mit denen Artikulation ausgeführt wird, müssen von einschränkenden Konditionierungen befreit und reaktionsbereit und flink genug gemacht werden, um die Behendigkeit des Geistes widerzuspiegeln. Es werden keine Standards für „korrektes" Sprechen gegeben. Solche Standards halten länger zwischen den Seiten eines Buches als auf der Zunge von lebenden Menschen und sind eine verlorene Sache, weil lebendige Kommunikation nicht stillsitzt und sich gut benimmt. Vieles von dem, was in der Vergangenheit hoffnungsvoll als Standard American, Transatlantic Speech oder Standard English bezeichnet wurde, war ein Ausdruck von Klassenbewußtsein und ist als Versuch einer ästhetischen Faustregel zum Scheitern verurteilt. Gestrige Schönheit wird zu heutigem Kitsch, und heutige Häßlichkeit kann morgen als größte Schönheit gelten. (Im Gegensatz hierzu gibt es im Deutschen eine Standardaussprache, siehe Duden 1990 und Siebs 1969 sowie Anhang 2. *Anm. d. Übers.*)

Damit als Alternative zu Standards nicht Anarchie erscheint, möchte ich betonen, daß Kommunikation durch Sprechen nicht nur einen Sprecher, sondern auch einen Hörer einschließt. Wenn daher das, was gesagt wird, unverständlich ist, verfehlt es die Kommunikation – so sehr es auch den Sprecher befriedigen mag. Alles, was die Botschaft stört, muß im Interesse einer vollen Verständlichkeit weggelassen werden; sei es ein persönlicher Rhythmus, der dem Rhythmus des Textes widerspricht; ein stimmlicher Manierismus, der die Aufmerksamkeit vom Inhalt dessen ablenkt, was gesagt wird; ein Akzent von solch extremer Ausprägung, daß der Hörer ständig einen Takt nachhinkt und übersetzt; oder eine üppig schöne Stimme, deren Musik alles ist, was gehört werden kann.

Das eine notwendige Attribut, um mit solchen Verformungen umzugehen, ist Empfindsamkeit. Jedes Stück gut geschriebenen Textes hat seinen eigenen spürbaren Rhythmus, seine eigene Beschaffenheit, seinen eigenen Stil. Ein empfindsamer Interpret wird diesem Rhythmus erlauben, persönliche Rhythmen zu verändern, wird die unterschiedliche Beschaffenheit aufnehmen, um die Stimme unterschiedlich zu färben, wird den Stil den Vortrag formen und transformieren lassen. Ein empfindsamer Interpret, ob er nun einen Text interpretiert oder nicht, wird eine Stimme wollen, die dem Wunsch zur Kommunikation dient. Die, die entspannt genug sind zu hören, was um sie herum vorgeht und die eine Zuhörerschaft von einem oder vielen respektieren, werden feststellen, daß der extremste Regionaldialekt sich bis zu einem Punkt anpassen wird, an dem Kommunikation möglich ist, ohne die Individualität zu opfern.

Die meisten Dialekte sind in ihrer Regionalität so im Zusammenspiel der Mundmuskulatur eingeprägt, daß sie willentlich nur schwer verändert werden können. Diese Gewohnheiten von Geist und Muskeln entwickeln sich unter den einschränkenden Bedingungen der jeweiligen Umgebung. Ohne die ursprünglichen Bedingungen zu verdammen, werden sich starre Extreme unvermeidlich verändern, wenn neue innere und äußere Umgebungen erforscht werden; wenn einmal das volle Potential einer Stimme mit drei Oktaven, endlosen Harmonien und unbegrenzten stofflichen Qualitäten befreit ist, stehen wechselnden Inhalten wechselnde Stilarten zur Verfügung. Begrenzungen liegen nur in den möglichen Einschränkungen des Talents, der Vorstellungskraft oder den Lebenserfahrungen.

Dieses Kapitel zur Artikulation wird Vorschläge zum möglichst ökonomischen Gebrauch der Artikulationsmuskulatur machen. In dieser Ökonomie liegt das Potential für eine empfindsame Verbindung mit den Gedanken-Impulsen.

Wenn Lippen und Zunge flink beweglich und frei von gewohnheitsmäßigen Einschränkungen sind, ist das einzige Kriterium für klares Sprechen klares Denken.

Die Artikulations-Oberflächen

Der vordere, der mittlere und der hintere Teil der Zunge und die Oberflächen darüber, die sie ganz natürlich berühren, sind die am meisten benutzten Mittel der Artikulation. Die zwei Lippen in unterschiedlichem Kontakt zueinander und gelegentlicher Kontakt der oberen Schneidezähne mit der Unterlippe sorgen für den Rest der Artikulation. Für all die Wörter, die innerhalb dieses kleinen Raumes gebildet werden sollen ist es wünschenswert, daß die artikulierenden Muskeln mit der Energie, Genauigkeit und feinfühligen Teamarbeit einer akrobatischen Truppe funktionieren. Wie bei der Atmungs- und Kehlkopfmuskulatur ist die Koordination der Muskelbewegungen, die die Vokale formen, während sie durch Konsonanten unterteilt werden, zu fein und komplex, als daß bewußtes Eingreifen die Arbeit besser machen könnte als unbewußte Kontrolle. Wieder einmal müssen wir im Interesse einer individuellen Widerspiegelung des Geistes nicht mehr tun, als die Muskeln von Spannung zu befreien, sie zu lockern und von den Gedanken-Impulsen bespielen zu lassen.

Dies geschieht am einfachsten durch die Arbeit mit Konsonanten, die die unterschiedlichen Artikulationsstellen stimulieren und sie geschmeidig genug machen, um auf die feineren Anforderungen der Vokale zu reagieren.

Konsonanten

Schritt 1 • *Benütze einen Spiegel, um sicherzugehen, daß die Botschaft, die du aussendest, beim entsprechenden Muskel ankommt, richte deine Aufmerksamkeit auf deine gesamte Oberlippe und bewege sie rauf und runter in der Art eines Hohnlächelns, das die Oberlippe anhebt, die oberen Schneidezähne entblößt, dann stoppt und die Lippe fallen läßt.*

16. Artikulation   205

Laß die Unterlippe entspannen und isoliere die Aktivität der Oberlippe.

Wiederhole mehrmals. (Die Muskeln, die die Lippe zu der Grins-Bewegung anheben, verlaufen von den Nasenflügeln durch den Schnurrbart-Bereich.)

- *Laß die Oberlippe entspannt und richte deine Aufmerksamkeit jetzt auf deine Unterlippe. Laß die Zähne beieinander, so daß der Kiefer außer Funktion bleibt, und ziehe die Unterlippe nach unten, so daß die unteren Schneidezähne entblößt werden. Dann entspanne die Muskeln, damit die Lippe zurückfedern kann. (Die aktivierenden Muskeln verlaufen hinunter zum Kinn.) Unterscheide zwischen der Bewegung des Kiefers und der Bewegung der Kinn-Muskulatur. Das Kiefergelenk muß während dieser Übung und allen folgenden Lippen- und Zungenübungen unbewegt bleiben.*

- *Blase durch die Lippen aus, um diese zu entspannen.*

- *Wiederhole mehrmals:*

Oberlippe: heben, fallen lassen; heben, fallen lassen; heben, fallen lassen.

Unterlippe: nach unten ziehen, loslassen; nach unten ziehen, loslassen.

Durch die Lippen ausblasen.

Schritt 2   - *Dehne die Lippen seitwärts in so breites Grinsen wie du kannst.*

Dann schiebe sie nach vorne in eine so kleine Schnute wie möglich.

Dehne seitwärts, schiebe nach vorne, während du die Zähne zusammen und die Lippen geöffnet läßt.

Wiederhole mehrmals und blase dann durch die Lippen aus, um sie zu entspannen.

- *Hänge deine Zeigefinger in die Mundwinkel und ziehe sie auseinander.*

Laß sie los, wie wenn du ein Gummiband loslassen würdest.

Blase aus durch die Lippen.

- *Wiederhole Schritt 1 und 2 mehrmals.*

Dies sind Lockerungsübungen für die allgemeine Muskulatur der Ober- und Unterlippe: tatsächlich sind spezifischere Muskelgruppen an der Bildung der Konsonanten beteiligt. Die Unabhängigkeit dieser Muskeln vom Kiefer zu entwickeln ist von größter Wichtigkeit. Wenn die Zähne aufeinanderliegen, ist der Kiefer unbeweglich und die Artikulatoren müssen in Aktion treten.

Wiederhole Schritt 1 und 2 abwechselnd mit geschlossenen Zähnen und Zähnen auseinander, um die unabhängige Reaktion der Lippenmuskeln zu entwickeln. Sei dir, wenn die Zähne auseinander sind, bewußt, daß der Kiefer völlig entspannt und ruhig bleibt, während die Lippen sich bewegen.

Schritt 3 sollte mit einigen der Summ-Übungen (Kapitel 6) und den Sinus-Übungen (Kapitel 10) vorbereitet werden. Summen und Kopf-Rollen helfen, die Vibrationen zu befreien, und die Masken-Resonanz fokussiert sic nach vorne in die Lippen.

Es ist wichtig, daß die Konzentration auf die Artikulation dich nicht vom Zentrum abschneidet. Während man an Lippen und Zunge arbeitet, besteht eine Tendenz, den freien Fluß von Atem und Vibration zu verlieren, so daß der Ton da beginnt, wo eigentlich deine Aufmerksamkeit ist, nämlich im Mund. Die Artikulation sollte mit einer Zunahme der Aufmerksamkeit verbunden sein, die sich zur gleichen Zeit sowohl auf den Ursprung des Tons als auch auf die Mittel richten, die den Ton formen, sonst ist nichts zum „Artikulieren" da, sondern nur eine Serie von isolierten Gliedern. Das ist keine ungewöhnliche Krankheit bei Schauspielern, deren Aussprache einwandfrei ist, die jedoch trotz der Tatsache, daß jedes Wort kristallklar ist, unverständlich bleiben. Die überentwickelten Muskeln von Lippen und Zunge haben das Gleichgewicht zwischen Stimme und Artikulation, das für eine vollständige Kommunikation wesentlich ist, zerstört.

Schritt 3
- *Seufze mit einem Summen aus und bewege die Lippen während des Summens umher und schmecke die Vibrationen. Dann spiele mit den Vibrationen. Fange sie ein und laß sie los, um ein Gespür dafür zu entwickeln, wie die Lippen mit den Vibrationen umgehen und sie nach außen weitergeben.*

    mmmmmmm-e mm-e m-e mmmmmm-emm-e-mmmm-e-m-e memememememe

Werde schneller – federe die Vibrationen von den Lippen.

- *Jetzt ändere die Form des Vibrationsstroms, wenn er die Lippen verläßt:*

    mmm-ii mmm-iii

Achte darauf, daß das „ii" durch den Mund kommt. „M" ist ein nasaler Konsonant, und es wird die Tendenz geben, daß der begleitende Vokal ebenfalls in die Nase geht. Dieser Tendenz kann man durch ein klares Bild des durch den Mund vorwärts strömenden Vibrationsflusses und ein Nachkontrollieren, ob die Zunge entspannt liegt, entgegenwirken.

- *Verändere die Form wieder:*

    mm-ei mm-ei mm-ei   (oder auch äi)
    mm-ii mm-ii mm-ii
    mm-ei mm-ei mm-ei

- *Verändere die Form der entweichenden Vibrationen erneut:*

    mm-aa mm-aa mm-aa
    mm-ii mm-ii mm-ii
    mm-ei mm-ei mm-ei
    mm-aa mm-aa mm-aa

Beobachte, daß die Lippen ihr Verhalten nicht verändern müssen, wenn der Vokal sich verändert. Sie können weiter rauf und runtergehen, Vibrationen sammeln und weitergeben.

Die „ii"-, „ei"- und „aa"-Formen entstehen automatisch, wenn du sie denkst (der Zungenrücken bewegt sich subtil von einer relativ hohen Stellung zum harten Gaumen hin für das „ii", hinunter zu einer flachen, entspannten Position für das „aa"). Laß die Vokale sich für den Augenblick um sich selbst kümmern und richte deine Aufmerksamkeit auf die sinnliche Erfahrung der Konsonanten.

- *Übe die langsame sinnliche Verbindung zwischen entspannten Lippen und den Vibrationen:*

    mmmmiiii mmmmiiii mmmmiiii
    mmmmmmeeeeeei mmmmmmeeeeeei mmmmmeeeeeei
    mmmmmmmaaaaaaa mmmmmaaaaaa mmmmaaaaaaa

Erforsche die Beziehung zwischen den Lippenoberflächen und den Vibrationen. Denke nicht über „Konsonanten" nach. Höre nicht hin. Die Berührung sollte an den feuchten Teilen der Lippen geschehen, die Muskeln sollten minimal beteiligt sein und durch die Vibrationen stimuliert werden. Betreibe keine unnötige Anstrengung, die die Lippen anspannen und die Vibrationen verhindern könnte.

- *Verändere jetzt die Energiequalität und werde schneller:*

    mii-mii-mii-mei-mei-mei-maa-maa-maa

und dann bringe unterschiedliche Rhythmen hinein („mīi" bedeutet schwach; „mı́i" bedeutet stark).

```
  _  _  /  _  _  /  _  _  /
mii mii mii  mei mei mei  maa maa maa
 /  _  _  /  _  _  /  _  _
mii mii mii  mei mei mei  maa maa maa  (3 mal wiederholen)
 /  _  _  _  /
mii mii mii mii mii
 /  _  _  _  /
mei mei mei mei mei
 /  _  _  _  /
maa maa maa maa maa (3 mal wiederholen)
 _  _  /  _  _  _  /
mii mii mii mii mii mii mii
 _  _  /  _  _  _  /
mei mei mei mei mei mei mei
 _  _  /  _  _  _  /
maa maa maa maa maa maa maa  (3 mal wiederholen)
```

und so weiter.

Spiele mit was immer für Rhythmusmustern du magst, solange es ein Muster ist, das du klar und genau wiederholen kannst. Jeder übrige Teil des Körpers muß ganz ruhig und entspannt sein, so daß die Lippen lernen, verantwortlich und unabhängig zu sein, und der Weg vom Gehirn zu den Lippen klar definiert wird.

Schritt 4 wird dich mit „B" durch ein ähnliches Muster von Übungen führen. Es hat mit dem gleichen Gebiet der Lippen zu tun wie „M", aber mit einer unterschiedlichen Qualität der Beziehung zu den Vibrationen. Finde den genauen Druckpunkt zwischen Vibration und Lippenoberfläche für den „B"-Ton, was eine kleine Explosionsbewegung hervorruft.

Schritt 4

- *Laß deine Lippen einander berühren. Erwarte den Ton nicht. Spüre die entspannten Lippen (Zähne dahinter gerade leicht auseinander, Zunge innen im Mund ganz locker, Kiefer entspannt). Jetzt denke den Laut „B". Welche Muskeln beginnen zu reagieren? Sag den Laut noch nicht.*

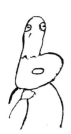

Denke den Laut b.

Wenn du dies langsam genug tust, kann es sein, daß du einige unnötige Vorausreaktionen in anderen Teilen des Mundes als den Lippen bemerkst. Zum Beispiel ist es nicht ungewöhnlich, daß der Zungengrund sich anspannt als eine Art Sprungbrett für das „B", was zu einem fast nicht wahrnehmbaren Grunzen führt, kurz bevor der Konsonant einsetzt. Dies ist keine sehr ökonomische oder geschliffene Ausführung. Übe dich darin, das „B" direkt an die Lippen hin zu denken.

- *Jetzt flüstere leicht das „B".*

Der Atem sollte in einem kleinen Luftstoß, der nirgendwo in der Kehle gefangen wird, von den Lippen wegexplodieren.

Fühle und lausche nach dem Ankunftspunkt der Luft. Wenn es irgendwie mühsam oder heiser klingt, dann ist zu viel Spannung im Ansatzrohr, um frei zu sein, wenn der Atem kommt.

Die Qualität des Atems beim Flüstern ist der wahrhaftigste Anhaltspunkt über die Freiheit des Tons, der stattfinden wird, wenn du die Stimme hinzufügst. Jegliche Spannung wird die Transparenz des Atems stören, der so klingen sollte, als ob er durch den Raum der Kehle und des Mundes fließen würde, ohne die Wände überhaupt zu berühren. Der Atem muß im Zentrum freigelassen werden und die Lippen erreichen, ohne unterwegs irgend etwas berührt zu haben.

- *Erlaube den Vibrationen, den Weg zu nehmen, den der Atem gerade genommen hat, und laß das „B" stimmhaft werden. Fühle den winzigen Vibrationsball von den Lippen wegexplodieren. Spiele mit dem Ball:*

    bɐ-bɐ-bɐ

- *Verändere die Form des Balles zu etwas Flachem und Dünnem:*

    bi-bi-bi

Verändere die Form wieder:

bei-bei-bei

Verändere sie wieder:

baa-baa-baa

Laß die Lippen locker, um auf deine Gedanken zu reagieren. Laß sie nicht härter arbeiten.

Spiele wie folgt mit den Explosionen der Vibration:

bii-bii-bii-bei-bei-bei-baa-baa-baa

Dann erweitere die Fähigkeit der Lippenreaktion durch die Anwendung der Übungsreihe für „M" mit zunehmender Geschwindigkeit und wechselnden Rhythmen.

Schritt 5 wird die Lippen für eine Weile verlassen und zur Vorderzunge weitergehen. Ich unterscheide zwischen Zungenspitze und Vorderzunge, um zu betonen, daß die effektivsten und natürlichsten Teile des Artikulationsapparates, womit wir „D", „T", „S" und „Z" (Z = stimmhaftes S) produzieren, auf der

Oberfläche der Zunge gleich hinter der Zungenspitze und den Alveolen liegen, dem harten knochigen Kamm zwischen den oberen Schneidezähnen und dem harten Gaumen. Wenn die Zunge in Ruhestellung anschwillt und die Mundhöhle füllt, berühren ihre Ränder rundherum die Zähne und die Oberfläche des harten Gaumens von vorne nach hinten. Der Teil der Vorderzunge, der natürlicherweise die oberen Alveolen berührt, ist der zu beübende Teil für Vorderzungenkonsonanten.

Um diesen Bereich zu isolieren und zu stärken, sind hier einige Übungen, die außerhalb des Mundes übertriebenen Gebrauch von den Muskeln der Zunge machen, damit sie, wenn sie sich zurück in den Mund hinein entspannt, im Kontrast mit großer Leichtigkeit agieren kann.

Schritt 5
- *Laß die Zunge locker nach vorne gleiten, bis die Spitze auf der Unterlippe liegt. Nimm einen Spiegel, um zu überprüfen, ob sie breit und dick ist und dort ohne jegliche Bewegung liegen kann. Falls sie schmal und spitz ist, dünn und flach, oder sich bewegt, ist sie nicht entspannt.*

- *Hebe die Zungenspitze an, um die Oberlippe zu berühren, und dann biege sie nach unten und berühre die Unterlippe, als ob etwa 1 1/2 cm von der Zungenspitze entfernt ein Gelenk wäre, das eine präzise Beweglichkeit ermöglicht. Bewege sie auf und nieder und berühre spezifisch die Ober- und Unterlippe.*

- *Bewege die Zunge außerhalb des Mundes seitlich hin und her und berühre die Mundwinkel. Achte darauf, daß der Kiefer nicht mitschwingt.*

- *Alterniere die letzten zwei beschriebenen Sequenzen mehrmals.*

- *Dehne die Zunge, Zungenspitze hinter den unteren Schneidezähnen, wie in Kapitel 7 beschrieben.*

- *Entspanne die Vorderzunge noch einmal auf der Unterlippe. Dann hebe sie wie zuvor an und berühre die Oberlippe und finde jetzt Vibrationen zwischen der Lippe und der Zunge, um ein „L" zu bilden, wenn die Zunge sinkt.*

Es ist, als ob du mit der Zunge außerhalb des Mundes sprechen würdest und mit der Vorderzunge und der Oberlippe „lɐ lɐ lɐ" sagst. Laß die Zunge nach jedem „L"-Laut die Unterlippe wieder berühren.

- *Wiederhole diese Bewegung von Zunge zu Lippe, während du durch die Sequenz der Vokalformen gehst, die du für „M" und „B" benutzt hast, aber alles außerhalb des Mundes gegen die Oberlippe.*

   lii-lii-lii   lei-lei-lei   laa-laa-laa

- *Laß die Zunge in den Mund schlüpfen und wiederhole die Sequenz schnell und leicht, wobei jetzt die Zunge bei den „L"s die Alveolen antippt:*

   lii-lii-lii   lei-lei-lei   laa-laa-laa

- *Alterniere die letzten zwei beschriebenen Sequenzen außerhalb des Mundes langsam, innerhalb des Mundes schnell.*

Es soll so aussehen, als ob die „L"s innerhalb des Mundes aus der Entspannung heraus geschehen, die du nach der übertriebenen Dehnung bei der Arbeit außerhalb des Mundes spürst.

- *Entwickle die Fähigkeit für schnelle, lebendige Zungenreaktionen, wie du es mit den Lippen bei „B" und „M" getan hast, steigere nach und nach die Geschwindigkeit und füge die wechselnden Rhythmen hinzu.*

- *Benütze die Anleitungen der vorhergehenden fünf beschriebenen Sequenzen, um die Qualität zu erforschen, die für die Bildung des „D" benötigt wird.*

   dii-dii-dii   dei-dei-dei   daa-daa-daa

Das „D" stärkt die Zunge und macht sie noch beweglicher als das „L" wegen des stärkeren Drucks, der zwischen den Artikulationsoberflächen benötigt wird, um die Vibrationen für diesen starken Konsonanten zum Explodieren zu bringen.

Beachte die ähnliche Qualität der Behandlung, die die Vibrationen bei „B" und „D" erhalten. Für ein echtes Ergebnis ist es wesentlich, daß du wirklich die Vibrationen zwischen den Oberflächen fühlst. Es ist viel zu leicht, mit flinken Lippen oder einer flinken Zunge das zu produzieren, was in Wirklichkeit ein schweres „P" oder „T" ist, während die Vibrationen des Tons weit unten in der Kehle gefangen sind.

Folge den gleichen Anleitungen, um den Laut „nnn" zu erforschen.

Dieser ist offensichtlich aus derselben Familie wie „mmm", ein nasaler Konsonant. Der Zungenrand ist in Kontakt mit den oberen Alveolen vorne im Mund und verschließt den Mundausgang, so daß der Laut durch die Nase geht. Sobald die Vorderzunge nach unten geht, kann und muß der dem Konsonanten folgende Vokal durch den Mund entweichen.

Spiele mit der „mii mii mii"-Sequenz und der „nii nii nii"-Sequenz.

Schritt 6 Für das Trainieren der dritten Hauptartikulationszone solltest du die Aufmerksamkeit auf den hinteren Teil der Zunge isolieren, der dort in Kontakt kommt mit dem weichen Gaumen (gerade eben vor dem Zäpfchen). Um dich darauf vorzubereiten, wiederhole einige der Übungen für den weichen Gaumen, die du in Kapitel 7 gelernt hast.

• *Dann gähne, führe in der Mitte des Gähnens den hinteren Teil der Zunge nach oben an den weichen Gaumen und unterbrich das Gähnen, indem du „ng" sagst wie am Ende von „sing".*

Nimm den Zungenrücken wieder vom weichen Gaumen weg und setze den Ton fort, der dann automatisch zu einem „aaaa" werden sollte.

Wiederhole mit einer Gähn-Dehnung (ohne eigentlich zu gähnen) die Auf- und Niederbewegung des Zungenrückens mit Ton.

    ngng – aaaa – ngng – aaa etc.
    (das „g" ist nicht zu hören, das „aaa" ist eine Gähn-Dehnung)

- *Entspanne den Mund. Schlage jetzt scharf aber leicht mit dem Zungenrücken gegen den weichen Gaumen gerade vor dem harten Gaumen und bringe Vibrationen zum Explodieren, die die gleiche Qualität haben wie „B" und „D". Wenn du den Anweisungen genau und ruhig folgst, solltest du zum Konsonanten „G" kommen, der zur gleichen Familie der Explosivlaute gehört wie „B" und „D".*

Folge jetzt dem bereits bekannten Muster an Übungen von:

gɐ gɐ gɐ

bis:

gii gii gii gei gei gei gaa gaa gaa

und achte darauf, daß die Zungenspitze entspannt hinter den unteren Schneidezähnen bleibt.

Achte ebenfalls darauf, daß der Kiefer nicht mitmacht und entspannt und ruhig ist.

Schritt 7 Stelle schließlich eine Sequenz von Übungen zusammen, die von den Lippen zur Vorderzunge, zur mittleren und hinteren Zunge geht, die so regelmäßig wie Zähneputzen benutzt werden sollte, um die gesamte Gruppe von Artikulatoren flink zu halten.

- *Von den Lippen zur Vorderzunge:*

  / – / – / –
  Bɐ-Dɐ-Bɐ-Dɐ-Bɐ-Dɐ

Von der Vorderzunge zu den Lippen

  / – / – / –
  Dɐ-Bɐ-Dɐ-Bɐ-Dɐ-Bɐ

langsam, aber zunehmend Geschwindigkeit zulegend. Wechsle ab mit dem Anfang an den Lippen und mit der Zunge:

Vom der hinteren Zunge zur Vorderzunge

  / – / – / –
  Gɐ-Dɐ-Gɐ-Dɐ-Gɐ-Dɐ

Von der Vorderzunge zur hinteren Zunge:

/ – / – / –
Dɞ-Gɞ-Dɞ-Gɞ-Dɞ-Gɞ

erst langsam, dann Geschwindigkeit zulegend, wechselnd beginnend mit der hinteren Zunge und der Vorderzunge.

Von den Lippen zur Vorderzunge und zur hinteren Zunge.

/ – – – / – – – / – – –
Bɞ-Dɞ-Gɞ-Dɞ-Bɞ-Dɞ-Gɞ-Dɞ-Bɞ-Dɞ-Gɞ-Dɞ

Von der hinteren Zunge zur Vorderzunge und zu den Lippen:

/ – – – / – – – / – – –
Gɞ-Dɞ-Bɞ-Dɞ-Gɞ-Dɞ-Bɞ-Dɞ-Gɞ-Dɞ-Bɞ-Dɞ

erst langsam arbeitend, um es auszutasten, dann Geschwindigkeit zulegend. Präzision und Klarheit sind hier die Kriterien.

Seufze die Vibrationen frei vom Zentrum her während all dieser Übungen aus, so daß dem Mund ein ständiger Tonstrom zur Verfügung steht. Diese Konsonanten können leicht abgeschnitten und leblos werden, wenn du der Verbindung von Stimme und Artikulationsstellen nicht große Aufmerksamkeit schenkst. Wenn du vertrauter wirst mit den „BDGD"s, können sie etwas wie einen Eisenbahn-Rhythmus annehmen. Nütze diesen oder jedes andere auftauchende rhythmische Muster aus, um die Übung zu beleben.

- *Spiele mit den BDGD's und ihren Varianten auf der Tonleiter, mit Arpeggios oder Melodien, aber immer mit Aufmerksamkeit auf das Loslassen des Tons vom Zentrum, der durch die Konsonanten nicht behindert, sondern von ihnen benutzt wird.*

Nimm die BDBD's, DBDB's, GDGD's, DGDG's, BDGD's und GDBD's und erkunde damit deinen Stimmumfang von der Brustresonanz bis zum Falsett, den ganzen Weg von unten nach oben und zurück nach unten, ausseufzend, ohne dabei eine Sprosse der Resonanzleiter auszulassen.

Improvisiere Konversation und benutze dafür nur BD's, DB's, GD's, DG's, BDGD's und GDBD's:

Fragen und Antworten
Politische Argumentation
Liebesszene
Einkaufsbummel und so weiter, alles ausschließlich durch diese Laute ausgedrückt.

Überprüfe während dieser Improvisationen gelegentlich durch deinen Partner oder einen Spiegel, ob die Augenbrauen unnötigerweise aktiv sind. Laß sie entspannt.

Es kann geschehen, daß Energie, die für die Artikulationsmuskeln gedacht war, aufgenommen und umgeleitet wird durch die Augenbrauen, die Hände, die Schultern oder einen nickenden Kopf. Alle Bewegungen in diesen Bereichen sollten für den Augenblick als überflüssig betrachtet und der Ausdruck ausschließlich in das Zentrum des Mundes kanalisiert werden. Das bedeutet nicht, daß nicht schließlich Kopf, Hände und Schultern die Kommunikation verstärken können, aber um Verantwortung in Lippen und Zunge anzuregen, sollten andere Bereiche ganz entspannt gelassen werden, so daß der Stimulus zu 100% in den Stimmkanal gehen kann. Wie ich vorher schon bemerkt habe, sind Bewegungen der Augenbrauen fast immer ein Ersatz für lebendige Artikulation oder Reaktionen des weichen Gaumens; nur einige bestimmte Gefühle brauchen für ihren Ausdruck die Augenbrauen (eine sehr skeptische Frage, eine große Überraschung, Stirnrunzeln). Übermäßiges Heben der Augenbrauen beraubt immer die Stimme. Sie gehen hoch anstelle des Tons. Sie wackeln, wenn Lippen und Zunge sich bewegen sollten.

Schritt 8 *Folge dem Muster wie in Schritt 5 beschrieben, mit einer Kombination von nasalen Konsonanten.*

/ – / – / –
Mɐ-Nɐ-Mɐ-Nɐ-Mɐ-Nɐ

/ – / – / –
Nɐ-Mɐ-Nɐ-Mɐ-Nɐ-Mɐ

NGɐ-Nɐ-NGɐ-Nɐ-NGɐ-Nɐ *(das G ist nicht zu hören)*

Nɐ-NGɐ-Nɐ-NGɐ-Nɐ-NGɐ

/ − − − / − − − / − − −
Mɐ-Nɐ-NGɐ-Nɐ-Mɐ-Nɐ-NGɐ-Nɐ-Mɐ-Nɐ-NGɐ-Nɐ

/ − − − / − − − / − − −
NGɐ-Nɐ-Mɐ-Nɐ-NGɐ-Nɐ-Mɐ-Nɐ-NGɐ-Nɐ-Mɐ-Nɐ

Sende alle die „ɐ"-Laute durch den Mund hinaus; nur die Konsonanten sind nasal.

Schritt 9
- *Folge mit der nächsten Übung den gleichen Mustern und Rhythmen und flüstere „P", „T" und „K".*

Dies sind die stimmlosen Entsprechungen von „B", „D" und „G", hier explodiert der Atem anstelle der Vibrationen.

Flüstere, ohne Stimme

pɐ-tɐ-pɐ-tɐ-pɐ-tɐ-pɐ-tɐ
tɐ-pɐ-tɐ-pɐ-tɐ-pɐ-tɐ-pɐ
kɐ-tɐ-kɐ-tɐ-kɐ-tɐ-kɐ-tɐ
tɐ-kɐ-tɐ-kɐ-tɐ-kɐ-tɐ-kɐ
pɐ-tɐ-kɐ-tɐ-pɐ-tɐ-kɐ-tɐ-pɐ-tɐ-kɐ-tɐ
kɐ-tɐ-pɐ-tɐ-kɐ-tɐ-pɐ-tɐ-kɐ-tɐ-pɐ-tɐ

Mit dieser Übung kannst du eindeutig die Freiheit des Atems überprüfen. Er sollte in der Kehle nicht hörbar sein, sollte aber leicht und transparent von der Artikulationsoberfläche abfedern. Es sollte aber auch kein Zurückhalten des Atems sein mit dem Versuch, dadurch Transparenz zu erreichen. Seufze mit völligem Loslassen vom Zentrum her aus und bestehe darauf, daß Lippen und Zunge den Atem einfangen und sich mit ihm befassen, wenn er durch den Mund fliegt. Wenn keine Spannung in der Kehle ist und ein wirklich freier Kontakt zwischen Atem und Artikulationsstelle besteht, kannst du im Zwerchfell eine flatternde Bewegung spüren. Das ist eine nützliche Hilfestellung für die Klarheit der Verbindung zwischen Mund und Zentrum, und diese entsteht durch die schnellen, wiederholten winzigen Stops des Atems, hervorgerufen durch Lippen und Zunge, wenn diese „P", „T" und „K" bilden.

Achte sehr darauf, daß die Zunge genau genug vom harten Gaumen herunterkommt, um ein sauberes, scharfes „T" und „K" zu bilden. Wenn die Spitze zu weit zu den Zähnen vorkommt, wirst du einen Zischlaut fast wie ein „TS" hören (die stimmhafte Variante wäre ein „DZ"). Die Zunge muß sowohl vorne als auch hinten weit genug vom harten Gaumen wegfallen, um Raum zu schaffen, durch den der Atem frei entweichen kann – so daß er nicht durch einen engen Spalt kratzt oder zischt.

Ich werde nur eine kurze Beschreibung anderer Konsonanten geben, da sie keine großen Schwierigkeiten bereiten, wenn Lippen und Zunge Freiheit und natürliche Stärke entwickeln. Ich werde beschreiben, wo sie gewöhnlich gebildet werden – für diejenigen, die die für den eigenen Gebrauch effektivste Einstellung überprüfen wollen. Für diejenigen, die ein spezielles Problem haben, gibt es weitere Bücher zu den Einzelheiten von Sprechsprache und Sprechproblemen, die außerhalb des Rahmens dieser Studie liegen (siehe Literatur im Anhang).

Andere stimmhafte Konsonanten und ihre stimmlosen Entsprechungen

Lippen:
„W" und „F"
Das „wwww" wird gebildet zwischen der Unterlippe und den oberen Schneidezähnen, während der Ton seinen Weg hindurch findet und die Lippen gegen die Zähne vibrieren läßt. „ffff" ist die geflüsterte Entsprechung mit einer weicheren Verbindung zwischen Unterlippe und oberen Schneidezähnen, weil der Atem eine schwächere Muskelreaktion hervorruft als Vibrationen.

Zunge:
„Z" und „S"
„zzzz" gehört zur gleichen Familie wie „wwww" (kategorisiert als Frikative) und wird gebildet zwischen der Vorderzunge und den Alveolen. Um einen wirklich starken „zzzz"-Laut zu produzieren, versuche die Vorderzunge an die Alveolen zu kleben (laß dabei die Zungenspitze ganz leicht die unteren Schneidezähne berühren) und bestehe darauf, daß der Gedanke an „zzzz" einen Vibrationsstrom durch die aneinander haftenden Oberflächen schiebt. Du wirst wahrscheinlich zu Beginn ein „dzzz" bilden, aber benutze das, um starke Vibrationen zu schaffen, und dann schneide das „d" heraus.

„ssss" ist die geflüsterte (stimmlose) Variante von „zzzz". Wenn die Zunge entspannt ist, gibt es keinen Grund, warum ein reichhaltiger „S"-Laut sich nicht natürlich ergeben sollte, wenn er gedacht wird. Ein zischendes „S" ist gewöhnlich das Ergebnis von Spannung in der Zunge, die die Zunge vorwärtsschiebt an die oberen Schneidezähne, so daß der Atem durch die Spalten zwischen den Zähnen getrieben wird. Hierdurch entsteht ein Zischen, wenn nicht sogar ein Pfeifen, das sowohl für den Zuhörer als auch für den Sprecher sehr störend sein kann.

Es gibt nicht eine bestimmte korrekte Stelle, an der das „S" zu bilden ist, da es so viele Variationen der individuellen Mund-Strukturen gibt. Das beste ist, mit Hilfe des Ohres herauszufinden, wo ein „S" in deinem Mund entsteht, das dir gefällt. Beginne mit entspannter und dicker Zunge auf dem Mundboden und finde dann die kleine Stelle, die am leichtesten mit dem Kamm der Alveolen in Berührung kommt, bevor sie weiter in die Kuppel des Mundraumes steigt. Wenn die Zungenspitze entspannt bleibt und du einen starken Atemstrom zwischen der Zungenoberfläche und den Alveolen hindurch entläßt, sollte das Ergebnis ein klares „ssss" sein. Wenn nicht:

- *Übe starke*

    zzzziii zzzzei zzzzaaa's

    mit einem langen, klaren, starken „Z"-Laut.

    Dann denke „zzzz", aber flüstere die zzzziii zzzzei zzzzaa's und höre auf das Ergebnis, das wie ein starkes „ssss" klingen sollte.

    Füge jetzt die Vibrationen der Vokale „iii", „ee" und „aa" hinzu, während du immer noch ein geflüstertes „zzzz" denkst, und du solltest bei einem starken

    ssssii ssssee ssssaa

    ankommen mit einem „S"-Laut, der sich von deinem gewohnten unterscheidet. Es liegt an dir herauszufinden, worin der Unterschied besteht – sowohl in deinem Geist als auch in deinem Mund und deinem Atem.

Lippen: „W" Das englische „W" ist ein Hybrid-Vokal/Konsonant, und ich werde ihn hier benutzen, um die horizontalen Artikulationsmuskeln zu trainieren („u" + „a" = „w"). (Die Ausführungen zum englischen „W" behalten wir wegen ihrer Übungsqualität auch in der deutschen Ausgabe bei. *Anm. d. Übers.*)

Die Gesichtsmuskeln kreuzen sich vertikal, horizontal und diagonal und sie müssen – wie jeder andere Muskel im Körper – geschmeidig gehalten werden, wenn sie empfindsam auf motorische Impulse reagieren sollen. Der typische Ausdruck auf Gesichtern von Menschen, der *sie* auszumachen scheint, tritt dann auf, wenn das Gesicht von einer charakteristischen Haltung geprägt wird, die einige Muskeln entwickelte und andere ruhen läßt. Um die gesamte Artikulationsmuskulatur zur Verfügung zu haben, müssen sowohl die Artikulationsmuskeln und diagonalen Gesichtsmuskeln aufgeweckt als auch die vertikalen in Schritt 1 erforscht werden.

Schritt 10
- *Bereite dich durch Wiederholung von Schritt 2 vor.*

- *Spitze deine Lippen vor zu einer Schnute. Stelle dir die Vibrationen als winzigen Ball vor, den du mit dieser geschürzten Schnute hältst. Gib Ton und spiele mit dem Gefühl der Vibrationen an deinen Lippen, indem du sie etwas zusammenpreßt und wieder losläßt und wieder zusammendrückst („uu-a" auf einer sehr kleinen Skala).*

- *Du wirst jetzt deine Lippen als Schleuder benutzen und den Ton vorwärts und aus deinem Gesicht heraus schleudern.*
Ziehe die Lippen plötzlich und stark seitwärts zu einem Grinsen und laß die Vibrationen in einem stakkato „uei" hinauskatapultiert werden.

- *Schaue in einen Spiegel, während du das tust, und beobachte die diagonale Dehnung, die von den Backenknochen zu den Mundwinkeln erscheint, wenn du deine Lippen nach vorne schiebst. Stelle dir die Seitwärtsbewegung der Lippen wie ein Loslassen dieser Dehnung mit der Qualität eines starken Schleu-*

der-Gummis vor, das gespannt und dann losgelassen wird. Beobachte, wenn du losläßt, daß die Backen nach oben unter die Augen geschoben werden.

Mit einer kräftigen Bewegung sollte ein kräftiger Ton entstehen. Habe nicht das Gefühl, daß du schreist, sondern fühle, daß ein starker, scharfer Ton das natürliche Ergebnis einer starken, heftigen Bewegung ist.

- Wiederhole „uei" mehrmals auf einem Atem

    vorwärts uu seitwärts ei
    vorwärts seitwärts vorwärts seitwärts vorwärts seitwärts
    uu   ei   uu   ei   uu   ei

und halte dabei die Vibrationen in spürbarem Kontakt mit den Lippen.

Du wirst feststellen, daß der mittlere Resonanzbereich benutzt wird – als ob die Lippen Maskenresonanz aus der gesamten Oberfläche des Gesichts aufnehmen.

Blase durch die Lippen aus, um sie zu entspannen.

- Nimm die „uei uei uei" durch deinen gesamten Stimmumfang von der Brust zur Schädeldecke. Benutze einen Spiegel, um sicherzustellen, daß du dabei deine Lippen nur vorwärts und seitwärts bewegst: Erlaube dem Kinn nicht, beteiligt zu werden.

- Gehe noch einmal auf „uei" die Tonleiter hinauf und hinunter, diesmal mit leicht geschlossenen Zähnen, um eine Beteiligung des Kiefers auszuschließen.

Wiederhole mit geöffneten Zähnen.

Benutze weiter die gleichen Lippenbewegungen, aber wechsle die Töne zu:

    will you will you will you

Dies verändert den Nachdruck auf die in zwei Richtungen verlaufenden diagonalen Backenmuskeln zu einem aktiven Seitwärtszug bei „will" und ein Loslassen nach vorne bei „you". Auch die Zunge bekommt bei dieser Übung etwas zu tun, indem sie sich von vorne („L") bis zu ihrer Mitte („J") hin kräuselt.

- *Erforsche mit vollem Grinsen und großer Schnute deinen gesamten Stimmumfang hinauf und wieder hinunter.*

  willyouwillyouwillyouwillyouwillyou
  will you wait willyouwaitwillyouwaitwillyouwait
  will you wait for willie willyouwaitforwilliewillyouwait
  will you wait for willie and winnie (etc.),

erhöhe dabei zunehmend die Geschwindigkeit und entwickle Behendigkeit. Entspanne, wenn du schneller wirst, die Dehnungen etwas; laß die Mundwinkel rein- und rausflattern wie ein Blitz.

- *Benutze die aufsteigende Tonfolge, um eine lange Frage zu stellen, und die absteigende, um sie zu beantworten.*

Wiederhole dieses Muster von Frage und Antwort durch den gesamten Stimmumfang mit:

  will you wait
  will you wait for willie
  will you wait for willie and winnie
  will you wait for willie and winnie williams

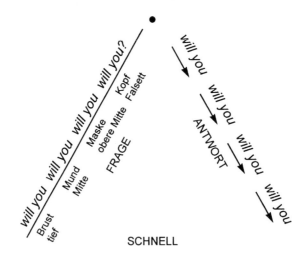

Jede Zeile wird so oft wiederholt, wie sie in den Stimmumfang mit zunehmender Geschwindigkeit hineinpaßt.

Schritt 11 macht dir einige Vorschläge zu Geschwindigkeitsspielen, die du üben kannst, um Virtuosität und Brillanz der Artikulation zu erhöhen. Der Inhalt ist absichtlich harmlos, weil dies Geläufigkeitsübungen sind und ernsthaftes Material abgenützt würde, wenn es zur Übung benützt wird. Der Schlüssel zu größerer Geschwindigkeit ist größere geistige Energie.

Schritt 11
- *Nimm als Fünf-Finger-Übung mit Rauf- und Runtergehen den folgenden Satz:*

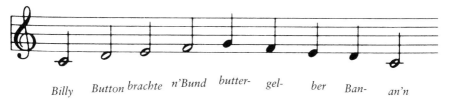

Billy   Button brachte   n'Bund   butter-   gel-   ber   Ban-   an'n

Visualisiere Billy; stell dir die Bananen vor; erzähle die Geschichte. Wenn du schneller wirst, laß auch die Bilder schneller werden; der Sinn dieser Übung ist, nicht mechanisch zu werden, wenn du schneller wirst, sondern die geistige Behendigkeit zu erhöhen, ohne die Worte von der Bedeutung zu trennen.

Geh bei jeder Wiederholung höher.

- *Bitte jemanden, die folgenden Fragen am Ende jeden Satzes auf dich abzufeuern, und antworte sofort:*

„War es <u>Joe</u> Button?"   „Es war <u>Billy</u> Button."

„Billy <u>Schmitt</u> war es?"   „Billy <u>Button</u> war es."

„Billy <u>stahl</u> die Bananen?"   „Billy <u>brachte</u> die Bananen."

„Hat er nur <u>eine</u> Banane gekauft?" *usw.*

„Waren die Bananen <u>zermatscht</u>?"

„Hat er <u>Äpfel</u> gekauft?"

Das mag dich verrückt machen, sollte aber den Geist stimulieren, schnell auf wechselnde Betonungen zu reagieren.

- *Geh mit dem folgenden Satz durch den gleichen Prozeß, um die hintere Zunge zu trainieren.*

    Gabis Gärtner gehen gemeinsam und graben im Garten Gruben
      do   re   mi   fa   so   fa   mi   re   do

und füge ähnliche Fragen hinzu:

    „Waren sie fleißig?"
    „Lastwagenfahrer waren sie?"
    „War der Gärtner allein?"
    „Wo haben sie gearbeitet?" *und so weiter.*

Albern, aber effektiv.

- *Du solltest auch den albernen, aber praktischen Peter Piper benutzen.*

    Peter Piper picked a peck of pickled peppers
    A peck of pickled peppers Peter Piper picked
    If Peter Piper picked a peck of pickled peppers
    Where's the peck of pickled peppers Peter Piper picked?

Finde wieder Wege, mehr und mehr geistige Energie zu wecken, um zunehmende Geschwindigkeit zu rechtfertigen. Laß Skepsis zu rechtschaffenem Zorn über die unglaubliche Geschichte von Peter Piper werden, daß er überhaupt die Energie hatte, ein ganzes Scheffel pickled peppers zu pflücken. Oder übernimm Frau Pipers Besorgtheit über das Ausbleiben ihres Mannes mit den für das Abendessen benötigten Peppers. Oder verbreite hitzig frohlockend Gerüchte über einen möglichen Skandal.

Auf diese Weise hältst du die Behendigkeit der Artikulation ständig in Berührung mit der geistigen Behendigkeit. Du wirst feststellen, daß es dir – solange du nur schnell genug denkst – möglich ist, so schnell zu sprechen, wie du willst. Du wirst jedoch nur in der Lage sein, schnell genug zu denken, wenn du wirklich in deinem gesamten Körper entspannt bleibst, während dein Geist, dein Atem, deine Lippen und deine Zunge stimuliert werden. Je mehr körperliche Entspannung du aufrecht erhältst, um so mehr geistige Ausrichtung wirst du erreichen.

Vokale

Ich werde über Vokale zunächst im Zusammenhang mit Fantasie sprechen. Jahrelang glaubte ich, ein Stimmexperte hätte mir gesagt (und ich hatte es wirklich mit einer speziellen Art von Laryngoskop gesehen), daß die Vokalformen direkt an den Stimmlippen entstehen. Obwohl ich jetzt davon überzeugt bin, daß dem nicht so ist, möchte ich mit meiner Diskussion der Vokale auf dieser Grundlage – die ich für ein kreatives Mißverständnis halte – fortfahren. Mein Ziel ist es, Respekt für sie zu erzeugen und eine Empfindsamkeit im Ansatz, die sie vor Verzerrung und farbloser Standardisierung bewahren wird.

In der grundlegenden physikalischen Natur der Vokaltöne liegt eine eigene Musik. Sie beginnt, wenn die Annäherung der Stimmlippen die Form der Vokale vorwegnimmt, die vom Sprachzentrum empfangen wurden; dabei verändert sich die Resonanzstufe, egal ob stimmhaft oder stimmlos. Eine einfache Demonstration gibt dir ein Beispiel für diesen Vorgang. Spitze deine Lippen vorwärts zu einer Schnute und blase Atem hindurch. Höre auf die Tonhöhe. Jetzt dehne deine Lippen zu einem Grinsen und blase Atem hindurch. Höre auf die Tonhöhe. Achte darauf, daß die Zunge völlig entspannt ist, so daß der Atem direkt zu den Lippen geht. Du solltest eindeutig einen tiefen Ton hören, wenn die Lippen gespitzt sind, und eine höhere Tonhöhe, wenn sie seitwärts gezogen sind. Die Stimmlippen formen als Reaktion auf den Gedanken „oo" eine runde Form ähnlich der gespitzten Schnute und schaffen in Miniatur die Form für eine niedrige Resonanzstufe. Als Reaktion auf den Gedanken „ii" werden die Stimmlippen nah zusammengezogen, und Luft oder Vibrationen, die durch den entstandenen schmaleren Spalt entweichen, schaffen mit diesem Vokal einen höheren Ton. Die Hauptkategorien der Vokale verändern die Form zwischen den Stimmlippen und schaffen noch unentwickelte Unterschiede ihrer natürlichen Tonhöhe. Die Feinheiten der Vokalunterschiede benötigen den weichen Gaumen, die Rachenwände, die Zunge und die Lippen für eine verfeinerte Veränderung und Ausformung. Auf der Ebene der Stimmlippen ist die Formung der Vokale tief im unwillkürlichen Nervensystem verwurzelt.

Im Interesse solch subtiler Musikalität müssen die folgenden Veränderungen äußerst feinfühlig sein. Jegliche Spannung, die den Atem festhält, wird die natürliche Tonhöhe, die für ihre Existenz von einer freien Stimme abhängt, verändern.

Der Zusammenhang von Tonhöhe und Vokal bedeutet nicht, daß „ii" nicht auf einem tiefen Ton gesprochen werden kann oder „oo" nicht auf einem hohen. Es ist die Einführung einer gewählten Tonhöhe oder der Einfluß einer Stimmung (die eine bestimmte Tonhöhe vorschreibt), was die Harmonien einer interessanten Stimme schafft. Versuche es mit dem Wort „lieb". Zuerst leichtgewichtig, ziemlich hoch gesummt, wie zu einem Baby wiederholt. Im Stimmumfang gibt es eine Stelle, an der ein perfekter Zusammenklang von „ii" und der mittleren bis oberen Resonanz besteht. Ein einzelner Laut kommt durch. Jetzt nimm das Wort „lieb", als wäre es eine hypnotische Suggestion, die für ihre Wirksamkeit von einer tiefen Brustresonanz getragen wird. Lausche darauf, wie die tiefe Frequenz der Brustresonanz mit einer anderen Frequenz, der des Vokals, harmonisiert. Dies ist natürlicher Reichtum und Beschaffenheit von Sprache. Die Harmonien sind am leichtesten bei „ii" zu hören, wo Tonhöhe und Vokal eindeutig sind. Das schärfere Hinhören, das für andere Vokale benötigt wird, ist gutes Ohrentraining. Versuche „gut", zuerst langsam, schläfrig, tief. Dann schnell, erregt, die aufregende Qualität dieses Adjektivs betonend. Die Tonhöhe von „uu" ist tief, Harmonien kommen herein mit einer Sprechenergie, die die Stimme hochträgt.

Dies ist eine gefährlich analytische Beschreibung eines Vorgangs, der nur spontan geschehen kann. Deshalb nochmals: Es kommt darauf an, die Muskeln, die die motorischen Impulse vom Gehirn aufnehmen, so frei von Spannung, so subtil und empfindsam wie möglich zu halten und sie unwillkürlich funktionieren zu lassen. Der Maßstab zur Bildung effektiver Vokal-Töne sollte Ökonomie sein. Ohne Ökonomie gibt es kein Feingefühl, ohne Feingefühl keine Feinheit und ohne Feinheit keine Musik. Wenn daher Vokale erkennbar ohne den Einsatz des Kiefers erreicht werden können, um so besser. Nach meiner Erfahrung ist der Kiefer für die Bildung der Vokale unnötig, obwohl dessen freie Beweglichkeit die Resonanz vergrößern kann. Wenn du einen großen Kieferknochen herumbewegen mußt, um unterschiedliche Laute zu erreichen, setzt du mehr Energie ein, als wenn du es mit den winzigen Muskeln von Zunge und Lippen zu tun hast.

Für ein klares Sprechen ist die Isolierung von Lippen und Zunge vom Kiefer wichtig, aber wenn du das Prinzip ins Extrem führst, kommst du zu einer der schädlichsten Hilfen der Sprecherziehung, der „Knochen-Stütze". Das ist ein kleines, ca. 1,5 cm hohes Instrument, das der Student zwischen seine Zähne nehmen und darauf beißen soll, um den Mund ziemlich weit offen und den Kiefer unbeweglich zu halten, während Lippen und Zunge Sprechübungen ausführen. Auch ein Kork wird manchmal verwendet, der Länge nach, um ein noch größeres zu überwindendes Hindernis zu schaffen. Ich habe einen Shakespeare-Monolog gehört, der dieser demütigenden Behandlung ausgesetzt war, und ich bin sicher, daß ein Schauspieler, der seine Aussprache so mit dem Text einer Rolle trainiert, diese Rolle niemals effektiv darstellen wird. Die einzige Art, auf die Lippen und Zunge unter solchen Bedingungen funktionieren können, ist mit riesiger Übertreibung, und der fleißige Schüler wird groteske Wiederholungen anstelle von Artikulation trainieren und jede Hoffnung auf eine natürliche Sprechmelodie abtöten. Außerdem wird durch diese Methode eine Kieferspannung programmiert, die zu Spannungen in Kehle und Atmung führt.

Die Basis für Arbeit an den Vokalen ist in erster Linie der Befreiungsvorgang, wie er zur Befreiung, Entwicklung und Sensibilisierung der gesamten Stimme beschrieben wurde. Mit einem erhöhten körperlichen Bewußtsein und etwas Erfahrung mit den Verbindungen zwischen dir selbst und deiner Stimme ist es gut, von Hörtraining zu sprechen: Indem du den Geist aufforderst, genau zu hören und Töne durch Anpassung auszuwählen und zu produzieren, statt nur zu imitieren, kannst du eine Auswahl an Tönen entwickeln, die so reichhaltig sind, wie deine Vorstellungskraft es sich nur wünschen kann (zur Vokalarbeit siehe Anhang und Literaturverzeichnis).

Ich finde jedoch, daß immer weniger spezifische Vokalarbeit notwendig ist, wenn die Stimme freier und freier wird. Ich muß auch zugeben, daß mein Ansatz auf diesem Gebiet von meiner persönlichen Freude an individuellen Akzenten gefärbt ist, so daß ich keine Übungsreihe für Vokale entwickelt habe, die ihnen gerecht werden könnte.

Zwischenschritt: Übungseinheit

Das Folgende bietet eine Möglichkeit, die gesamte Reihe von Stimmübungen durchzuarbeiten mit allem, was bisher gelehrt wurde. Sie betont die stimulierte Atmung wie in Kapitel 14 erarbeitet, eine geänderte Reihenfolge und einen schnelleren Rhythmus der Arbeit als vorher.

1. *Grundlegende Entspannung und körperliche Wahrnehmung.*

2. *Rippendehnung.*

3. *Durchblasen der Lunge.*

4. *Vier große Seufzer; sechs mittlere Seufzer; erwartungsvolles Hecheln vom Zentrum aus.*

5. *Natürliche Atemwahrnehmung.*

Nimm dir ungefähr 10 Minuten Zeit nur für die Atmung in 2 bis 5.

6. *Berührung des Tons.*

7. *„hɐ-hɐmmmmmɐ"s in auf- und absteigenden Tonhöhen, doppelt so schnell wie gewöhnlich:*

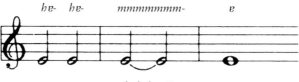

gewöhnliches Tempo

Zwischenschritt: Übungseinheit 229

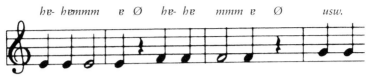

doppelte Geschwindigkeit

Laß den Atem schnell einfallen und nimm dabei das federnde Zentrum wahr, das durch das Hecheln entsteht.

8. **Kopfrollen und Summen.** Schnell in eine Richtung, schnelles Loslassen innen für einen neuen Atem, schnelles Rollen in die andere Richtung. (Schneller bedeutet, freiere Nackenmuskeln und mehrere Kreise auf einem Atem.)

9. **Oberkörper der Wirbelsäule entlang fallen lassen mit Summen.** Ein schnelles Fallen und Aufrichten auf einem Atem; Ton oben loslassen (beim Fallenlassen sich der Schwerkraft überlassen und von unten durch den Rückstoß hochfedern). Mehrmals wiederholen.

10. **Zungenübungen.** Doppelte Geschwindigkeit und neuer Rhythmus.

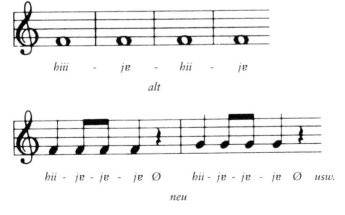

11. **Oberkörper fallen lassen, Kopf nach unten hängend und Zungenübungen mit ansteigenden Tonhöhen.**

12. Bleibe kopfüber hängen und hechle locker.

13. Fange kopfüberhängend mit den Zungenübungen an und richte dich dann langsam auf mit „hii-jɐ-jɐ-jɐ"s. Laß zwischendrin schnell für neuen Atem los.

14. Ruhe dich aus.

15. Die gesamte Hechel-Sequenz. Langsam. Mittel. Schnell.

16. Weicher Gaumen. Schnell ein und aus auf geflüsterten „kaa"s mit der Geschwindigkeit von mittlerem Hecheln. Das innere Verhalten des Zwerchfells ist während dieser Übung zum weichen Gaumen das gleiche wie während der 6 mittleren Seufzer der Erleichterung. Achte auf das Zusammenspiel zwischen dem Zentrum und dem Ansatzrohr.

17. Rufe über ein vorgestelltes Tal hinweg „häiii" mit der inneren Energie, die durch 16. entstand.

18. Laß den Kopf zurückfallen, Kehle frei. Langsames Hecheln mit geflüsterten „haa"s.
Kopf hoch: mittleres Hecheln mit geflüsterten „hɐ"s. Laß die Atemstöße direkt vom Zentrum in die obere Mundhöhle kommen.
Kopf nach vorne senken: schnelles Hecheln mit geflüsterten „hii"s, laß den Atem scharf vom Zentrum an die Zähne kommen.
Kehre die Reihenfolge um: vorne, hoch zurück, hecheln durch die wechselnden Formen.

19. Brustresonanz

    „haaaa-haaaa-haaaa"

Mundresonanz

    „hɐ-hɐ-hɐ"

Zahnresonanz

    „hii-hii-hii"

Kehre die Reihenfolge um und wiederhole mehrmals, abwechselnd mit 18.

20. *Rufe, um frei zu werden "hääääi". Schüttle dich aus.*

21. *Sinus-Resonanz: Führe sie abwechselnd durch Massage mit den Fingerspitzen und durch Auf- und Abbewegung der Sinus-Muskeln und abwechselnd kopfüber hängend und aufrecht stehend auf den Tonhöhen des Mittel- bis Oberregisters durch.*

22. *Nasen-Resonanz: Mache das schnelle Hecheln mit freudiger Erwartung, dann nutze diese Energie, um die Vibrationen in die Nasenknochen zu pfeifen, dann schnell über die Backenknochen und frei aus dem Mund.*

23. *Führe die gesamte Hechel-Sequenz durch.*

24. *Durchlüfte die Lungen.*

25. *Benütze die durch 23 und 24 geschaffene Energie, um die Stimme im Falsett in die Schädeldecke "kiii-iii" zu schicken.*

26. *Schnelles, erregtes Hecheln.*

27. *Schnelles Falsett, das mit steigender Erregung höher und höher geht, und sofortiges Freisetzen dieser Erregung für den reingehenden Atem.*

28. *Tiefe Brust-"häi"s.*

29. *Durchlaufe die Tonleiter von unten nach oben auf "häääääiii".*
Durchlaufe sie von oben nach unten.
Durchlaufe sie den ganzen Weg von unten nach oben und von oben nach unten und lockere die Zunge auf "hɐ-jɐ-jɐ-jɐ".
Durchlaufe sie und lockere während des gesamten Tones den Kiefer mit den Händen.
Durchlaufe sie und schüttle dabei den ganzen Körper aus, während der Ton vom Keller zum Speicher und zum Keller wandert.
Durchlaufe sie wieder, während du dich mehrmals auf einem Atem der Wirbelsäule entlang fallen läßt und wieder aufrichtest.

30. *Artikulation. Lockere Lippen und Zunge ohne Ton. Mundwinkel vorwärts und seitwärts auf "uei", "willyou", "willyouwait".*

Durchlaufe die Tonleiter auf „uei uei uei ..." von unten nach oben und von oben nach unten.

BɐDɐBɐDɐBɐDɐ DɐBɐDɐBɐDɐBɐ
GɐDɐGɐDɐGɐDɐ DɐGɐDɐGɐDɐGɐ
BɐDɐGɐDɐBɐDɐGɐDɐBɐDɐGɐDɐ
GɐDɐBɐDɐGɐDɐBɐDɐGɐDɐBɐDɐ

Sprich es – sing es auf an- und absteigenden Tonhöhen – durchlaufe die Tonleiter von oben nach unten und von unten nach oben, erst langsam, dann so schnell wie möglich – improvisiere.

Flüstere:

pɐtɐpɐtɐpɐtɐ tɐpɐtɐpɐtɐpɐ
kɐtɐkɐtɐkɐtɐ tɐkɐtɐkɐtɐkɐ
pɐtɐkɐtɐpɐtɐkɐtɐpɐtɐkɐtɐ
kɐtɐpɐtɐkɐtɐpɐtɐkɐtɐpɐtɐ

Füge weitere Artikulationsübungen an.

31. Sprich ein Gedicht; singe ein Lied.

Wenn du mit dem Vorgang der Stimmlockerung vertraut wirst, kannst du ihn in Verbindung mit Körperlockerung erforschen.

Diese Art von Übungseinheit soll dich hellwach machen, niemals müde. Wenn du müde davon wirst, bedeutet das, daß du gepuscht oder geschoben hast und die eigentliche Energie von Reflexabläufen ignoriert hast. Niemals „einatmen", das ist anstrengend. Der Atem wird sich natürlich „ersetzen", und mit den Hechel-Übungen hast du natürliche Beweglichkeit entwickelt und die Geschwindigkeit des natürlichen Reflexes wieder hergestellt.

Teil IV
Die Verbindung zu Text und Schauspielen

17. Worte

Wenn wir es nun mit Worten zu tun haben und uns dabei eher um Eloquenz als um Vortragskunst bemühen wollen, müssen wir uns der Sprache mit Mut nähern.

Vortragskunst ist die Kunst des öffentlichen Sprechens, soweit es Art und Stil betrifft. Eloquenz dagegen richtet sich an die Vernunft und bewegt die Gefühle mit (Überzeugungs-)Kraft, Geläufigkeit, Zungenfertigkeit und Angemessenheit.

Die Vortragskunst hatte ihre Blütezeit im 19. Jahrhundert, einer Periode, in der die inakzeptable Realität von emotionalem und psychologischem Aufruhr unter der Verkleidung von Manieren und gesellschaftlichen Formen wohl versteckt gehalten wurde. Diese Verkleidung spiegelte sich im Schauspiel-Stil des 19. Jahrhunderts wider, der nicht für seine subtile Art bekannt ist und dem „Wörterkauen" frönte. Das Publikum liebte den Stimmklang von Schauspielern, die „Shakespeare zerkauten". In dem folgenden Dreivierteljahrhundert hat sich der Geschmack in die gegenseitige Richtung entwickelt und uns zu einer Nüchternheit geführt, die im heutigen Theater als ehrliches, schmuckloses Sprechen gilt. Die Angst vor Gefälligkeit hat uns praktisch einer brauchbaren Form zum Kommunizieren beraubt.

Sowohl Nüchternheit als auch das „Kauen" sind unnötige Extreme. Die Lösung ist, sich auf eine wiederbelebte Eloquenz zuzubewegen, die unseren Bedürfnissen angemessen ist, und eine Freude an der Sprache wiederzufinden, ohne sich darin zu suhlen.

Bevor ich vorschlage, wie wir vielleicht dahin gelangen können, werde ich den Hintergrund für die Annäherung an Worte beschreiben, um die es in diesem Kapitel geht.

In der Kunst des Sprechens ist für mich „Form" das Sprechen und „Inhalt" Intellekt und Gefühle. Das Gleichgewicht zwischen diesen beiden wird selten erreicht, aber die zweite Hälfte dieses Jahrhunderts verspricht mehr Hoffnung auf eine Verbindung zwischen dem, *was* gesagt wird, und dem, *wie* es gesagt wird, als irgendeine Zeit seit den Elisabethanern oder den Griechen. Unsere Pandora-Büchse der Psyche ist offen, wir können über uns selbst sagen, was wir wollen. Unsere Wünsche, unsere Phantasien, Abneigungen, Vorlieben, Perversionen, Verblendungen und unsere plötzlichen Blitze von spiritueller Einsicht sind als theatralischer Inhalt verfügbar, der im Augenblick die Form keuchend und angestrengt hinter sich läßt. Wir haben nicht die passenden Worte, um zu sagen, wie wir uns fühlen.

Das Problem für uns ist, daß Worte mit Ideen verbunden und vom Instinkt getrennt zu sein scheinen. Gefühle, die mit dem Instinkt verbunden sind und körperlich erfahren werden, müssen um verbalen Ausdruck ringen, weil Worte nicht in den Körper zu gehören scheinen, sondern in den Kopf.

Der Fehler war die Vertreibung der Worte aus dem Körper. Menschliche Kommunikation wurde fragmentiert und geschwächt, sogar verfälscht. Um dies zu ändern, müssen wir das Risiko auf uns nehmen, uns auf die sinnliche Erfahrung einzulassen, die Worte uns geben können, wenn sie in ihr rechtmäßiges Heim im Körper zurückgekehrt sind. Unser Risiko dabei ist, daß die Vibrationen des Tons Empfindungen von außergewöhnlicher Freude erzeugen können; sie können auch einen direkten Weg zu reinem Gefühl schaffen. Die Kraft dieser Vibrationen wird gewöhnlich im Sinne von Religion verstanden, aber in der westlichen Kultur haben wir uns seit den Puritanern diese spezielle Kraft der menschlichen Kommunikation versagt. Aus Sicherheitsgründen haben wir uns eingeredet, daß Schrift, Logik, intellektuelle Ideen und das gesprochene Wort eine Sache sind und Körper und Gefühle eine andere.

Für die Elisabethaner war verbale Kraft ein wesentlicher Teil des ganzen Menschen und wurde unter dem Titel Rhetorik in jeder Grundschule gelehrt. Sie glaubten, daß der perfekte Mensch Gefühle, Intellekt und Seele in Harmonie verkörperte (und das Wort Harmonie weist auf Töne hin). Dieser Glaube ist in der Erziehung des 16. und 17. Jahrhunderts enthalten, die sogar auf der Ebene der Grundschule ein ausreichendes Training für den Schauspieler dieser Zeit bot. Der elisabethanische Schuljunge verbrachte mehr Zeit damit, lateinische Autoren zu rezitieren, als sie zu lesen (ungefähr sechs Stunden mündliche Arbeit auf eine Stunde Lernen), und solche Wiederholungen wurden benutzt, um auf die höchsten rhetorischen Standards hinzuarbeiten.

Die Kunst der Rhetorik (die sich ca. vier Jahrhunderte vor Christus vor allem für die Argumentation in Rechtsangelegenheiten zu entwickeln begann), war darauf zugeschnitten, „die Leidenschaft des Hörers zu erregen", im Unterschied zur Kunst der Logik, die an die Vernunft appellierte. Aristoteles' „Rhetorik" argumentiert, daß der Meister der Logik natürlich auch Meister der Rhetorik sein sollte, aber das war damals wie heute selten der Fall. Die Praxis der Rhetorik bedeutete exakte Würdigung der Sprachstruktur und ausdrucksstarker Gebrauch von Stimme und Körper zu ihrem Nutzen; der Einsatz von Charakterisierung war notwendig und der Wunsch, dem Hörer die genaue Intention des Autors zu vermitteln. Die Griechen übten diese Kunst aus und auch die Elisabethaner.

Cicero erklärte anno 90 n. Chr., „Kein Mann kann ein guter Redner sein, wenn er nicht ein guter Mensch ist" und „der perfekte Redner ist der perfekte Mensch". Es ist schwer, einen solch hohen moralischen Standard aufrecht zu erhalten; vielleicht verfiel deshalb die Rhetorik als Kunst bald nach ihrer Geburt und erneut nach ihrem Aufleben im 16. Jahrhundert. Die rhetorische Form wurde ohne Beachtung des moralischen Inhalts schnell ausgebeutet, und das Ergebnis kann in der Entwertung der Worte gesehen werden, die im Laufe der Zeit zur Beschreibung formeller Rede benutzt wurden. Das griechische Wort sowohl für Redekunst wie auch für Schauspielkunst war „Hypokrisis"; ihre Lehrer waren „Sophisten"; das Wort „Rhetorik" hat heute die Nebenbedeutung von Künstlichkeit und Zurschaustellung, wenn nicht sogar Lüge. Aber für die Griechen und Elisabethaner waren diese Worte frei von herabsetzender Bedeutung, und Rhetorik war eine Kunst.

Die Bedeutung all dessen für mich ist, daß trainiertes Sprechen ohne Verbindung zwischen „Moral" und Rhetorik falsch wird und daß die Theater der Griechen und Elisabethaner nicht nur Spitzen der westlichen Kultur waren, sondern ein wesentlicher Teil des Lebens, mit sowohl populärer als auch aristokratischer Wirkung.

Obwohl Cicero vielleicht den Versuch nicht anerkennen würde, geschieht heute mehr erleuchtetes Suchen nach einer Entsprechung des „perfekten Menschen" als zu irgendeiner Zeit während der letzten vier Jahrhunderte. Wenn der „perfekte Redner" jemanden kennzeichnet, dessen Stil sowohl Leidenschaft als auch Intellekt benutzt, um sein Thema zu beleuchten, und der durch Wahrhaftigkeit nach der klaren Offenbarung des vollständig entwickelten menschlichen Seins strebt, dann gibt es auch heute Schauspieler, die sich zu ihrem Traum bekennen, ihre sprechkünstlerischen Fähigkeiten zu perfektionieren. Sie haben Idealismus. Es gibt heutzutage psychologische Exploration, emotionale Enthüllung, spirituelles Streben und ein Hunger nach den Mitteln, die ideale Kommunikation zu verwirklichen.

Die moderne westliche Ausbildung hat die Entwicklung eines Weges, durch den das innere Leben durch gesprochene Worte aufgedeckt werden kann, stark behindert. Und die enorme Spaltung zwischen Gehirn und Körper, die uns anerzogen wurde, benötigt viel Reparaturarbeit, wenn heutzutage jemand beschließt, Schauspieler zu werden. Heute geschieht Lernen von der Buchseite zum Auge, zum Gehirn, hinunter in den Arm, durch die Hand, zurück zur Buchseite, ohne daß es je von der Chemie des ganzen Menschen aufgenommen wurde, der aus Fleisch und Blut, Atem und Gefühlen, Tönen und Bewegung besteht. Es ist nur einige Jahre her, daß ein Student an einer Universität des mittleren Westens in einem Rhetorikkurs sein Abschlußexamen damit bestand, daß er vor einem Publikum drei Minuten schweigend mit einer schwarzen Tüte über dem Kopf verbrachte. Hier war Kommunikation (er erhielt eine Zeitungs-Schlagzeile als „Die Schwarze Tüte" und die Leute schienen zu verstehen, was er meinte). Er war ein sichtbares Symbol für einen solchen Tiefpunkt in der Kunst des Sprechens, daß es nur noch einen Weg nach oben gibt.

Sprache begann instinktiv, körperlich, primitiv. Das ausgedehnte Gebrüll aus Schmerz, Freude oder Wut wurde dann als detailliertere Kommunikation über die Muskeln im Körper ausgedrückt, die auf die Anforderungen eines sich entwickelnden Intellekts reagierten. Dieser Intellekt, der zunehmend genauere Informationen zu übermitteln hatte, benutzte Muskeln im Mund, um positive und negative Reaktionen voneinander zu unterscheiden; und zunehmend, um Gegenstände und Tatsachen zu beschreiben und mit den Einzelheiten von Sprache umzugehen. Es ist undenkbar, daß der Mund, als er zuerst anfing, Worte zu bilden, dies auf eine Weise tat, die sich von den normalen Übungen des Kauens, Beißens, Küssens, Saugens, Leckens, Knurrens, Lippen-Leckens und Schleckens unterschied. All dies waren praktische Aktivitäten mit sinnlichen Belohnungen, und die meisten hatten spürbar angenehme Nebenwirkungen, einige auch Wut oder Angst. Worte haben eine direkte Leitung durch die Nervenenden des Mundes zum sensorischen und emotionalen Lagerhaus im Körper.

Diese Leitung wurde kurzgeschlossen; und die erste Arbeit, um die eingebaute Kunst der Eloquenz freizusetzen, muß sein, die viszerale Verbindung der Worte zum Körper wieder herzustellen. Ein Bewußtsein ihrer sensorischen Beschaffenheit muß vor ihrem informativen Zweck kommen. Das bedeutet nicht, daß Intelligenz ignoriert werden soll, aber daß dem Gefühl für kurze Zeit Vorrang gegeben werden muß, um das Gleichgewicht zwischen Intelligenz und Gefühl wieder herzustellen. Während eines großen Teils des Tages sind unsere Stimmen darauf programmiert, Information zu vermitteln, trockene Tatsachen und Zahlen, um Verabredungen zu treffen, Neuigkeiten auszutauschen, einzukaufen. Der „Einkaufslisten-Teil" des Gehirns hat die Stimme fast ausschließlich diesem Gebrauch angepaßt, während die emotionalen und imaginativen Anteile darin um ihr Recht ringen müssen.

Für die nachfolgenden Übungen ist es notwendig anzuerkennen, daß sogar der Mensch des 20. Jahrhunderts – wie hochentwickelt sein Gehirn auch geworden sein mag – doch zum Teil Tier ist. Die Voraussetzung wird sein, daß in der Beziehung von Intelligenz zu Gefühl eher das Gefühl durch die Intelligenz geformt und freigesetzt wird, statt umgekehrt. Um in der Lage zu sein, die feine Kraft der „höheren" Gefühle zu übermitteln, die auf Vorstellungen reagieren (Liebe zu einer Person oder einem Ort; Ärger über Ungerechtigkeit; Freude über Verkündung von Frieden in der Welt; Traurigkeit über Betrug oder als Reaktion auf ein Gedicht, ein Bild oder Musik mit tragischem Thema), mußt du die Übermittlung der rohen, unerklärbaren Kraft der „niederen" Gefühle erfahren haben („lüsterne" Bedürfnisse, die aus triebhaften, unbefriedigten Instinkten von Sex und Hunger entspringen; die Freude und gelegentliche Ekstase daran, diese Bedürfnisse zu stillen; der grausame Schmerz einer körperlichen Wunde und seine Ähnlichkeit zu dem Schmerz, der bei der verletzenden Abwesenheit eines Gefährten gefühlt wird, die beide mit dem Phänomen der Tränen enden; das Phänomen von Gelächter, das nicht einem Witz folgt, sondern ein Ventil für instinktverwurzelte Freude ist: sich an einem heißen Tag nackt kopfüber ins Meer zu stürzen; beim ersten Schnee des Winters einen Hügel hinunterzurollen).

Wenn das „höhere" Gefühl nicht aus primitiven Quellen destilliert wurde, wird eine Kunst daraus, die zerbrechlich, edel, esoterisch ist, und der das Allgemeine fehlt, das aus jenen Bereichen in uns schöpft, die wir mit anderen teilen. Mit diesem Berührungspunkt zur Menschlichkeit kann uns das Theater, die menschlichste aller Kunstarten, zu einem sich stets erweiternden Spektrum des Bewußtseins führen.

Es ist nicht schwierig, Worte auf ihre körperlichen und emotionalen Quellen zurückzuführen, wenn einmal ein paar Beispiele gegeben und die Richtlinien verstanden wurden. Die Erforschung in diesem Kapitel ist experimentell und willkürlich. Sie will weitere Experimente und frische Ideen zünden und soll nicht als doktrinäre Haltung angesehen werden, die den Sprechunterricht auf die nächste rigide, 25-Jahre-lange Straße bringt.

Schritt 1   Dieser wird die verschiedenen Auswirkungen untersuchen, die die unterschiedlichen Vokalklänge auf deine Gefühle und deinen Körper haben können.

- *Bereite deinen Körper darauf vor, ein empfangendes Instrument zu sein, auf dem der Ton spielen kann. Du kannst liegen, sitzen oder stehen; die Vorbereitung muß aber immer ein Vorgang tiefer Entspannung sein – egal, mit welcher Stellung du beginnst – die zu einem Zustand unblockierter körperlicher Wahrnehmung führt, durch den die Vibrationen strömen können. (Zu Beginn ist die Rückenlage die spannungsfreiste und deshalb die empfänglichste.)*

- *Richte deine Aufmerksamkeit auf den Sonnengeflecht-/Atmungsbereich. Seufze von diesem Zentrum aus ein langes, leichtes*

  AAAAAAAAAAAAAA

Stelle dir den Klangstrom vor, wie er vom Zentrum des Torsos her fließt, hoch durch Brust und Kehle, zum Mund hinaus, die Arme hindurch, durch die Hände hinaus, hinunter durch den Bauch, in die Beine, hinaus zu den Füßen.

Stelle dir den breiten Strom von AAAAAA-Vibrationen als Energie vor, die deinen Körper bewegen kann.

Stelle dir vor, daß der elektrische Impuls für den Ton deinen Körper und deine Stimme gleichzeitig aktiviert.

- *Erforsche bei jedem Ausseufzen von AAAAAAA die Gefühle, die durch den Ton erregt werden, und setze diese Gefühle durch den Ton frei.*

- *Jetzt denke den Ton*

  IIIIIIIIIIII

und schicke ihn von deinem Kopf hinunter in dein Zentrum.

Seufze IIIIIIIIIIII aus.

Laß es durch deinen Torso und deine Glieder fließen.

Laß es deinen Körper zu Bewegungen stimulieren.

Laß deinen Körper die dem IIIII eigene Qualität aufnehmen und finde heraus, welche Unterschiede (falls welche da sind) zwischen der Stimmung bei „AAA" und der Stimmung bei „III" bestehen und ob dein Körper und deine Gefühle diese Unterschiede widerspiegeln.

- *Jetzt wiederhole den gleichen Vorgang mit*
  UUUUUUUUUU

- *Schicke abwechselnd*
  AAAAAAAAA
  IIIIIIII
  UUUUUUUUU

in wechselnden Sequenzen zum Zentrum.

Versuche genau zu sein mit der Form jedes Vokal-Klangs.

- *Wenn du bisher liegend gearbeitet hast, wiederhole die Übung jetzt stehend, so daß du den Ton deinen Körper durch den Raum bewegen läßt.*

Schritt 2
- *Nimm drei Vokal-Klänge, deren eigene Qualität schärfer, kürzer und mehr stakkato als die ersten drei ist.*
  ä (wie in hält)
  i (wie in mit)
  a (wie in hat)

Nimm sie abwechselnd, laß sie ins Zentrum fallen, federe sie aus dir heraus, als ob das Zwerchfell ein Trampolin wäre.

Hechle mit jedem Laut.

Laß sie die Tonleiter hinauf und hinunter federn.

Finde heraus, was für Gefühle sie in dir erzeugen.

Laß diese kurzen stakkato Vokale in deinem Körper spielen, um Bewegung zu stimulieren. (Es kann sein, daß nur ein kleiner Teil des Körpers durch diese kleinen Töne beeinflußt wird. Die Qualität der Bewegung wird unterschiedlich sein, wenn sich „i" anders anfühlt als „AAAAA".)

Schritt 3
- *Laß kontrastierende Vokal-Klänge in deinen Körper fallen, einen nach dem anderen, um unterschiedliche körperliche und stimmlichen Reaktionen zu entzünden, z. B.*

  a AAAAAA i UUUUUU IIIIII a AAAAA

  (um stimmliche und körperliche Flexibilität der Reaktion zu entwickeln). Variiere den Rhythmus und beachte dabei immer den Unterschied zwischen kurzen und langen Vokalen (Großbuchstaben = lange, Kleinbuchstaben = kurze Vokale).

Es besteht hier ein sehr subtiler Unterschied zwischen freier Ton/Bewegungs-Reaktion und der Überlagerung des Tons durch Erfindung. Erfindungsgabe und Kreativität mit Tönen gehören zu einer anderen Art von Übungen. In dieser kommt es darauf an zu beobachten, ob dein Körper und deine Stimme in der Lage sind, den eigenen Charakter eines bestimmten Vokals zu empfangen und voll zu realisieren. Du stülpst etwas über, wenn du auf der Suche nach Vielfalt das „UUUU" zwingst, hoch und ins Stakkato zu gehen, und das „i", tief und legato zu werden. Denn das eine fühlt sich in tiefen Resonatoren und langsamen warmen Bewegungen wohl, und das andere ist höher oben in der Tonleiter mehr zu Hause, während du deine Hände und Füße bewegst. Deine Vielfalt soll in der großen Vielfalt der Vokale geübt werden.

Ich habe als Beispiel nur die am deutlichsten kontrastierenden Töne benutzt. Wenn du den Einfluß von sich feiner unterscheidenden Vokalen auf Ton und Bewegung untersuchst, wie z. B. „e" in „Bett" und „Beet", „o" in „Ofen" und „offen" (siehe Aussprachehilfen im Anhang) wirst du die Empfindsamkeit deiner Muskeln und Resonatoren mehr und mehr zu einem Punkt entwickeln, an dem sie von selbst die feinen Nuancen an Farbe und Musik widerspiegeln, die der Stoff für Worte sind.

Schritt 4
- *Setze dich hin und richte die Aufmerksamkeit in deinen Mund. (Großgeschriebene Konsonanten sind stimmhaft, kleingeschriebene werden geflüstert.)*

- *Erforsche die körperlichen Empfindungen zwischen deinen Lippen bei*

    MMMMMMMMMMMM

    Laß es hoch und tief laufen und bewege dabei deine Lippen.

    Laß die Vibrationen von „MMMMM" sich ausbreiten von deinen Lippen bis hinunter zu deiner Mitte, um herauszufinden, wie du dich fühlst, während dein Mund mit M beschäftigt ist.

- *Jetzt untersuche*

    WWWWWWWWWW

    Laß den Konsonant dir seine eigene Natur mitteilen.

    Dann laß die Zunge

    NNNNNNNNNN

    und ZZZZZZZZZZ (stimmhaftes S)

    schmecken, lang und verschwenderisch, und stelle dir dabei einen Vibrationsstrom vor, der eine ununterbrochene Verbindung zwischen Zunge und Alveolen und dem Sonnengeflecht-Bereich bildet.

- *Spiele mit*

    sssssssssss

    und fffffffffff

    Hier geht es nur um Atem, nicht um Vibration von Tönen.

    Was für ein Gefühl lösen sie in dir aus?

- *Spiele mit*

    B D G,

    dann mit

    k t p.*

Fühle die Stakkato-Qualität im Gegensatz zum Legato bei M und S.

- *Spiele mit den kontrastierenden Stakkato- und Legato-Konsonanten. (Die Vibrationen des Atems werden von den Stakkato-Konsonanten in einem ungeformten, neutralen „ɐ" wegexplodieren, das mit den stimmhaften Konsonanten gesprochen, mit den stimmlosen geflüstert wird. Die Legato-Laute benötigen keinen Vokalton.)*

Beispiel:

      /   /
Bɐ ZZZ fff NNN kɐ sss Dɐ MMM

Stelle eine Kollektion von Konsonanten zusammen und entwickle rhythmische Muster für sie. Beispiel:

     /   .   / / . . .   /
MMM kɐ ZZZ fff tɐ tɐ Dɐ NNN
(/ = lang, . = kurz)

Laß ein einstudiertes Rhythmus-Muster von Konsonanten (wie z. B. oben) deinen Körper bewegen.

Schritt 5

- *Nimm zwei kontrastierende Vokal-/Ton-/Gefühlsqualitäten und zwei kontrastierende Konsonant-/Ton-/Gefühlsqualitäten, z. B. UU + a und ZZ + t, und vermische sie. Beispiel:*

  UUUZZZta

  oder ZZaUUUt

  oder taZZZUUU

(Großbuchstaben sind lange Töne; Kleinbuchstaben kurze Töne)

Verlängere die langen Töne, schneide die kurzen so klein wie möglich.

Improvisiere mit Tonhöhen-, Lautstärken- und Rhythmus-Wechseln in deiner Vokal/Konsonant-Mischung.

Spiele sie durch deinen Körper, so daß sie zu einer aktivierenden gesprochenen Musik werden, zu der du dich bewegen kannst. Nicht singen; hier geht es um die Ausdehnung des Potentials für deine Sprechstimme.

Laß deinen Körper die unterschiedlichen Tonqualitäten fühlen und reagiere mit flexibler Genauigkeit auf sie. Versuche die Töne nicht dazu zu benutzen, deine Energie auszudrücken, sondern laß den Ton dich benutzen.

* *Untersuche auf der Grundlage von Schritt 5 die Mischung von drei oder mehr kontrastierenden Vokalen und drei oder mehr kontrastierenden Konsonanten. Setze sie klar zusammen und entwickle klare Rhythmusmuster, so daß du nicht ins Kauderwelsch gerätst, sondern die Fähigkeit deines Körpers und deiner Stimme trainierst, flexibel auf bewußte Gedankenimpulse von Tönen zu reagieren, die bis jetzt noch frei von Inhalt sind. Beispiel:*

ZZZiFFFaUUUtapakIIII

und paMMMMAAABUUUFFISSSitaGUUGUUNAA

und jegliche andere Kombination, die du zusammensetzen kannst und die deinen Mund und deinen Atem und deinen Körper anspornt, mit wechselnden Energien zu reagieren.

Es ist für die Natur dieser Ton- und Bewegungserforschungen wesentlich, daß der den verschiedenen Vokalen und Konsonanten eigene Charakter durch den Rhythmus nicht herausgebügelt oder durch andere Energien unterdrückt wird. Wenn du diesen Tönen erlaubst, durch deinen Körper zu spielen, wirst du herausfinden, daß sie durch die einfache Wirkung ihrer Vibrationen Energie stimulieren. Wenn dein Körper entspannt und dein Geist offen ist, erzeugt der Ton sofort Energie. Diese bietet an diesem Punkt jedoch einen Kanal, durch den du angestaute Gefühle ausdrücken kannst; es ist wichtig zu entscheiden, ob du diese Übung als Gelegenheit zur Gefühlsentladung benutzt oder bei den Regeln dieses vorgegebenen Spiels bleibst. Die Regeln sind, daß die unterschiedlichen Energien, die durch die unterschiedlichen Töne erzeugt werden, sofort auf diese Töne zurückwirken und ihnen dienen.

Hier sind Beispiele, um dies zu illustrieren: Wenn du mit
tipitaZZUUUUIIII

beginnst, kann ungefähr folgende Strophe daraus werden:

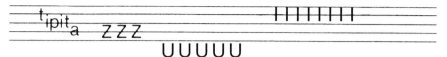

Wenn du sie mehrmals mit Rhythmus und Bewegung wiederholst, kann sie zu

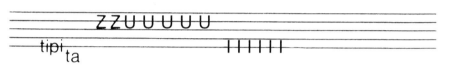

werden, nämlich durch den Rhythmus in eine Note gehämmert. Das muß vermieden werden. Versuche außerdem, die Entladung willkürlicher Erregung zu vermeiden, die die Töne von ihren eigenen Resonanzräumen folgendermaßen wegschickt:

- *Flüstere die Vokale, um dein Bewußtsein und dein Ohr auf die in die Vokale eingebaute Musik einzustimmen. Wenn du den Resonanzton deiner Stimme wegnimmst, wirst du deutlich die Tonhöhenveränderung hören, die eintritt, wenn dein Atem durch sich verändernde Mundformen hindurchgeht.*

Schritt 6   Nachdem du mit Tönen und der Artikulation von Tönen innerhalb der Form der vertrauten Vokale und Konsonanten deiner Sprache gespielt hast, wird Schritt 6 Möglichkeiten der Artikulation außerhalb der Lautgrenzen des normalen Gebrauchs untersuchen.

- *Vorbereitung: Entdecke alle Oberflächen, die sich in und um deinen Mund berühren können.*

Deine Zunge berührt die Ober- und Unterlippe, erst die feuchten Teile, dann außen die trockenen Stellen / berührt die Wangen in-

nen / Innen- und Außenseiten der Zähne / den Gaumen / rollt sich nach unten, seitwärts, nach oben, um andere Stellen an sich selbst zu berühren / die hintere Zunge berührt den harten Gaumen / berührt den weichen Gaumen.

Deine Lippen berühren einander / weiche Stellen berühren trockene Stellen, rollen sich über die Zähne / spitzen sich nach vorne / Lippen berühren die Zähne.

Zähne berühren Zähne usw.

- *Gib Ton/Stimme zu den obigen Erforschungen.*

Entdecke jede mögliche Kombination von Mundoberflächen, um Vibrationen einzufangen und loszulassen, die durch deinen Mund hinaus- oder hineinwandern, um Töne zu machen; sowie jede Kombination von Mundoberflächen, um den Atem einzufangen und loszulassen, der hinein- oder hinauswandert, um Geräusche zu machen. („Geräusche" sind ohne die Vibrationen des Tons, wie z. B. Sauggeräusche, Zähneklappern, Lippenschnalzen usw.; „Töne" haben Vibrationen.)

- *Seufze einen langen, ungeformten Vibrationsstrom vom Zentrum her aus*

heeeeeeeeeeee

Stelle dir den Ton als Material vor, das durch deinen Mund geformt wird.

Schritt 7 Die Übung: Choreographiere eine bewegliche Klang-Skulptur, die aus sechs oder sieben bestimmten Formen besteht. Probe die Bewegungen, die dein Mund ausführen muß, bis du sie wie in einem Tanz genau wiederholen kannst.

- *Benutze die Kombinationen, die du in der Vorbereitung erforscht hast, um ein Wort zu choreographieren oder zu formen.*

Der Gedanke hierbei ist, ein „Wort" ausschließlich durch körperliche Vorgänge zu schaffen anstatt durch ein auditiv/mentales Konzept einer Ansammlung von Silben. Das Ziel ist, im Nervensystem so viele Kanäle wie möglich zu öffnen, die auf ein Wort reagieren können, wenn es im Gehirn empfangen oder aufgenommen wird.

• *Probe die Sequenz von Berührung und Trennung, die dein Mund durchläuft, wenn er die Vibrationen formt – und zwar körperlich, so als ob du deinen Füßen eine Sequenz Tanzschritte beibringen würdest. (Dein Ohr wird das Ergebnis hören, aber du solltest das auditive Feedback zugunsten der körperlichen Wahrnehmung ignorieren.) Beispiel:*

1. hrrrrrrrrrrrr (Vibrationsstrom vom Zentrum her)

2. die hintere Zunge hebt sich zum Zäpfchen, gurgle Vibrationen in diesen Zwischenraum

3. Vorderzunge schiebt hinunter zwischen untere Schneidezähne und Unterlippe, schnellt dann aus dem Mund, wenn der Atem eingesaugt wird, und stoppt die Vibrationen

4. Vorderzunge berührt Oberlippe und findet Vibrationen zwischen ihren Oberflächen

5. Zunge fällt zurück in den Mund und hinterläßt einen offenen Durchgang für die Vibrationen

6. Zungenrücken preßt sich an den Gaumen und stoppt den Ton für einen Moment, zieht sich dann zurück und läßt den Ton frei

7. Zähne schlagen zusammen und öffnen sich zweimal während des Tons

Du kannst dieses „Wort" als Grundlage für eine Zwei-Personen-Improvisation benutzen. Finde heraus, wie du dich fühlst, wenn dir jemand ein körperlich konstruiertes Wort übermittelt, wenn auch du körperlich hörst. Nimm es mit deinem Atem hinein, atme es hinunter in dein Zentrum, so daß du mit deinem ganzen Körper hörst. Dann antworte mit deinem eigenen körperlichen Wort.

Laß diese „Dialoge" einige Zeit laufen, erhalte dabei die körperliche Choreographie des Wortes, aber erlaube der sich verändernden Energie des Dialogs, dessen Qualität zu verändern (Tempo, Rhythmus, Lautstärke und Tonhöhe). Versuche dem Wort keinen eigentlichen Sinn zu geben. Domestiziere den Austausch nicht dadurch, daß du ihn in einen gewohnten Zusammenhang bringst, wie z. B. eine Szene in einem Supermarkt zu improvisieren, eine Kennenlern-Szene oder einen Streit. Das primitive, körperliche Wort sollte dich in eine nicht-repräsentative Kommunikation führen.

Schritt 8

- *Benutze Schritt 1 bis 5 als Modell, das Möglichkeiten zum Zerlegen von Worten vorgeschlagen hat, wähle ein lautmalerisches Wort, spiele es in deinen Körper hinein und ignoriere dabei am Anfang soweit wie möglich dessen Sinn. Beispiele:*
  PLATSCH RATTERN MURMELN SÄUSELN WIPPEN

Wenn du „platsch" nehmen würdest, könntest du den folgenden Prozeß durchlaufen:

Fühle „P", den winzigen Atemstoß, der von den feuchten Stellen der Lippen wegexplodiert.

Fühle „L", fließende Vibrationen zwischen Zunge und Alveolen.

Fühle „A", stakkato, vom Zwerchfell abfedernd, vom Gaumen zurückgeworfen und zum Mund hinaus.

Fühle „T", den winzigen Atemstoß, der zwischen den feuchten Stellen von Vorderzunge und Alveolen explodiert.

Fühle „Sch", bei dem Luft weich zwischen Zungenmitte und Gaumen hinausschäumt.

Nimm jeden Laut langsam, einen nach dem andern, jeweils mit neuem Atem.

Dann beschleunige zunehmend die Geschwindigkeit der Sequenz, bis die Laute sich in einem Atemzug verbinden, das körperliche Bewußtsein dominierend.

- *Laß zu, daß Sinn und/oder Bild durch die Sammlung der Laute heraufbeschworen wird. Laß den Wort-Sinn in die Mitte deines Körpers fallen und beobachte, was du dabei fühlst. Laß den Sinn des Wortes und die Vibrationen auf deinem Körper spielen. Untersuche den Ton, den Sinn sowie Assoziationen und Gefühle mit Bewegungen.*

Schritt 9	• *Nimm ein Wort, das ein Bild darstellt.* Beispiele: Flugzeug Schmetterling Wolken Himmel Erde Stein Fels Ziegelstein See Wellen Strom Fluß Meer Feuer Flamme Glut Funken *Schließe die Augen und sieh das Bild klar vor deinem inneren Auge.* *Laß das Bild in dein Zentrum fallen.* *Laß deine Gefühle auf das Bild reagieren.* *Laß die Gefühle den Ton finden, der durch deinen Mund zu dem Wort zurückgeformt wird, mit dem du begonnen hast.* *Laß das Wort dem Bild dienen.* *Laß das Gefühl das Wort benötigen, um sich auszudrücken.*
Schritt 10	• *Nimm ein Wort mit einer abstrakten Vorstellung.* Beispiele: Liebe Wut Kichern Purpur Rot Blau Gelb *Laß das Wort ins Zentrum fallen und beobachte, was geschieht. Wenn du dir Zeit läßt, wirst du feststellen, daß abstrakte Vorstellungen aus dem herauswachsen, was das Wort für dich bedeutet, oder daß die Bedeutung direkten Kontakt zu deinen Gefühlen herstellt. Laß die Gefühle wieder zurück und durch das Wort hinausfließen, das sie enthalten und ausdrücken kann.*
Schritt 11	• *Spiele mit kleinen Wörtern wie* für und zu es als solch jetzt welche was wie *Wenn du jedem Wort Zeit läßt, wird es seinen unabhängigen Charakter mit körperlichen und grammatikalischen Eigenheiten deutlich machen, der vor dem geistigen Auge seine eigene abstrakte Form schaffen kann. Während sie normalerweise den kraftvollen Bildern, mit denen sie in einem Satz verbunden sind, untergeordnet werden, können ihre unterschiedlichen Qualitäten der Modulation nuancierte, lebendige Farbe hinzufügen.*

Schritt 12 • *Reihe eine Sequenz von Wörtern, die du in Schritt 8 – 11 benutzt hast, in beliebiger Reihenfolge ohne bestimmten Sinn zusammen. Beispiel 1:*

    Schmetterling blau kichern murmeln

Trainiere deine Fähigkeit, eine Vorstellung (bildlich oder abstrakt) einer andern in einer Reihe folgen und in Reaktion darauf Gefühle von Bild zu Bild fließen zu lassen. Es kann sein, daß du das Bild in deinem Kopf hörst oder siehst und es in deine Mitte hinunterstrahlst. Oder du kannst das Bild direkt im Zentrum sehen. Es gibt darüber keine Regel, aber laß soviel von deiner Aufmerksamkeit wie möglich beim Gefühlsfluß bleiben. Wenn die Bilder sich verändern wollen, laß es geschehen.

Laß nacheinander jedes Wort/Bild/Gefühl seine genaue Widerspiegelung in deiner Stimme finden. Zuerst langsam, um einer genauen Moment-zu-Moment-Verbindung sicher zu sein, dann schneller, ohne daß ein Wort dem anderen seinen unabhängigen Charakter raubt. Laß z. B. nicht „blau" den „Schmetterling" färben oder „kichern" sich auf „murmeln" auswirken.

Bringe die Worte in einen grammatikalischen Sinnzusammenhang, z.B.:

    Der murmelnde blaue Schmetterling kichert.

Wenn du jetzt „blau" und „Schmetterling" zusammenbringst, werden sie ein anderes Bild formen als einzeln, aber die Bildkomposition gewinnt durch das Zusammenwirken der einzelnen Bestandteile an Stärke. Füge „murmeln" hinzu und die drei formen ein ganzes, bewegliches Bild; das „kichern" kommt dazu und löst das Bild auf, verändert das Gefühl.

• *Beispiel 2:*

    Ohne Sinn: Glut Meer rattern Wut gelb

    Grammatikalischer Sinn: Das ratternde Meer glüht in gelber Wut.

Meer ist ein Bild. „Rattern" an Meer angefügt, verändert das Bild. „Glut" ist ein Bild. „Das Meer glüht" ist ein neues Bild. „Wut" mag rot sein, wenn es alleine ist, aber es muß der „gelben Wut" des Meeres weichen.

Ziel dieser Übung ist es, den einzelnen Worten zu erlauben, deine Stimme zu beeinflussen und einem Satz mehr Leben zu geben als nur den allgemeinen Sinn. Das erste Beispiel hat absichtlich wenig Sinn, aber es übermittelt die Information, daß diese Schmetterlinge kichern. Das allgemeine Gefühl der Bedeutung ist kichernd, und das kann der eine Ton sein, der aus diesem Satz auftaucht, wobei die Tatsache, daß sie zuerst murmelten und blau waren, unwesentlich sein kann. Im zweiten Beispiel ist der grundlegende Eindruck Ärger, aber es gibt beschreibende Einzelheiten in dem Bild, die mitgeteilt werden können, wenn die Stimme empfindsam für den Einfluß von „rattern", „gelb" und „Meer" ist.

Die Gefahren darin sind so offenkundig, daß sie kaum erwähnt werden müssen. Erinnerungen an das Sprechen von Kindergarten-Gedichten („Die Sonne ist am Himmel", nach oben zeigend, Stimme mit Aufwärtsbetonung, „und die Erde ist unten", nach unten schauend, die Stimme senkend) mag einen zögern lassen. Aber diese Übungen (nicht eine Methode des Sprechens) wurden geschaffen, um die Stimme von innen her zu bewegen und sie in einer sinnlichen und vorstellungskräftigen inneren Welt lebendig werden zu lassen. Wenn sie einmal auf diese Weise flexibel und sensibel gemacht wurde, kannst du zu der Aufgabe zurückkehren, die textliche Aussage mit einer Stimme zu vermitteln, die auf natürliche Weise für para-textliche Einflüsse empfänglich ist. Die Extreme an Farbe und Vorstellung werden im Dienst der Bedeutungs-Modulation geglättet, aber die Bedeutung braucht nicht mehr die einzige Betonungsautorität für das Sprechen zu sein.

18. Texte

Dieses Buch ist wohlüberlegt auf die Arbeit an der Stimme begrenzt, ohne Bezugnahme auf einen Text. Idealerweise sollte Stimmarbeit organisch – ohne bewußte Anwendung einer Technik – ins „Schauspielen", „einen Text sprechen" oder einfaches „Sprechen" übergehen. Wenn die Arbeit zur Befreiung der Stimme tiefgehend aufgenommen wurde, wird die Person von Natur aus freier; die Person und die Stimme werden vereint. Die natürliche Verbindung geschieht auf vielen Ebenen. Jemand mag aus einem Stimmunterricht in einen Schauspielunterricht gehen und eine völlig neue Freiheit erfahren, die nur zum Teil mit der Stimme zu tun hat. Es mag überflüssig erscheinen, den Vorteil eines Aufwärmens vor einem Auftritt oder einer Probe zu erwähnen, aber es gibt Schauspieler, die immer noch überrascht sind, wie gut eine Probe oder eine Vorstellung gelaufen ist, nachdem vorher ein Aufwärmen der Stimme stattgefunden hat. Das Ziel ist nicht nur ein wohlgestimmtes Instrument, sondern eine ständig wiedergeöffnete Straße, die ins kreative Zentrum hinein und hinaus führt.

Es gibt jedoch Wege, durch die der Schauspieler eine bewußte Brücke von reiner Stimmarbeit zum Spielen durch spezifische Arbeit an einem Text bauen kann. In diesem Kapitel werde ich nur darauf hinweisen, wie die grundlegenden Prinzipien, die die in diesem Buch vorgestellte Stimmarbeit bestimmen, bei der Erforschung von Texten angewandt werden können. Der anfänglich einfache Vorgang führt zu feiner, faszinierender Komplexität; folglich liegen – obwohl ich allgemeine Ratschläge geben kann – die Einzelheiten eines solchen Ansatzes außerhalb der Kapazität dieses Buches.

Hier nun einige allgemeine Beobachtungen und Vorschläge zu Stimme und Text, die mit meinem Empfinden beginnen, wie man nicht arbeiten sollte:

Interpretationen eines Textes sollten nicht von außen aufgesetzt sein, sie müssen von innen freigesetzt werden. Wenn die Blockierungen und Einschränkungen konditionierten Denkens entfernt sind, werden Tiefen von Verständnis jenseits des Bereichs von erworbenem Wissen aufgedeckt. Die Aufgabe ist, den Text in diese Tiefen gelangen und in dir spielen zu lassen.

Da ein gesprochener Text durch ein Individuum offenbart wird, das einmalig ist, macht es keinen Sinn, daß ein anderes Individuum (z. B. ein Lehrer) sagt, wie irgendein gegebener Text gesprochen werden soll. Es ist jedoch wesentlich, daß jede im Text enthaltene Einzelheit vom Sprecher verstanden wird. Solange der Sprecher nicht genau herausgefunden hat, was er sagt, wird das, was er sagt, willkürlich, narzißtisch und irreführend sein. (Das mag übertrieben scheinen, aber nach meinen Erfahrungen verstehen die Hälfte der Schauspieler, die Shakespeare spielen, weniger als 20% dessen, was sie sagen; die anderen 80% ihres Sprechens sind gestelztes Tönen.) Es ist nur Faulheit auf Seiten eines Lehrers oder Regisseurs, die Abkürzung zu nehmen und dem Schauspieler zu sagen, *wie* er eine Zeile sprechen soll, statt zu einem gemeinsamen Verständnis der Zeile zu finden. Unterricht oder Regie dieser Art erniedrigt die Intelligenz des Schauspielers, untergräbt das Vertrauen und verringert die individuelle Kreativität. Ich bin dagegen, irgendeinen Text, den der Schauspieler eines Tages auf der Bühne sprechen wird, als Übungstext zur Sprechfertigkeit zu benutzen. Es ist gefährlich, die Fähigkeit, zwischen langen und kurzen Vokalen zu unterscheiden, Auslautkonsonanten zu bilden oder ansteigende Betonungen zu produzieren, z. B. an Shakespeare-Texten zu üben. Vielleicht wirst du eines Tages eine Rolle spielen, in der du genau diese Zeilen sprechen mußt, an denen du mit gehorsamem Ohr und fleißigen Lippen und Zunge gearbeitet hast. Es ist erstaunlich schwer, in dieser Rolle in diesem Moment nicht nur ein Ausspracheexperte zu sein, der ein unerklärliches Loch in der inneren Logik der Szene hinterläßt.

Ich arbeitete mit einer sehr guten Schauspielerin, die die Viola in „Was ihr wollt" spielte. Sie hatte ein Jahr auf der Schauspielschule damit verbracht, an der „Partitur" von Violas Ringmonolog stimmliche Flexibilität, phonetische Genauigkeit und die Fähigkeit zur genauen Modulation der korrekten Sinnbetonungen des Textes zu studieren bzw. zu üben. Sie war in diesem Monolog völlig blockiert, und die Aufführung lief jedesmal tot, wenn sie beim Ringmonolog ankam, so gut der Rest der Viola auch war. Sie zeigte mir die „Partitur", die sie studiert hatte. Es war ein Buch, das der schulmäßigen Analyse der Bedeutung gewidmet war und der genauen Beschreibung der exakten stimmlichen Betonungen, um deren Bedeutung zu vermitteln. Die Partitur interpretierte den Sinn des Textes völlig richtig und die Argumente des Autors waren – auf dem Papier – unwiderlegbar. Aber der Teil des Gehirns, der solches Wissen empfängt und darauf trainiert werden kann, durch Auge und Ohr bestimmte Betonungsmuster zu imitieren und wiederzugeben, ist weit entfernt vom fruchtbaren, schöpferischen Teil, von dem ein Schauspieler abhängig ist. Im

Fall Violas, an dem ich arbeitete, hatten im Sprachzentrum niedergelegte und mit „korrekt" beschriftete Muster Spuren hinterlassen, die keine neuen emotionalen oder imaginativen Entdeckungen ausrotten konnten.

Um herauszufinden, was ein Text enthält, muß der Schauspieler im Fall von Versen oder gehobener Prosa sich mit Metrik, Reim, Rhythmus, Wortverteilung, Wortspiel, Übertreibung, kurzen und langen Vokalen, stimmhaften und stimmlosen Konsonanten, Tempo, Lautstärke und Tonhöhe, der Bedeutung von Formen usw. befassen, aber dies sollte Bewußtsein erweitern und Verständnis vertiefen, nicht „die richtige Art, den Text zu sprechen" überstülpen. Er ist Nahrung für den Intellekt und entwickelt die intellektuelle Kraft, die notwendig ist, Form für den Gehalt an Gefühlen und Vorstellungskraft zu schaffen.

Ich bin auch gegen Textbücher, die den Text eines guten Gedichtes drucken und die Stellen markieren, an denen geatmet werden sollte. Zunächst ist es für mich ein Sakrileg, große Dichtkunst als Übungsfeld zu benutzen, in dem der Schüler die Bauchmuskeln dehnt, den Brustraum erweitert oder die Akrobatik der Artikulation übt. Zweitens, wenn du damit beschäftigt bist, deinen Atem einzuteilen, bis das nächste Atemzeichen kommt, und dann darauf achtest, korrekt einzuatmen, wird wenig von deinem Geist übrigbleiben, um sich mit dem Gedicht selbst zu beschäftigen. Drittens, wenn dein Gedanken/Gefühls/Atmungs-Apparat vereint und zentriert ist, mußt du nur das Gedicht in seiner Tiefe verstehen, damit die Atmung natürlich der Gefühlslinie folgen und Gedankenwechsel und Atemwechsel simultan und spontan sein können. Es gibt keine Atmungsprobleme, wenn die Stimme frei und die Gefuhle wahr sind.

Dies entspricht einer Tendenz unter Lehrern, nur die Texte zu benutzen, die in einem Textbuch als Übung abgedruckt sind. Das bedeutet, daß bestimmte Gedichte buchstäblich zu Tode geübt werden. Meiner Meinung nach sollten Schüler zu ihrem eigenen Besten ermutigt (überredet – wenn nicht gar gezwungen) werden, selbst Texte eines bestimmten Autors oder einer bestimmten Stilart oder Periode zu lesen und auszuwählen, die dem Zweck ihrer Entwicklungsphase dienen.

Die Arbeit mit Dichtkunst hilft zur Erforschung tieferer Ebenen von Wahrnehmung, Vorstellungskraft und Gefühlen. Dichtkunst besteht auf der Entdeckung verschiedener Rhythmen innerhalb von Körper und Geist und entwaffnet dadurch die Vorstellungskraft. Die Worte eines guten Gedichts sind mit einer Kraft geladen, die tief eindringt. Bei der Verwirklichung des Werkes eines großen Dichters verläßt du die Einzigartigkeit von Persönlichkeit und betrittst die Atmosphäre universaler Erfahrung. Was durch Dichtkunst gesagt wird, kann nicht allein durch das Gehirn entdeckt werden. Dichtkunst wird durch den Verstand, das Herz, den Geist und den Bauch verstanden; die Fähigkeit, einen Text in all diesen Bereichen aufzunehmen, muß verfügbar sein.

Hier jetzt ein paar positive und praktische Hinweise für die Arbeit an einem Text.

Text bedeutet geschriebenes Wort und, einmal gedruckt, trifft das Wort zuerst auf den äußeren, visuellen Sinn. Für den Schauspieler muß hier eine bewußte Übersetzung des gesehenen Wortes in das gehörte und gefühlte Wort geschehen. Das gesehene Wort ist inaktiv, das gehörte Wort bewegt sich. Wenn eine bewußte Übersetzung vom äußeren Visualisieren des Wortes auf dem Papier zu einer inneren Verwirklichung des Wortes im Geist geschieht, wird es sofort einen noch unentwickelten Ton im geistigen Ohr, Bilder vor dem geistigen Auge finden, die nach einiger Zeit Assoziationen, Erinnerungen und Gefühle anziehen.

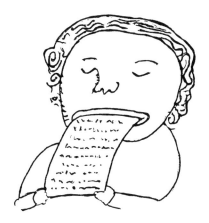

die westliche Stimme: konditioniert durch den Buchdruck

Es gibt kein Wissen darüber, wie sehr unsere westlichen Stimmen durch den Druck konditioniert wurden, während sich in den letzten paar hundert Jahren Bildung relativ weit verbreitete. Es ist jedoch nicht schwer, sich vorzustellen, daß zu großer Verlaß auf stille, gedruckte Kommunikation der Stimme die Nahrung entzieht. Das gesprochene Wort ist oszillierend, flüchtig und frei beweglich auf den Wellen des Tons. Schallwellen wirken aktiv auf den Körper ein, der sie hervorbringt, und verändern Teile des Körpers, die sie empfangen. Das gedruckte Wort ist durch die Buchstaben des Alphabets statisch, bleibend, gefangen in Zeit und Raum. (Heutzutage besteht grundsätzlich mehr Respekt für das gedruckte als für das gesprochene Wort, als ob die Dauerhaftigkeit des Drucks verglichen mit der vorübergehenden Natur des Sprechens automatisch Gültigkeit verleiht. Die verminderte Macht des gesprochenen Wortes wird auf traurige Weise durch die Bemerkung versinnbildlicht „Ich möchte Shakespeare eigentlich lieber lesen als hören". Das beweist nur, daß wir die Fähigkeit verloren haben, Shakespeares Worte zu verkörpern und ihnen ihr wirkliches Leben in Ton und Handlung zu geben; sie waren sicherlich nicht dazu bestimmt, eher gelesen als gehört zu werden.)

Die praktische Aufgabe ist, den Text aus Buchstaben in den Text aus Lauten zu verwandeln.

Die Wiederherstellung der Verbindung zwischen Wort und Körper wurde im letzten Kapitel erforscht. Bei einem Text müssen wir den angehäuften Sinn dieser Worte durch ihr unterschiedliches Nebeneinanderstehen angehen.

In der bisherigen Arbeit haben wir der Rolle des Intellekts in der menschlichen Kommunikation wenig Aufmerksamkeit geschenkt, obwohl Intelligenz ständig gefordert wurde. Die in diesem Buch dargestellte Haltung gegenüber dem Sprechen illustriert die Beziehung zwischen Gefühl, instinktivem Impuls, sinnlicher Reaktion, körperlicher und stimmlicher Aktion. Dieses Arbeitsbild wird durch den Intellekt vervollständigt, der all dies zu Formen bildet, die Sinn und Bedeutung haben. Das ist eine unglaubliche Aufgabe, und der Intellekt hat eine mächtige Verantwortung, nicht entweder alles in Emotionen versinken zu lassen oder mit Selbstverteidigung hochzugehen und anarchische Impulse zu unterdrücken. Statt dessen muß er Impulse, Gefühle und Empfindungen mit Gedankenkraft kanalisieren, die dem Sprechvorgang gleichwertige Partnerschaft anbietet. Die erste Stufe der Arbeit an einem Text sollte langsam, meditativ, sinnlich und unintellektuell sein. Laß kaum ein anderes Interesse zu als das am Gesamtsinn einer Phrase, eines Satzes oder Absatzes. Gedanken über den Sinn werden natürlich auftauchen, und sie sollten nicht zensiert werden; es ist nur so, daß sie mehrmals durch neue Erkenntnisse ersetzt werden, bevor eine letzte Wahl getroffen werden muß.

- *Um den ersten langsamen Prozeß zu erlauben, kannst du dieser einfachen Vorgehensweise folgen: Durchlaufe die früher beschriebenen Entspannungsübungen. Dann, auf dem Boden liegend mit dem Text neben dir, erforsche Phrase für Phrase, Satz für Satz, manchmal Wort für Wort, die Bilder und Gedanken, die im Text enthalten sind. Die Schritte können sein:*

1. Schau auf die Seite und finde eine Phrase (nicht notwendigerweise die erste).

2. Schließe deine Augen.

3. Ohne zu sprechen, erlaube der Phrase, hinter deine Augen zu schwimmen, und laß sie dann in dein Atmungszentrum hinunterfallen.

4. Laß Bilder sich an die Worte hängen.

5. Assoziiere frei.

6. Laß Gefühle um die Bilder und Assoziationen entstehen.

7. Seufze aus, was du fühlst.

8. Flüstere die Worte mit den Gefühlen, die sie erregt haben.

9. Laß die Worte und die Gefühle deine Stimme finden.

Erforsche aufs Geratewohl auf diese Weise den ganzen Text und versuche dabei nicht, vernünftig zu sein.

Bei diesem Vorgang erhalten die Worte einen soliden körperlichen Raum, werden sinnlich vertraut und schaffen ihr eigenes harmonisches Reservoir an Assoziationen, Erinnerungen, Musik und Rhythmus. Dieses Reservoir dient dazu, den Worten, die die grundlegende Bedeutung tragen, Leben, Charakter und Unabhängigkeit zu geben.

Nach und nach wird der Sinn des Textes aufgedeckt, und dabei entsteht eine viel tiefere Bedeutung, als sie allein durch rein geistige Anstrengung erreicht werden könnte. Natürlich wird der schließliche Sinn, wenn der „Text" Teil einer Szene oder eines Stückes ist, vom Zusammenspiel mit den anderen Rollen abhängen.

Überprüfe an diesem Punkt den Text auf dem Blatt und suche nach Informationen, die dir dabei helfen können, eine Auswahl zwischen den verschiedenen, im ersten Durchgang entdeckten Möglichkeiten zu treffen; suche in der Form des Textes nach Hinweisen für größere Klarheit des Sinns; nutze alle Quellen des Intellekts, um Ordnung in das schöpferische Chaos deines inneren Lebens zu bringen. Sobald du die innerlich angesammelten Gedanken und Gefühle laut aussprichst, hörst du, wie die Gedanken klingen, und es entsteht die Versuchung, zu wiederholen, wie es geklungen hat, anstatt neu zu schaffen, was gedacht wurde. Das ist der Grund, warum man durch das wiederholte Proben und Spielen einer Szene leicht mechanisch wird, in eine Spur gerät. Eine Möglichkeit, das Muster mechanischer Betonung zu brechen, ist, den Ton der Stimme während des Probens einer Szene oder einer Rolle lange genug wegzulassen, um wieder auf wirkliche Gedanken und Gefühle verwiesen zu werden.

- Das weitere Vorgehen könnte wie folgt aussehen (ich werde einen Ablauf mit einem „Monolog" darstellen, aber es gilt gleichermaßen für zwei oder mehr Personen in einer Szene):

1. *Sprich den Monolog voll, wie normalerweise in einer Vorstellung.*

2. *Durchlaufe stehend einen Entspannungsvorgang.*

3. *Flüstere die ersten paar Zeilen oder einen Absatz. Der Atem sollte frei und unangestrengt sein, vom Zentrum des Körpers kommen und die Kehle nicht berühren. Erforsche ungestört durch den Klang deiner Stimme den Sinn in deinem Kopf.*

4. *Stop, entspanne dich wieder. Gehe zurück zum Beginn und flüstere die Passage noch einmal. Laß frische Gedanken und Gefühle auftauchen. Sei bereit, die alte und in deinem Ohr gespeicherte Art, den Monolog zu sprechen, über Bord zu werfen. Fühle, daß du mit zunehmender Freiheit agieren kannst, weil du nicht dafür verantwortlich bist, wie du klingst. Das Gewicht deiner Stimme wurde von deinen Gedanken weggehoben.*

5. *Stop, entspanne dich. Gehe umher; schüttle deinen Körper. Flüstere die gleiche Passage ein drittes Mal. Du solltest jetzt völlig vergessen haben, wie du vorher geklungen hast, und damit beschäftigt sein, die inneren Prozesse freizusetzen, die den Monolog bewegen.*

6. *Sprich die Passage unmittelbar, nachdem du zum dritten Mal geflüstert hast. Höre nicht auf deine Stimme, halte deine Aufmerksamkeit im Denk- und Gefühlsprozeß verankert, den du befreit hast.*

7. *Arbeite den gesamten Monolog in kleinen Stücken auf die gleiche Weise durch.*

Flüstere nicht lange Passagen: Du wirst dich zu sehr auf Stille konditionieren. Du versuchst, einen Sprechvorgang zu erneuern.

Auch wenn du nur flüsterst und dabei kein Geräusch entsteht, laß es nicht passiv werden; du überträgst Energie, du entfernst sie nicht. Du solltest die ganze Zeit fühlen, daß du als Schauspieler funktionierst und nicht, daß du eine Übung machst. Geistige und emotionale Energie müssen das Fehlen der stimmlichen Energie kompensieren und dann weiter entstehen, wenn die Stimme wieder hergestellt ist. Mechanisches Sprechen deutet darauf hin, daß stimmliche Energie fehlende Gedanken und Gefühle ersetzt; das Flüstern wird dazu genutzt, die Situation umzukehren. Die besten Kontrollen für die Stimme sind die Impulse der Gedanken und Gefühle; ohne diese Kontrollen übernimmt die Stimme als purer Ton die Führung und wird leer und bedeutungslos.

Ich möchte jetzt einige grundsätzliche Vorschläge für die Arbeit an Shakespeare-Texten machen. Die meisten Schauspieler möchten zu irgendeinem Zeitpunkt in ihrem Leben Shakespeare spielen, weil Shakespeare spielen einen speziellen Lohn für eine besondere Herausforderung darstellt. Ich kann hier nur die knappsten Vorschläge für den Umgang mit Shakespeares Text machen und einige Warnungen aussprechen (Hintergrundliteratur z.B. Joseph 1964). Die meisten Schwierigkeiten, die Schauspieler mit Shakespeare haben, entstehen aus der Tatsache, daß sie zu wissen glauben, was sie sagen, ihr Verständnis aber sehr grob ist. Solange der Text nicht mit minutiöser Genauigkeit verstanden wird, wird das Spielen nur in groben Zügen geschehen und schwer auszuhalten sein.

Schauspieler sollten sich vergegenwärtigen, daß Shakespeare in einer Sprache schrieb, die vierhundert Jahre jünger ist als die, die wir heute sprechen. Allgemein gilt – besonders jedoch für diejenigen, die mit den englischen Originaltexten arbeiten –, daß sie nicht voraussetzen sollten, daß sie alle Wörter, die Grammatik und die Konstruktion verstehen. Sie sollten mit einem guten Wörterbuch in der Hand arbeiten (z.B. Onions 1986, Partridge 1947ff und was immer an Kommentaren/Variorum verfügbar ist). Sie sollten Gelehrten und Herausgebern nicht mehr vertrauen als ihrem eigenen Instinkt als Schauspieler, sollten deren Vorschläge aber nicht völlig außer Acht lassen. Sie sollten Ausgaben vergleichen und ihr eigener Schiedsrichter bei herausgeberischen Konflikten über spezielle Worte sein.

Sie müssen aus dem Bauch heraus den Grund für Verse und den Grund für Prosa verstehen und herausfinden, wie die Form dem Inhalt Kraft geben kann.

Sie sollten mit einem Sonett pro Woche spielen, daran arbeiten, untersuchen, sprechen. Shakespeares Sprache sollte von ihren Körpern aufgesogen werden. Sie, die eines Tages Kleopatra, er, der eines Tages Lear spielen wird, sollten diese Rollen zuerst mit achtzehn, dann mit dreißig, mit fünfundvierzig und fünfundfünfzig und sooft wie möglich dazwischen versuchen.

Schauspieler, die Shakespeare spielen, müssen mutig genug sein, ihre Wirklichkeit sich so ausdehnen zu lassen, daß sie die Größe seiner Menschen und die erhöhte Sprache der poetischen Ebene und deren Existenzen ausfüllt. Und sie dürfen nicht versuchen, sie vertraut und für die Wirklichkeit des 20. Jahrhunderts „wahr" zu machen. Diese Art von Domestizierung spielt so gegen die textgemäße Qualität, daß das Sprechen zunehmend falsch wird, je näher es zum zeitgenössischen Rhythmus kommt, und es entsteht ein fremdartiges, vordergründiges Melodrama.

Im wesentlichen bedeutet „Arbeit am Text", die Worte auf sich wirken zu lassen; Wege zu finden, den Text in sich eindringen zu lassen, so daß sinnliche, emotionale, imaginative, körperliche und stimmliche Entdeckungen die Grundlage bilden, auf die der Intellekt aufbauen kann. Dies wiederum wird die Grundlage, auf die der Monolog, die Szene, die Rolle und das Stück aufgebaut wird.

19. Beobachtungen und Meinungen zu Stimme und Schauspielen

Im allgemeinen besteht das Problem von „Stimme und Schauspielen" darin: Wie können Schauspieler an ihrer Stimme mit Selbstwahrnehmung und dem bewußten Wunsch arbeiten, deren Funktion zu verbessern, und zur gleichen Zeit eine Rolle spielen oder lernen und dabei unbefangen in der Rolle und Situation des Stücks aufgehen?

Das berührt die gesamte Frage der Schauspielausbildung, die, wenn beantwortet, das Problem vielleicht beseitigt, und ich werde diese Frage später in diesem Kapitel angehen. Zunächst möchte ich auf eine mehr persönliche und anekdotische Weise auf einige der Probleme eingehen, denen ich im Zusammenhang mit Stimme und Schauspielen begegnet bin. Damit möchte ich die Komplexität eines Themas illustrieren, bei dem jedes Individuum eine neue Mischung aus ursächlichen Spannungen ist.

Es sollte in der Zwischenzeit klar geworden sein, daß all die Probleme im wesentlichen aus der Trennung von Stimme und Person stammen und daß deren grundlegende Ursachen in der psycho-physischen Konditionierung durch Familie, Erziehung und Umgebung zu finden sind. Die Implikationen der Tatsache, daß (in neunundneunzig von hundert Fällen) der erste Atemzug eines Babys als Reaktion auf Angst, Schock und Schmerz geschieht, sind fast zu schwerwiegend, um darüber nachzudenken. Eine gewisse Hoffnung auf Einsicht in diesem Gebiet liegt vielleicht in der Veröffentlichung von Frederick Leboyers Buch *Geburt ohne Gewalt*.

Da ich jedoch mehr mit Reparatur als mit Revolution arbeite, beruhen die Heilmittel, die ich einsetze, auf den Übungen und den Prinzipien, die ich in diesem Buch ausführlich dargestellt habe. Idealerweise ist das Ergebnis die Integration von Mensch und Stimme.

Ein Stimmlehrer hat es grundsätzlich mit fünf verschiedenen Ebenen der Stimmarbeit zu tun: Training (Ausbildung), „Pflaster", Coaching, Entwicklung von Fertigkeiten und experimentelle Arbeit. Mit *Training* meine ich das reine, eigentlich abgetrennte Befreien und Entwickeln des stimmlichen Instruments, unbelastet von äußerem Material wie Wörtern. Das kann tief befriedigende Arbeit sein. Es sollte ohne Eifern nach Ergebnissen und ohne jede Eile geschehen. Es sollte mit dem Wissen durchgeführt werden, daß eine einjährige Arbeit zu Verständnis führen wird; das zweite Jahr wird Praxis und Assimilation bringen und das dritte wird Ergebnisse und Veränderungen ans Licht holen, die so natürlich sind, daß der Schüler vergißt, daß irgendetwas gelernt wurde. Im vierten Jahr kann der Schüler zum Anfang zurückkehren und die Arbeit auf einer tieferen und unendlich feineren Ebene wiederentdecken.

Pflaster bedeutet, eine strapazierte Stimme wieder gesund zu pflegen. Das kann ruhig und über einige Wochen geschehen, nachdem der Schüler durch die Anordnungen des Arztes zu Gehorsam verdonnert wurde. Oder in einer Krisensituation wird hinter den Kulissen in aller Eile erste Hilfe geleistet, bis der Patient wieder gerade genug Stimme hat, um auf die Bühne zurückzukehren und sie erneut in Fetzen zu reißen.

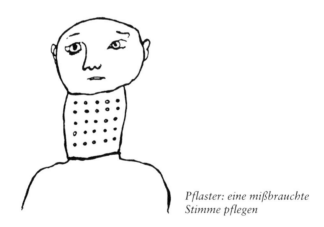

Pflaster: eine mißbrauchte Stimme pflegen

Coaching hat verschiedene Bedeutungen. Es kann bedeuten, dem Schauspieler dabei zu helfen, die Vision des Regisseurs zu erreichen, wenn dieser nicht in der Lage ist, sie dem Schauspieler zu vermitteln (den Regisseur ersetzen), oder dem Schauspieler dabei zu helfen, die Vorstellungen des Regisseurs zu verwirklichen, wenn die Fähigkeiten des Schauspielers eingeschränkt sind (den

Schauspieler ersetzen). Coaching kann sehr aufregend sein, wenn die Materialien gut sind; z.B. ein gutes Skript, das auf einen vielversprechenden Schauspieler wirkt. Die Annahme dabei ist, daß es Blockierungen gibt (körperlich oder stimmlich), die die Kreativität des Schauspielers daran hindern, durch das Skript befruchtet zu werden; oder daß diese Blocks den freien Ausdruck dessen, was geschaffen wurde, behindern. Spannung versperrt entweder den Eingang oder behindert den Ausgang. „Coaching" bedeutet, die Blocks zu entfernen, um dem Text und dem menschlichen Wesen zu erlauben, in einen Verwandlungsprozeß einzutreten und ihn zu einem Abschluß zu bringen.

Mit der *Entwicklung von Fertigkeiten* meine ich Singen, Dialekt-Studium und Vielseitigkeit bei der Interpretation verschiedener Stilarten von Prosa und Dichtkunst.

Experimentelle Arbeit ist ein weites Gebiet, das die Entwicklung von Übungen zur Übereinstimmung von Ton und Bewegung beinhaltet, neue Bereiche menschlicher Laute in Zusammenarbeit mit Musikern erforscht, nach dem primitiven Verbindungsglied zwischen Instinkt, Gefühl und Bewegung sucht – auf der Jagd nach den Ursprüngen der Sprache – und stimmliche Improvisationen zu jeglichen gestellten Themen entwirft, um den verschiedensten Bedürfnissen gerecht zu werden. Hier kann ein Stimmlehrer eine untergeordnete Rolle gegen eine austauschen, die unabhängig kreativ ist.

All die Stimmprobleme, mit denen ich zu tun hatte, schlossen andere Probleme aus dem Bereich des Körpers oder des Spielens mit ein. Wenn ein Regisseur zu mir sagt „Kannst du nicht irgend etwas mit Dem-und-Dem machen – ich kann kein Wort hören", meint er gewöhnlich „Ich kann nichts verstehen", „es ist unverständlich". Ich arbeitete in einer Inszenierung von *Heinrich VI*. (Teil I, 1. Akt), in der drei junge Schauspieler einer nach dem anderen als Botschafter 1, 2 und 3 einzutreten hatten. Jeder wurde vom Regisseur aufgefordert, schnell und aufgeregt zu sprechen und dadurch die Bühnentemperatur um fünf Grad anzuheben. Das erste Problem war, daß jeder sein unauslöschliches Zeichen in dem Stück setzen wollte. Das andere war, daß der Regisseur keine Zeit hatte, mehr zu sagen als „mehr Aufregung" oder „erinnere dich, daß ein Kampf stattfindet", bevor er weiterging, um sich mit den Hauptrollen zu beschäftigen. Hier sind die drei Auftritte:

Euch allen Heil, ihr ehrenwerten Lords!
Aus Frankreich bring ich böse Zeitung euch
von Niederlagen, Blutbad und Verlust!
Guienne, Champagne, Reims, Orleans,
Paris, Guisors, Poitiers sind ganz dahin.

> Seht diese Briefe, Lords, voll Unheil, durch:
> Frankreich empört den Englischen sich ganz,
> Bis auf ein paar geringe Städte noch.
> Der Dauphin Karl ist schon gekrönt in Reims,
> Von Orleans der Bastard ist mit ihm,
> Regnier, Herzog von Anjou, tritt ihm bei,
> Der Herzog Alencon flieht zu ihm über.
>
> Ihr gnädgen Lords, den Jammer zu vermehren,
> womit ihr Heinrichs Bahre jetzt betaut,
> muß ich ein schreckliches Gefecht berichten
> Zwischen dem rüst'gen Talbot und den Franken.

Bei dem Versuch zu beweisen, daß sie das Ergebnis erreichen konnten, das der Regisseur wünschte, katapultierten sich die Schauspieler auf die Bühne – starr vor Spannung – und platzten ein allgemeines Kraut-und-Rüben unverständlicher Worte heraus. Was getan werden mußte, war, den Text in bestimmte verständliche Einheiten zu zerlegen, den Schauspieler dazu zu veranlassen, jeden Botschafter als einen Charakter mit einem Eigenleben zu betrachten, langsam den Text wieder zusammenzusetzen und, nachdem gute Gründe für Eile gefunden waren, zunehmend das Tempo zu beschleunigen, mit dem die Gedanken hinter den Worten wirklich entstehen konnten. Wenn sich Lippen und Zunge dann immer noch nicht mit genügend Beweglichkeit z. B. um „Guienne, Champagne, Reims" herumwickeln können, könnten wir Artikulationsübungen machen.

In derselben Inszenierung war der Darsteller des Heinrich noch jung, und es war seine erste Hauptrolle in dieser Truppe. Sein Sinn für Verantwortung – verbunden mit einer technisch orientierten englischen Schauspielausbildung, die jegliches Vertrauen in seine emotionale Stärke unterminierte – fror seine Oberlippe ein und machte aus seinen Bauchmuskeln den Fels, auf dem er stand. Da der Regisseur sehr nah mit ihm arbeitete, ließ ich die Schauspielseite des Problems außer acht und versuchte nur, die eingefrorenen Muskeln seines Nackens, Gesichts und Bauches zu lockern. Als schließlich das Wetter warm wurde, konnten wir nach draußen auf den Grashügel beim Theater gehen, und er rollte mit fliegenden Armen und Beinen den Hügel hinunter, den Körper so locker wie ein Fisch, und er konnte einen Text nach dem andern mit Klarheit und Gefühl herausschleudern. In diesem Fall half die durch heftiges körperliches Loslassen erreichte geistige Befreiung, den gesamten Kommunikationsvorgang zu verändern.

Als ich mit einer Schauspielerin arbeitete, die *Charmian* in *Antonius und Kleopatra* spielte, war das Problem ebenfalls „Unverständlichkeit", diesmal jedoch aus einer anderen Ursache. Sie hatte wenig Erfahrung mit Shakespeare, brachte aber die Wärme und Sensibilität mit, die perfekt für die Rolle waren. Sie konnte es nicht ertragen, ihren Wahrheitssinn zu übergehen und ihre Stimme hinauszuschleudern, und sie konnte nicht verstanden werden. Ihr mußte zuerst gesagt werden, daß ihr Instinkt, die Stimme nicht hinauszuschleudern, richtig war. Von dieser Verantwortung befreit, mußte sie dann herausfinden, wie sie ihre Gefühle großzügiger mitteilen konnte als bisher. Wir arbeiteten im Theater, nahmen die Stimme weg, und sie flüsterte die Worte, während sie die Szene spielte. Das Ziel war, den Kreis ihrer Aufmerksamkeit zunehmend nach außen zu erweitern und dabei ihren zentralen Wahrheitssinn zu erhalten. Sie mußte wissen, daß sie nichts verlor, wenn sie ihre innere Erfahrung zuerst mit dem Parkett, dann mit den hinteren Reihen und dann mit dem Balkon teilte, und daß sie in Wirklichkeit um so mehr hatte, je mehr sie weggab. Während ich der Reihe nach auf all diesen Plätzen saß, konnte ich alles verstehen, was sie flüsternd sagte, solange die Gefühle frei und die Gedanken klar waren und der Atem leicht floß; erst wenn sie sich anstrengte, um zu „projizieren", wurde sie unverständlich. Als sie die Stimme wieder dazunahm, konnte sie die innere Konzentration und äußere Aufmerksamkeit erhalten, und ihre Stimme trug natürlich durch das ganze Theater.

Das Wort „Projektion" ist gefährlich, weil es andeutet, der Schauspieler solle seine Stimme mit einer Energie, die von der Spiel-Energie getrennt ist, hinausschleudern. Wann immer der Regisseur „Lauter, ich kann dich nicht hören!" sagt oder „Etwas bessere Aussprache bitte!", wird Energie von emotionalen und geistigen Inhalten abgezogen und auf die Stimme übertragen.

Ein häufiges Stimmproblem, das Stimmlehrer gebeten werden zu lösen, ist „die verlorene Stimme". Es kommt jedoch selten vor, daß ein Schauspieler sei-

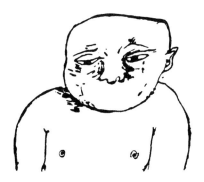

die verlorene Stimme

ne Stimme völlig „verliert". Normalerweise ist es möglich, einige verbleibende Töne zu finden, manchmal im oberen Register, manchmal im mittleren und manchmal tief unten. Wenn der Schauspieler die Disziplin hat, sich auf die Erhaltung dessen zu konzentrieren, was an Klarheit da ist, und dabei augenscheinlich „Schauspielen" in diesem Vorgang opfert, wird die Stimme durch den korrekten Gebrauch trainiert und gestärkt. Fast immer wird die hierzu notwendige Einschränkung dem Schauspieler falsch gewählte Töne aufdecken, die zu Anstrengung und Spannung geführt haben.

Die Angst davor, die Stimme zu verlieren, ist einer der Hauptgründe dafür, die Stimme zu verlieren. Der Stimmapparat ist physiologisch sehr stark und psychologisch sehr sensibel. Es gibt z. B. keinen körperlichen Grund, seine Stimme zu verlieren, wenn man erkältet ist, obwohl man psychisch den Eindruck haben mag, keinen Ton herauszubringen. Die Heiserkeit, die vom Mißbrauch der Stimme kommt, wird oft Laryngitis genannt; echte Laryngitis ist jedoch eine Infektion des Larynx, und das Wort sollte nicht mißbraucht werden. Ich bin viel mehr geneigt, einem Schauspieler zu helfen, der sagt „Ich habe mich überanstrengt, mein Hals tut weh, ich bin heiser und ich weiß nicht, was ich falsch mache", als einem, der sagt „Ich habe eine Laryngitis" – was um Sympathie bittet und die Ursache irgendeiner äußeren Kraft zuschreibt.

Wenn man Halsschmerzen hat, gilt es, einen psychologischen Kampf zu kämpfen. Als erstes muß man dabei wissen, daß die Stimmlippen selbst sich selten entzünden, so daß physiologisch nichts vorliegt, das die weitere freie Tonproduktion verhindert. Die Schmerzen und das Unbehagen im Hals werden jedoch unweigerlich die Aufmerksamkeit dorthin ziehen, und wenn dein Geist auf die Kehle fixiert ist, beginnst du, aus der Kehle zu sprechen. Es ist ein schwieriger Teufelskreis, der hier zu unterbrechen ist. Hinzu kommt, daß die Energie möglicherweise niedrig ist und die Muskeln des Atmungsapparates diesen Mangel widerspiegeln, so daß die entscheidende Unterstützung genau zu der Zeit fehlt, zu der sie am meisten benötigt wird, um den Druck von der Kehle zu nehmen. Um zu vermeiden, daß du deine Stimme verlierst, wenn du erkältet bist oder Halsschmerzen hast, mußt du die Aufmerksamkeit für deine Atmung verdoppeln. Bestehe darauf, daß der Geist sich von der Kehle löst und sich im Zwerchfellbereich zentriert, um ein Hilfsmotor für den geschwächten natürlichen Vorgang zu werden. Mache bewußt, was in deiner Atmung normalerweise automatisch geschieht. Es ist doppelt so wichtig, die Stimme aufzuwärmen, wenn du erkältet bist. Gib niemals dem Teil in dir nach, der sagt „Du schonst besser deine Stimme für die Vorstellung"; „Es ist besser, eine halbe Stunde zu schlafen". Schlafe *und* wärme dich auf. Wenn du dich in den Nebenhöhlen zu blockiert fühlst, um zu summen, summe doppelt so lange und doppelt so vorsichtig. Und mache dreimal so viele Atmungsübungen wie gewöhnlich.

Wenn du je zu einem HNO-Arzt gehst, wirst du sein Wartezimmer voller Schauspieler und Sänger finden – genau die Leute, die eigentlich wissen sollten, wie man auf den Hals aufpaßt. Unglücklicherweise scheint es leichter zu sein, eine Muskelentspannungstablette zu nehmen, als die Disziplin durchzuhalten, den Gebrauch der Stimme zu verändern. Es ist Panik (bewußte oder versteckte), die die Wartezimmer der Ärzte füllt, denn nichts schneidet der Stimme die Rettungsleine Atem wirkungsvoller ab als Angst, die sich durch die Fasern des Zwerchfells ausbreitet und die Muskeln eng zusammenquetscht.

Es gibt wenig Stimmen, die nicht wieder in Ordnung gebracht werden können, wenn sie geschädigt sind. Grundsätzlich gilt die Regel – wenn du deine Stimme vorübergehend anstrengst, weil du nach etwas Ungewohntem greifst oder müde bist und um Energie kämpfst, die du nicht hast –, daß du immer auf der Stelle die Reparatur einleitest oder so schnell wie möglich nach dem Ereignis. Wenn du nach einer Vorstellung heiser bist, verbringe eine halbe Stunde damit, dich bewußt zu entspannen und die Summ-, Zungen- und Resonanz-Übungen zu machen. Auf die gleiche Weise, wie ein Boxer oder ein Athlet nach dem Wettkampf eine Massage bekommt, um die Muskeln zu entspannen, solltest du deine Stimme nach einem harten Einsatz in einen guten Zustand massieren. Diese Art von Entspannung und Wiederherstellung ist von völlig anderer Art als jene, herbeigeführt durch einen doppelten Scotch on the rocks in der Bar nebenan nach der Vorstellung.

Eine der anspruchsvollsten Forderungen, die ein Schauspieler an seine Stimme stellen kann, ist das Singen. Idealerweise könnten die Übungen in diesem Buch die Grundlage sowohl für den Schauspieler als auch für den Sänger sein. Wenn der grundlegende natürliche Ton einmal frei ist, kann er gestimmt, verfeinert und geformt werden, um seine Neigung in Richtung Sopran, Alt, Tenor, Baß oder Rundum-Fähigkeit zu entwickeln. Oft wird die Neigung eines Sängers früh entdeckt und verfrüht entwickelt mit der unvermeidlichen Tendenz, sich den äußerlichen Maßstäben eines Lehrers anzupassen, bevor die Person ihren eigenen Geschmack kennt oder dem inneren Bedürfnis nach Ausdruck als einem gültigen Motor für das Instrument vertraut.

Ein Schauspieler, der singen möchte, sollte mit dem Gedanken beginnen, daß es das Singen gibt, um emotionalen Gehalt zu tragen, der zu groß für das Sprechen ist. Singen ist verstärkte Kommunikation und größere Befreiung.

Die Form – disziplinierter als Sprache – kanalisiert größeren Gehalt mit größerer Kraft durch das Durchlassen nur spezieller, vorbestimmter Töne. Der Schauspieler wird oft durch diese Form eingeschüchtert und studiert Gesang, als ob es eine mysteriöse Kunst wäre, die wenig zu tun hat mit der „gewöhnlichen" Sprechstimme. Wenn jedoch Singen nicht als Erweiterung des Selbst betrachtet wird, das stärkere Gefühle und eine größere Vorstellungskraft stimuliert, wird das Ergebnis leerer Klang sein, der zu jemand beliebigem gehören oder sogar von einer Maschine gemacht werden könnte. Der Sänger muß sich ausdehnen, um die steigenden Anforderungen an Aufmerksamkeit auf Tonhöhe, Rhythmus und langes Phrasieren aufzunehmen. Die ausgedehnte Aufmerksamkeit zieht mehr innere Energie an, die stärkere Vibrationen des Tons weckt, und die gesamte Person arbeitet auf einem höheren Niveau, um sich dem Prozeß anzupassen. Es ist jedoch dieselbe Person wie vorher. Es ist dieselbe Stimme wie die, die zum Sprechen benutzt wird, dieselbe Atmungsmuskulatur, dieselben Resonatoren, dieselben Lippen und dieselbe Zunge, die mit größerer Kraft auf eine größere Anforderung reagieren.

Es besteht eine erhebliche Versuchung, beim Singen anzufangen, die Stimme wie ein manipulierbares Musikinstrument zu benutzen. Du kannst einen klaren, leichten Ton erhalten, wenn du ihn auf den nasalen Bereich fokussierst, und du kannst bewußt die äußeren Bauchmuskeln einsetzen, um den Ton zu halten. Du kannst bewußt den Brustkorb hoch und nach außen halten, um den Atem für eine lange Phrase aufzusparen; du kannst Kieferbewegungen einsetzen, um die Tonhöhe zu kontrollieren. Aber idealerweise sollte das physiologische Instrument durch das psychische kontrolliert werden. Die Klarheit der Maskenresonanz sollte sich dem Ton überlassen, wenn er hoch und an einem straff gespannten weichen Gaumen vorbei hinausströmt und dabei beständig auf dem Atem reitet, der weder ausgeht noch kollabiert, weil der Geist dahintersteht. Der Weg, den Atem durch eine lange musikalische Phrase auszuhalten, entsteht durch die Ausdehnung des Prinzips „durch den Satz zu denken".

Beim Sprechen muß sich der Verstand von Moment zu Moment (Wort für Wort) durch den Satz bewegen, während er zur gleichen Zeit die lange Reihe eines Gedankens von Anfang bis Ende treibt. Der Verstand arbeitet gleichzeitig auf vertikaler und horizontaler Ebene. Die vertikale hat mit den Worten, die horizontale mit dem allgemeinen Sinn zu tun. Wenn beim Singen die horizontalen Anforderungen wegen einer langen musikalischen Phrase größer sind, muß der Verstand kraftvoller arbeiten. Das vertikale Denken hält beim Singen sowohl die Töne aus als auch die Worte. Bei Geist/Körper-Verbindung muß solch vergrößertes geistiges Potential von größerer körperlicher Kraft widergespiegelt werden. Der Atmungsmuskulatur muß erlaubt werden, ihr Potential als Reaktion auf die stetig steigenden Anforderungen an sie natürlich zu vergrößern. Die natürliche Kapazität des Brustkorbs wird wachsen, und wenn innerhalb eines freien, offenen, aufrechten Körpers eine organische Ausdehnung stattfindet, werden die Lungen nicht plötzlich in der Mitte einer Phrase kollabieren und Sänger atemlos wegen Sauerstoffmangels mit drei totgeborenen Takten zurücklassen.

Singen ist so ungeheuer aufregend, daß es niemandem verweigert werden sollte. Jeder, der den Wunsch hat zu singen (und fast jeder hat ihn insgeheim oder offen), besitzt den Apparat, sich diesen Wunsch zu erfüllen, aber es ist ein extrovertiertes Vorhaben, und du darfst dabei nicht schüchtern sein. Angst ist beim Singen wie beim Spielen Feind Nummer eins.

Diese Art von Angst kommt in seltsamen Verkleidungen. Während ich, als ich in London unterrichtete, wohl vertraut wurde mit steifen Oberlippen, Leichtfertigkeit und Unpünktlichkeit als klassischen Anzeichen für innere Panik, versorgte mich mein Studio in New York mit einer völlig neuen Galerie an Manifestationen von Angst. Manche waren marktschreierischer als andere. Da war der Mann, der sich vor dem ersten Unterricht mit ausgestrecktem Arm durch die Tür katapultierte, um meine Hand zu schütteln, wobei Worte der Begrüßung aus seinem Mund purzelten, während er an mir vorbei quer durch den Raum auf die andere Seite des Zimmers schoß, von der Wand zurückfederte, sich umdrehte, mir erzählte, wie verspannt er sei, was für Probleme er hätte, wie er damit umgehen sollte, wie er nicht damit umging, mir sagte, ich solle mich hinsetzen, während er mir etwas über seine Lebensumstände erzählen wollte, über seine Mutter, seinen Psychoanalytiker, seinen Schauspiellehrer, seine Ziele, wie er nicht atmen könne, wie sehr er hoffte, ich könne ihm helfen, aber befürchte, ich könne es ebensowenig wie die vorherigen fünf Lehrer, die versagt hatten, wie leid es ihm tat, daß er wegen einer anderen Verabredung vorzeitig gehen müsse – und hinaussegelte und mich sprachlos mit offenem Mund zurückließ.

Am anderen Ende der Verhaltens-Skala war ein Schauspieler, der gleichzeitig Schauspiellehrer war. Zu seinem Verdruß mußte er feststellen, daß er in dem klassischen Stück, in dem er spielte, seine Stimme verlor, und wandte sich widerwillig an mich um Hilfe. Aber er konnte die Entdeckung nicht ertragen, daß der Grund für sein Problem beim Spielen liegen könnte, und anstatt sich damit zu konfrontieren, schlief er ein. Es konnte mitten in einer Übung geschehen, daß sein Kopf nach vorne fiel und ein Schnarcher entwich. Zu Beginn stieg er nur für ein paar Sekunden aus und wollte es nicht glauben, wenn ich ihm sagte, daß er geschlafen hatte. Dann fing er mitten in einem Monolog an, aufrecht stehend einzuschlafen. Eines Tages schließlich, als er fünf Minuten nach seiner Ankunft weggeschlafen war und ich fand, daß ich keine Lust hatte, ihn aufzuwecken, kamen wir überein, daß er vielleicht nicht so gern mit mir arbeiten wollte und wir uns trennen sollten.

Die Person jedoch, die wirklich mein Selbstvertrauen testete, war eine Schauspielerin, die, nachdem sie eine Unterrichtsstunde überlebt hatte, zu ihrer zweiten kam, an der Tür klingelte, mir einen Blick zuwarf und sagte „Wo ist das Badezimmer, mir ist schlecht". Während einiger der folgenden Sitzungen kamen wir wieder zu dem Punkt, an dem sie sich ins Badezimmer zurückziehen mußte, um ihre Angst zu entleeren, aber dieser Punkt kam zunehmend später in der Stunde – und schließlich koexistierten wir beide in wechselseitiger Entspannung.

Um solche Angst zu vermeiden und verwandte Probleme zu verhindern, sollte der Schauspieler ein gutes grundlegendes Schauspiel-, Körper- und Stimmtraining haben. Es gibt noch viele unbeantwortete Fragen, wie ein Training sein sollte und für welche Art von Theater es gedacht ist. Es ist eine leicht sichtbare Tatsache, daß Theater heute in so vielen verschiedenen Formen vorkommt, die so viele unterschiedliche Talente fordern, daß keine Schauspielschule und kein Schaupielstudio sie alle in einem Programm befriedigen könnte, das weniger als zehn Jahre dauert. Hier sind einige generelle Kategorien, die mir unmittelbar in den Sinn kommen (es gibt auch andere, noch spezialisiertere):

Konventionelle Stücke (einschließlich amerikanischer Klassiker wie Eugen O'Neill, Clifford Odets, Tennessee Williams, Arthur Miller); Musicals; Shakespeare und die Klassiker (zwei oder drei Kategorien hier zu einer zusammengefaßt); ethnisches Theater; Improvisations-Theater; Ensemble-Theatergruppen, in denen die Schauspieler das Stück erarbeiten; Kindertheater; Zirkustheater; politisches Theater; visionäres Theater (das mit einer Lebensweise zu tun hat und den privaten Visionen des Regisseurs dient).

In jeder dieser Theaterformen müssen die Schauspieler sich unterschiedlich einbringen, um der Form gerecht zu werden. Es gibt kein Standardkriterium für die „Wahrheit", die für alle Formen gilt. Denn wenn ein einziger Standard gesucht wird, verliert man das reichhaltige Vergnügen von mannigfaltiger Theatererfahrung, von der jede (wenn gut gemacht) nach ihrem eigenen Recht gültig ist. Was „wahres" Darstellen bei Tennessee Williams ist, schafft Falschheit bei Shakespeare. Die Weise, in der Geist und Körper für das Restorations-Theater arbeiten müssen, wäre bei einer persönlichen Improvisation absurd.

Die besonderen Fähigkeiten, die benötigt werden, um in einem Musical zu spielen, sind offensichtlich. Aber jene, die für Improvisations-, visionäres oder politisches Theater benötigt werden, müssen entwickelt werden und reagieren nicht auf Fragen, die eine Figur in einem „konventionellen" Stück fragen muß („Wer bin ich?" „Woher komme ich?" „Was ist mein Ziel?"). Die grundlegende Erforschung des Kontexts moderner Stücke unterscheidet sich von der Annäherung, die für einen Shakespeare-Text notwendig ist. Die Worte Shakespeares enthalten alle Hinweise, die ein Schauspieler für Charakter, Gefühl, Gedanken und Handlung benötigt. Wenn die wichtigen Mitteilungen *zwischen* den Worten, *hinter* den Zeilen, *trotz* der gesprochenen Worte ausgedrückt werden (wie so oft in zeitgenössischen Stücken, die unverfälscht die Zweideutigkeit moderner Kommunikation wiedergeben), ist ein ganz anderer schauspielerischer Ansatz nötig, als wenn Worte und Gedanken gleichzeitig stattfinden – wie in den meisten Stücken Prä-Ibsen-Stücken und besonders bei Shakespeare. Zweideutigkeiten sind da, aber sie werden ausgedrückt, nicht angedeutet. Es ist bei Shakespeare fatal, zuerst zu denken und dann zu sprechen, oder das eine zu denken und das andere zu spielen, wenn es der Text nicht ausdrücklich verlangt. Pausen sind eingebaut in den Rhythmus des Schreibens und durch die Vers-Struktur klar angezeigt. Zu jenen vom Autor beabsichtigten weitere hinzuzufügen ist eine selbstgefällige Überlagerung heutiger „Wahrheit" über jene eines anderen Zeitalters, dessen Charakter unserem so unähnlich war wie ein Dorf im Herzen Neu-Guineas Manhattan. Die für zeitgenössische Gedanken und Rede geläufigen Rhythmen – auf Shakespeare angewandt – waren der Grund für manche Vier-Stunden-Produktion eines Drei-Stunden-Stückes.

Andere spezielle Darstell-Anforderungen werden in kreativer Ensemble-Arbeit gestellt. Hier müssen die Schauspieler bereit sein, tiefliegende und persönliche Dinge beizutragen, aus denen ein Theaterstück entstehen kann, und Voraussetzungen für kollektive Theaterarbeit sind körperliche Gewandtheit und das Teilen einer gemeinsamen Seinsebene. Das Offene Theater war der Archetyp, dessen Integrität und Geist solchen Kreationen die erste Würde gab.

Schauspieler müssen ihre Fähigkeit, genaues traditionelles Sprechtheater zu spielen, getestet haben – gleichsam als Probe für die Fähigkeit, die von ihnen geschaffenen Variationen des Selbst zu reproduzieren. Daraus wächst die Sicherheit, auf die alle Schauspieler sich verlassen, wenn sie ihre Natur, ihre Rhythmen, ihre Ansichten wechseln, um das Gleichgewicht zwischen ihrem Verstand und ihren Gefühlen zu verlagern – entsprechend den wechselnden Naturen, Rhythmen, Meinungen und Lebenswerten einer solch unterschiedlichen Bibliothek von Schriftstellern wie Brecht, Tschechow, O'Neill, Bullins, Beckett, Leroi Jones, Sam Shepard, Ibsen, Congreve, Shaw, Shakespeare und so weiter. Ein Sänger braucht Jahre, um ein Repertoire zu entwickeln, das Mozart, Palestrina, Verdi, Mahler, Schubert, Fauré umfaßt. Nur sehr wenige, die sich in solche Komponisten versenkt haben, werden auch Berio oder sogar Britten angehen. Ein in klassischem Ballett trainierter Tänzer, der die Grenze zu Martha Graham, Merce Cunningham oder Alvin Ailey überschritten hat, wird selten die Fähigkeit oder das Bedürfnis behalten, *Schwanensee* zu tanzen. Schauspieler jedoch erwarten – und es wird von ihnen erwartet –, in der Lage zu sein, ein klassisches Repertoire zu spielen, nur weil sie talentiert sind.

Ein Grund für das Fehlen von Klarheit bei der schauspielerischen Darstellung liegt in dem Durcheinander, das hartnäckig in bezug auf Schauspielausbildung besteht. Obwohl die Parallelen nicht genau sind, ist es interessant, den Unterschied in der Einstellung zur Ausbildung in den anderen darstellenden Künsten wie Tanz, Gesang oder Musik festzustellen. In diesen Künsten ist ein definierbarer Arbeitsumfang dem Training des Instruments gewidmet, durch das die Kunst vermittelt wird: dem Körper des Tänzers, der Stimme des Sängers; der Handhabung der Geige, des Klaviers, der Posaune durch den Musiker. Jahre können mit der Entwicklung und dem Verstehen des Instruments verbracht werden, und es gibt Übungen, die für diesen Zweck entworfen wurden (Übungen an der Stange für den Tänzer; Tonleitern, Arpeggios, Technik-Übungen für den Musiker). Davon getrennt sind die Kunstwerke, die aufgeführt werden, und diese werden studiert, wenn der Künstler und sein Instrument sich weiterentwickeln.

Das Instrument des Schauspielers setzt sich zusammen aus dem Körper, der Stimme, der Vorstellungskraft, den Gefühlen, dem Verstand und der Lebenserfahrung des menschlichen Wesens, das der Schauspieler ist. Demgemäß sollte die Ausbildung des Schauspielers mit dem Training der *Person* beginnen, die er oder sie ist, bevor der *Schauspieler*/die *Schauspielerin* entwickelt wird, der/die er oder sie werden wird. In alten Tagen ging ein junger Möchte-Gern-Schauspieler zum Ballettunterricht, um graziöse Kontrolle des Körpers zu lernen, zum Gesangsunterricht, um seine Stimme zu beherrschen, und in ein Schauspielstudio, um zu studieren, was immer für einen schauspielerischen Ansatz ein bestimmter Lehrer zusammengestellt hatte. Es hätte einer wohlintegrierten Persönlichkeit bedurft, um über eine solche Fragmentierung von Funktionen zu triumphieren. Zumindest in der Theorie wird jetzt verstanden, daß ein menschliches Wesen zu zerlegen, die Teile zu entwickeln und zu versuchen, sie wieder zusammenzusetzen, um einen Künstler daraus zu machen, bestenfalls ein unzuverlässiges Geschäft ist und schlimmstenfalls ein gefährliches. Mit wachsender psychologischer Einsicht wird die Vorstellung akzeptiert, daß Training des Körpers und der Stimme und der Person ein gemeinsamer Vorgang sein sollte. Die praktische Verwirklichung dieser Theorie ist noch nicht in Sicht.

Stimme und Bewegung

Ich möchte dieses Buch gerne beschließen, indem ich ein wenig über meine Arbeit auf dem Gebiet von kombinierter Stimm- und Bewegungsarbeit spreche.

Stimm- und Bewegungsunterricht, Aufwärm- und Improvisations-Unterricht haben stark zugenommen, aber die Unterrichtsstunden, die ich gesehen habe, waren von wenig Hintergrundverständnis geprägt. Oft werden die Übungen mit Körpern und Stimmen ausgeführt, die fast deformiert sind vor Spannung. Das Ergebnis ist doppelte Falschheit, die durch zwei falsche Instrumente entsteht. Zu oft drehen, zucken und schaukeln die Extremitäten des Körpers, während die Stimme Geräusche manipuliert, die in der Kehle geboren werden und schon vor der Nase absterben.

Die unterschiedlichen Instrumente müssen in ihren unterschiedlichen Freiheiten geübt werden, und jedes muß im Impuls-Zentrum tief im Körper angeschlossen werden. Nur dann können sie auf die Vorstellungskraft durch Wechselwirkung doppelt so kraftvoll reagieren, anstatt ein unharmonisches Duett aufzuführen.

Ich habe die Hoffnung, eine wirklich befriedigende Kombination von Stimm- und Bewegungs-Warm-up zu entwickeln, aber bis jetzt finde ich, daß man dem einen oder anderen zu wenig gibt, wenn man sie einfach kurzschließt. Einige werden sich beschweren, daß ihre Nasenresonanz oder ihr rechtes Bein ausgelassen wurde. Die beste Lösung ist, ungefähr vierzig Minuten für körperliche Arbeit zur Verfügung zu haben, die jeden Teil des Körpers aufwärmt, und die Person zu ermutigen, Töne geschehen zu lassen, wann immer sie einen Ton loslassen möchte; dann 40 Minuten Stimmarbeit, die sämtliche Einzelheiten des stimmlichen Instruments abdeckt (auch das ist ein körperlicher Vorgang); und schließlich zwanzig bis dreißig Minuten Ton- und Bewegungs-Improvisation. Von Aufwärm-Übungen abgesehen, habe ich viele Jahre mit der Erforschung von Ton und Bewegung verbracht – dies begann zu der Zeit, als ich an der London Academy of Music and Dramatic Art unterrichtete. Ich verbündete mich mit Patricia Arnold, die Bewegung unterrichtete, und wir begannen, an dem technischen Problem zu arbeiten, sich gleichzeitig zu bewegen und zu sprechen. Wir verbrachten Stunden damit, die Studenten quer durch den Raum segeln und dabei „Herrscherin von Ägypten, heil!" rufen zu lassen. Sie wurden aufgefordert, sich vorzustellen, sie seien den ganzen Weg von Rom gerannt, um an der Tür zu trompeten, „Herrscherin von Ägypten!" und dann auf dem Bauch zu enden – Kleopatras Füße küssend – und irgendwo zwischen Tür und Füßen ein langes, gedehntes „Heil" einzufügen. Wir waren überrascht, wie schwierig das offensichtlich war und wieviel Linoleum dabei poliert wurde. Von dort aus entwickelten wir uns in realistischere Bereiche, in denen wir Stimm- und Bewegungs-Übungen aufeinander abstimmten. Das war irgendwie äußerlich und akademisch. Schließlich stießen wir auf die zwei onomatopoetischen Sätze von Tennyson:

Unnumbered and enormous polypi
Winnow with giant arms the slumbering green.

The Kraken

Die Leute begannen, ihre Körper den Bildern zu überlassen und das Gefühl für die Worte den Motor für die Bewegungen sein zu lassen – und einer der Hauptpunkte kombinierter Stimm- und Bewegungsarbeit tauchte auf: Dadurch, daß zwei Kanäle für den Ausdruck simultan verfügbar waren, bestand die Möglichkeit für ein reichhaltigeres Loslassen imaginativer Energie.

Die erste Stufe einer solchen Arbeit sollte wie zügelloses Spielen aussehen mit dem Prinzip, daß es schwierig ist zu wissen, was man andern gibt, solange man nicht Spaß an sich selbst haben konnte. Denn was immer für eine „Form" gewünscht wird, sie muß die Flut des „Inhalts" kanalisieren, eine Auswahl treffen, sie in eine Form bringen, die mit den Energien von Ton und Bewegung geladen ist, und einem bestimmten Zweck dienen. Wenn das Ziel der Arbeit ist, die Menschen, die sie tun, zu erweitern, sollte ein Zuschauer durch Körper und Stimme das gleiche ausgedrückt sehen und hören, weil beide mit der gleichen Dynamik arbeiten. Wenn auf der anderen Seite das Ziel ist, einen Dialog zwischen Ton und Bewegung zu schaffen, um sie zu orchestrieren oder zu choreographieren, kann die Dynamik kontrapunktisch sein. Es ist der erste Vorgang, der mich am meisten interessiert, weil er die Ausdehnung des Schauspielers in einen vergrößerten Energiezustand verspricht, der dem Zuschauer eine elektrisierende Erfahrung verschaffen kann, aus der der Wunsch nach eigener Ausdehnung erwächst. Diese magische Kraft ist, wie ich glaube, der Grund für das Theater als eine Form der Kunst.

Die Notwendigkeit, eine Synthese von Stimme und Bewegung zu finden, ist offenkundig im Falle des Schauspielers, dessen Körper ausdrucksstark, aber dessen Stimme eingeschnürt ist, oder der gut spricht, aber dessen Körper sich mechanisch bewegt. Jenseits solch technischer Forderungen liegt jedoch ein Gebiet, auf dem der kreative Impuls auf dem Körper und auf der Stimme simultan spielen kann und Stimm-Musik macht, die unverzüglich den Körper von innen her choreographiert. Wenn dieses Potential befreit ist, kann es sein eigenes Theater machen.

Durch die relativ neue Erscheinung des Schauspielers nicht nur als Interpret, sondern auch als Schöpfer originaler Theaterstücke entsteht ein wachsendes Feld von abstraktem Theater, in dem die Beherrschung jeder speziellen Fähigkeit benutzt werden kann, die künstlerischen Möglichkeiten dieser Fähigkeit unabhängig vom „Stück" anzuzapfen. Als wir z. B. mit Joseph Chaikin am Open Theater arbeiteten, stellte *The Serpent* neue Herausforderungen an mein imaginatives Ohr. Ich begann, das Potential für Kommunikation zu hören, das hinter den Worten im Rhythmus und in Klangteilen liegt. Mit dem Open Theater arbeiteten wir an der Verbindung von Ton und Bewegung mit der gleichen unterirdischen Impulsquelle; es wurde klar, daß dies reichhaltige Tiefen sind, die für eine vollständige Reaktion auf dramatische Dichtkunst ebenfalls sondiert werden sollten.

Nachwort

Ich bin durch lange Perioden des Experimentierens mit Gruppen von Schauspielern gegangen, in denen wir Durchgänge für verborgenes Bewußtsein zu öffnen suchten, durch die sich die unterbewußte Kraft der Poesie bewegen konnte, indem sie intuitive Reaktionen zündete und Vibrationen von Ton und Bewegung stimulierte, die mit anderen Menschen auf einer infra-verbalen Wellenlänge kommunizieren. Wir brachen zu Entdeckungsreisen auf, bei denen Stimme und Körper durch die wechselnden Winde unterschiedlicher Wort-Energien in jede Richtung geblasen und gestoßen wurden. Wir übten das innere Auge in seiner Fähigkeit, Bilder zu sehen, die durch Worte heraufbeschworen wurden, und ließen Stimme und Körper zu Leinwänden werden, auf die geistige Formen und Farben gemalt werden konnten. Wir suchten das schauspielerische Äquivalent für abstrakte und impressionistische Kunst und benutzten Ton und Bewegung als unser Medium. Wir erlaubten den Worten, unbegrenzt durch ihren buchstäblichen Sinn in uns zu wohnen und sich auszutoben. Wir suchten nach den Harmonien der sensorischen, assoziativen, musikalischen, körperlichen und emotionalen Bestandteile, die ein Wort ausmachen. Wir wollten die tiefste und größte Spannweite unseres Menschseins verfügbar machen, um Shakespeares Dichtkunst an uns arbeiten zu lassen, und – auf einer allgemeineren Ebene – etwas von dem roten Blut wiederzuerlangen, das in den letzten vierhundert Jahren zunehmend aus unserer gesprochenen Sprache herausgeflossen ist.

Ich bin an dem Mysterium interessiert, welche Art von Theater entstehen würde, wenn Schauspieler wirklich befreit wären von den Mustern und behindernden Einschränkungen von Gewohnheiten; und wenn Theaterschriftsteller die gleiche Ausbildung durchliefen wie die Schauspieler und dabei das gleiche kreative Vokabular entwickeln würden. (Shakespeare und Molière waren zwei große Stückeschreiber, die gleichzeitig Schauspieler in ihrer eigenen Truppe waren.) Was würde geschehen, wenn Schauspieler von der reinen Reaktion aus arbeiten (statt von der durch die Persönlichkeit auferlegten Interpretation), den Text völlig aufsaugen und durch ihn verändert werden könnten; was könnten sie in Klassikern aufdecken? Und wie würden Schriftsteller und Schauspieler ein Theater neu erfinden, das für uns heute Bedeutung hätte, wenn ihre volle Menschlichkeit zugänglich wäre, nicht eingeschränkt durch angesammelte körperliche und stimmliche Ausweichmanöver.

Die heutigen Schauspieler müssen – wenn sie vor dem Publikum mit der technischen Macht des Films, elektronisch aufgemotzter Musik und Fernsehen konkurrieren wollen – in sich selbst eine elektrisierende Präsenz erzeugen, die den technischen Reiz übersteigt. Die Kraft ist dort drinnen, um angezapft zu werden, und für die Ausdehnung der Theatererfahrung in etwas noch Bedeutenderes kommt es darauf an, nach innen zu gehen, um dann herauszukommen; die Ursache vor dem Ergebnis anzugehen; den Pfeil so weit wie möglich zurückzuziehen, bevor man seine angestaute Energie auf das Ziel hin freiläßt.

Literaturverzeichnis

Barton, J. (1984): Playing Shakespeare. Methuen
Feldenkrais, M. (1982): Bewußtheit durch Bewegung. Suhrkamp, Frankfurt/M.
Joseph, B. L. (1964): Elizabethan Acting. Oxford University Press
Linklater, K. (1992): Freeing Shakespeares Voice. Theater Communications Group
Leboyer, F. (1995): Geburt ohne Gewalt. Kösel, München
Onions, C. T. (1986): A Shakespeare Glossary. Oxford University Press
Partridge, E. (1947-1990): Shakespeare's Bawdy. Routledge
Shakespeare, W. (o. J.): Sämtliche Werke, deutsch von Schlegel/Tieck. R. Löwit, Wiesbaden

Weiterführende Literatur

Duden-Redaktion, (1990): Wörterbuch der deutschen Aussprache. Bibliographisches Institut, Mannheim
Heilmann, Chr. M. (Hrsg.)(1995): Frauensprechen – Männersprechen. Geschlechtsspezifisches Sprechverhalten. Ernst Reinhardt, München
Kohler, K. J. (1994): Einführung in die Phonetik des Deutschen. E. Schmidt, Berlin
Martens, C. u. P. (1988): Übungstexte zur deutschen Aussprache. Max Hueber, München
Naumann, C. L., Royé, H.-W. (Hrsg.) (1993): Aussprache. Vielfalt statt Methodenstreit. Ernst Reinhardt, München
Pawlowski, K. (Hrsg.) (1993): Sprechen, Hören, Sehen. Rundfunk und Fernsehen in Wissenschaft und Praxis. Ernst Reinhardt, München
Preu, O., Stötzer, U. (1989): Sprecherziehung. Luchterhand, Neuwied
Siebs, Th. (1969): Deutsche Aussprache. de Gruyter, Berlin
Wängler, H. H. (1974): Grundriß einer Phonetik des Deutschen. N. G. Elwert, Marburg

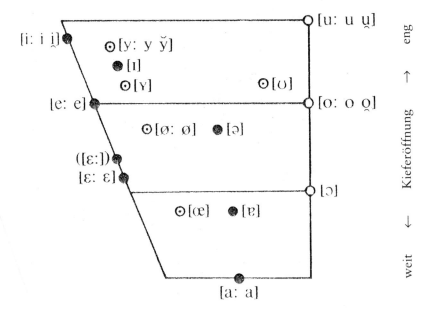

1: Vokale der deutschen Standardaussprache (aus: Duden, Wörterbuch der deutsprache)

Buchstaben	Phoneme	Laute	Beispiele
a	/a/ /a:/	[a] [a:]	Wall (val), Wal (va:l)
ä	/ɛ/ /ɛ:/	[ɛ] [ɛ:]	Säcke (′zɛkə), Säge (′zɛ:gə)
e	/ɛ/ /e:/	[ɛ] [e:]	Herr (hɛʁ), Heer (he:ɐ)
	/ə:/	[ə:]	Genüsse (gə ′nysə)
i	/ɪ/ /i:/	[ɪ] [i:]	in (ɪn), ihn (i:n)
o	/ɔ/ /o:/	[ɔ] [o:]	Most (mɔst), Moos (mo:s)
ö	/œ/ /ø:/	[œ] [ø:]	Hörner (′hœʁnɐ), hören (′hø:ʁən)
u	/u/ /u:/	[u] [u:]	Bucht (buxt), Buch (bu:x)
ü	/ʏ/ /y:/	[ʏ] [y:]	Hütte (′hʏtə), Hüte (′hy:tə)
b	/b/	[b] [p]	Laube (′laobə), Laub (laop)
d	/d/	[d] [t]	Kinder (′kɪndɐ), Kind (kɪnt)
g	/g/	[g] [k]	Wege (′ve:gə), weg (vɛk)
p	/p/	[p]	Pappe (′papə)
t	/t/	[t]	Tinte (′tɪntə)
k	/k/	[k]	Klinke (′klɪŋkə)
f	/f/	[f]	Fall (fal)
w	/v/	[v]	Welle (′vɛlə)
s	/z/ /s/	[z] [s]	lose (′lo:zə), Los (lo:s)
sch	/ʃ/	[ʃ]	schön (ʃø:n)
ch	/x/	[ç] [x]	Dächer (′dɛçɐ), Dach (dax)
j	/j/	[j]	jung (juŋ)
r	/r/	[ʁ] [ɐ]	Heere (′he:ʁə), her (he:ɐ)
l	/l/	[l]	Lied (li:t)
h	/h/	[h]	Hut (hu:t)
m	/m/	[m]	Mond (mo:nt)
n	/n/	[n]	neun (nɔøn)
ng	/ŋ/	[ŋ]	lang (laŋ)
pf	/p/+/f/	[pf]	Pfand (pfant)
qu	/k/+/v/	[kv]	Qual (kva:l)
x	/k/+/s/	[ks]	Hexe (′hɛksə)
z	/t/+/s/	[ts]	Zimt (tsɪmt)

Anhang 2: Buchstaben, Phoneme und Laute der deutschen Standardaussprache (nach: Preu/Stötzer, Sprecherziehung)

Die Autorin

Kristin Linklater wurde in Schottland geboren. Sie absolvierte ihre Ausbildung als Schauspielerin an der London Academy of Music and Dramatic Art und kehrte anschließend dorthin zurück, um als Assistentin von Iris Warren Stimmbildung zu unterrichten. Seit sie 1963 in die USA ging, wirkte sie als Master Teacher für Stimmbildung für Schauspieler in Schauspiel-Trainingsprogrammen und bei regionalen Theatertruppen in den USA und im Ausland. Sie gehörte zum Lehrkörper des New York University Graduate Theatre Program von 1966 bis 1978 und betreute zur gleichen Zeit während der Proben Theatertruppen wie Stratford, Ontario, das Guthrie Theatre, die Lincoln Center Repertory Company, Peter Brook's Centre International de Recherche Theatrale in Paris und Broadway Shows wie die Originalproduktion von *Hair*. Sie erhielt Stipendien vom National Endowment for Arts, von den Ford, Rockefeller- und Mellon-Stiftungen zur Unterstützung des Working Theater, N.Y., einem Stimm-, Bewegungs- und Schauspiellehrer-Trainingsprogramm, und bekam 1981 eine Guggenheim Fellowship zuerkannt. Sie war 1978 Mitbegründerin von Shakespeare & Company in The Mount Lenox, Ma., und wirkte dort 12 Jahre als Trainings-Direktorin. Während dieser Zeit spielte sie auch Rollen und führte Regie. Sie hat Shakespeare- und zeitgenössische Rollen gespielt, wirkte in One-Women-Shows und Poesie-Lesungen.

Kristin Linklater war bis 1997 Professorin für Theater und Direktorin des Schauspieltrainings am Emerson College in Boston sowie künstlerische Leiterin der Company of Women, einer rein weiblichen Shakespeare-Truppe, die sich der Stärkung der Stimmen von Frauen und Mädchen verschrieben hat. Seit September 1997 ist sie Professor of Voice and Text an der Columbia University School of the Arts Graduate Theatre Program, N.Y.C. Sie ist nicht nur Autorin von *Freeing the Natural Voice*, einem führenden Text über Stimmbildung für Schauspieler, 1976 herausgegeben von Drama Publishers, sondern auch von *Freeing Shakespeare's Voice*: *The Actor's Guide to Talking the Text*, 1992 herausgegeben von der Theater Communications Group.

Frau Linklater hat viele Lehrerinnen und Lehrer ausgebildet, die z. Zt. in folgenden Trainings-Programmen unterrichten: The Yale School of Drama; The Tisch School of Arts, N.Y.U.; University of Missouri, Kansas City; Syracuse University; Carnegie Mellon University, Pittsburgh; Boston University; Emerson College, Boston; Boston College, Boston; California Institute of the Arts; City College, N.Y.; De Paul University, Chicago; University of Washington, Seattle; Circle in the Square, N.Y.C.; The New Actors' Workshop, N.Y.C.; Skidmore University, N.Y.; Dartmouth College; S.U.N.Y., Purchase; University of Louisianna, Baton Rouge; U.C. Santa Barbara; U.C. San Diego; U.C.L.A.; York University, Toronto; The National Theatre School of Canada, Montreal; The Central School of Speech and Drama, London; The Conservatoire Royal de Liège, Belgien; The Queensland University of Technology, Brisbane, Australien, etc.